Entspannungsübungen für Dummies – Schummelseite

Meditative Bewegungen für jeden Tag

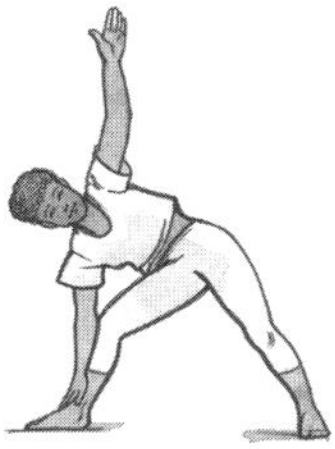
Dreieckshaltung (Yoga)

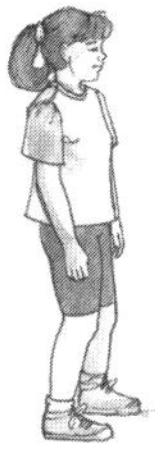
Stehen macht den Meister (Qigong)

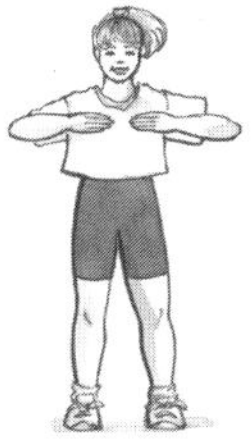
Stehen wie ein Baum (Qigong)

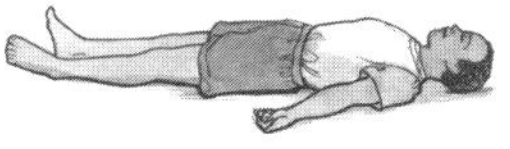
Totenstellung (Yoga)

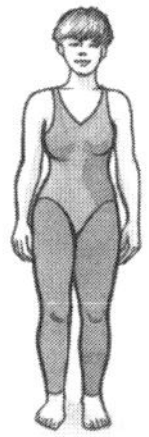
Berghaltung (Yoga)

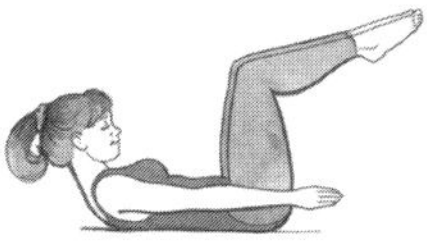
Die Hundert (Pilates)

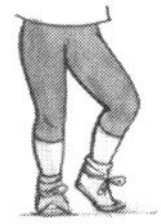
Zentrierender Schritt (Tai Chi)

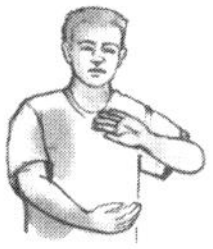
Den Ballon halten (Tai Chi)

Der Schlüssel zu ganzheitlicher Fitness

1. **Achtsam sein:** Spüren Sie sich in der Gegenwart, der Geist ist nach innen gerichtet und auf die Bewegungen des Körpers konzentriert.
2. **Atmen:** Atmen Sie tief und vollständig ein und aus. Der Atemrhythmus begleitet die Bewegungen. Auch während Sie eine Stellung halten, atmen Sie gleichmäßig.
3. **Bewegung spüren:** Setzen Sie Ihre Muskeln ein, auch ganz leicht und sanft.

Entspannungsübungen für Dummies – Schummelseite

Sieben Grundprinzipien

1. **Schalten Sie Ihr Gehirn ab.** Bei ganzheitlicher Fitness geht es um den Weg, nicht um das Ergebnis. Analysieren, bewerten und kritisieren Sie sich also nicht. Spüren Sie einfach, wie sich Ihr Körper bewegt.
2. **Atmen Sie.** Füllen Sie den Körper mit Sauerstoff und atmen Sie verbrauchte Luft wieder aus. Die Konzentration auf die Atmung hilft bei der Entspannung. Körper und Geist werden verjüngt.
3. **Lassen Sie los.** Entspannen Sie Kiefer, Hände, Zehen, Augen – alles, was Sie für die Übung nicht benötigen. Denken Sie immer wieder daran loszulassen, damit sich der Körper frei bewegen kann.
4. **Machen Sie Aufwärm- und Abschlussübungen.** Nehmen Sie sich stets ein paar Minuten Zeit, Körper und Geist auf die Herausforderung einzustimmen. Auch die Rückkehr in den Alltag sollten Sie vorbereiten und das Üben langsam ausklingen lassen.
5. **Kontrollieren Sie Ihre Haltung.** Stehen Sie aufrecht, das Brustbein leicht erhoben, der Nacken lang, die Wirbelsäule gerade, das Becken aufgerichtet. Je nach Methode sind die Bauchmuskeln leicht gespannt (Bauchnabel geht nach innen) oder locker entspannt. Auch bei entspanntem Bauch hängen die Schultern und der Rücken nicht nach hinten.
6. **Finden Sie Ihr Kraftzentrum.** Die Körpermitte, etwa um den Bauchnabel herum, ist Ihr Kraftzentrum. Die Körpermitte aktivieren Sie für starke Bewegungen, intensive Atemübungen und Meditationen.
7. **Lassen Sie die Energie fließen.** Lassen Sie mit dem Atem alle Spannungen und Blockaden los. Stellen Sie sich vor, wie der Atem frei den ganzen Körper durchströmt. Die Energie bewegt Sie.

Grundlagen der Atmung

Eine volle Einatmung bewegt Ihren Bauch, die Flanken und auch leicht die Brust. Konzentriertes Atmen ist die Grundlage meditativer Entspannung.

- ✔ **Bewusst atmen:** Atmung ist zwar ein reflexhafter Vorgang, doch Sie können den Atem anhalten oder auch bewusst stoßweise, in Wellen und unregelmäßig atmen. Versuchen Sie, entspannt und in einem fließenden Rhythmus zu atmen.
- ✔ **Vollständig atmen:** Lassen Sie den Atem in den ganzen Oberkörper strömen, nicht nur oberflächlich in den Brustraum.
- ✔ **Mit der Bewegung atmen:** Am schwierigsten ist es, während einer Bewegung frei und gleichmäßig zu atmen. Versuchen Sie, sich immer wieder auf den Atem zu besinnen, damit Sie die Vorzüge meditativer Bewegung vollständig genießen können.

Das neutrale Rückgrat

Für eine aufrechte Haltung und einen ungehinderten Atemfluss ist es wichtig, das Rückgrat neutral zu halten. Das bedeutet, den Beckenboden aufzurichten, das Becken also weder nach vorn noch nach hinten zu schieben. So finden Sie die richtige Haltung:

1. Legen Sie die Handflächen auf den Bauch. Die Finger zeigen nach unten, die Handwurzeln ruhen auf den Hüftknochen. Die Hände sollten senkrecht nach unten zeigen.
2. Schieben Sie das Becken vor und zurück, um zu kontrollieren, wie sich die Stellung der Hände verändert. Sind die Hände senkrecht, ist das Becken aufgerichtet.
3. Spüren Sie genau, wie sich das neutrale Rückgrat anfühlt, und denken Sie im Laufe des Tages immer mal wieder daran.

Entspannungsübungen für Dummies

Therese Iknoian

Entspannungsübungen für Dummies

Übersetzt aus dem Amerikanischen
von Manuela Olsson

WILEY-
VCH

WILEY-VCH Verlag GmbH & Co. KGaA

Bibliografische Information der Deutschen Nationalbibliothek
Die Deutsche Nationalbibliothek verzeichnet diese Publikation in der Deutschen Nationalbibliografie; detaillierte bibliografische Daten sind im Internet über http://dnb.d-nb.de abrufbar.

1. Auflage 2013

Printed in Germany

Gedruckt auf säurefreiem Papier

Coverfoto: © istockphoto, Sashick
Korrektur: Frauke Wilkens, München
Satz: Kühn & Weyh, Freiburg
Druck und Bindung: CPI – Ebner & Spiegel GmbH, Ulm

ISBN 978-3-527-70950-2

Über die Autorin

Die Sportphysiologin und Journalistin Therese Iknoian genießt seit vielen Jahren große Anerkennung als Autorin und Trainerin. Ihr berufliches Wissen ist in das Buch *Meditative Entspannung für Dummies* eingeflossen. Bevor sie sich als Autorin für Fitness- und Sportthemen einen Namen machte, war sie zehn Jahre lang als Reporterin bei einer Tageszeitung tätig. Ihre Artikel erscheinen in vielen namhaften internationalen Zeitschriften.

In den USA war Therese Iknoian lange als »The Walking Woman« bekannt, weil sie an Sportwettkämpfen in der Disziplin »Gehen« (Race Walking) teilgenommen und zwei Bücher zum Thema geschrieben hat. Mit *Meditative Entspannung für Dummies* zeigt sie, dass sie für weitere Aktivitäten und sportliche Erfahrungen offen ist. Ob Klettersport, Marathonlauf oder Rafting – Therese Iknoian ist stets die Erste, die begeistert mitmacht (manchmal zum Leidwesen ihres Ehemanns, ihrer Eltern und Freunde). Ihren ersten Marathon lief sie im Jahre 2000 in 3 Stunden 45 Minuten. Da sie sich in den vergangenen zwanzig Jahren auch mit verschiedenen klassischen Bewegungslehren beschäftigt hat, war sie neugierig darauf, tiefer in die Materie einzusteigen. Ihrer Familie ist es jedenfalls recht, wenn sie mal still steht und sich nur langsam bewegt.

Cartoons im Überblick

von Rich Tennant

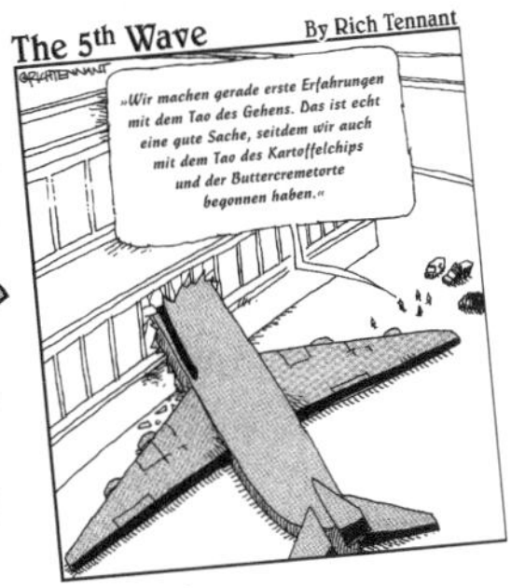

Seite 27

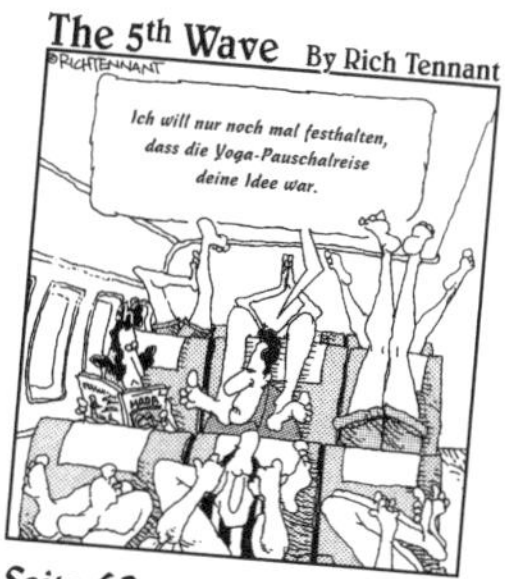

Seite 63

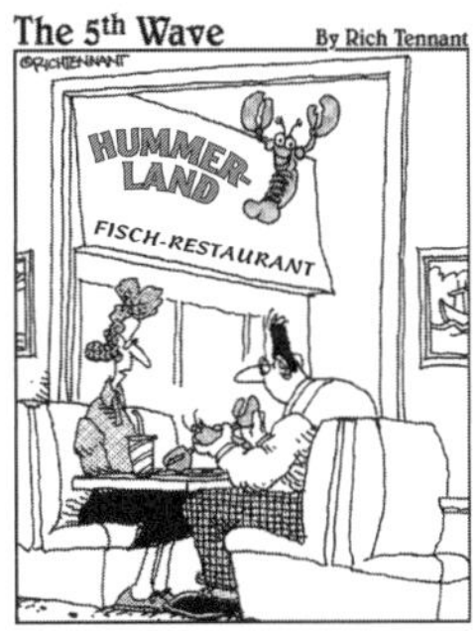

»Könntest du mir bitte ohne diesen Hummerpanzer erklären, wie Pilates funktioniert?«

Seite 175

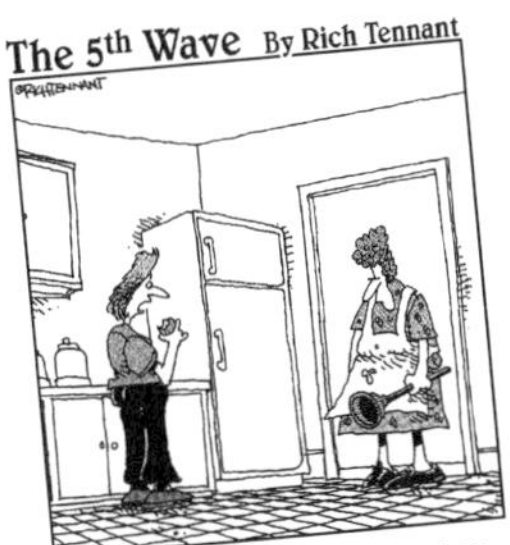

»Du solltest Qigong machen. Wenn du deine eigenen Energiekanäle nicht frei bekommst, wird das mit dem Abfluss in der Küche und dem verstopften Toilettenrohr auch nichts werden.«

Seite 115

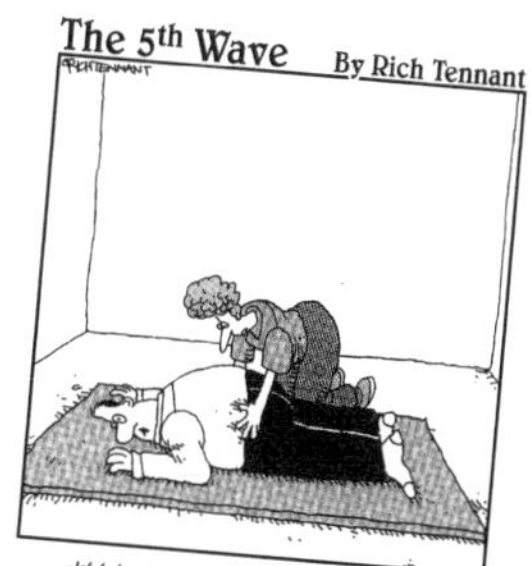

»Ich habe, glaub ich, einen neuen Energiepunkt gefunden. Vorn an der Hemdentasche, wo mich der Kugelschreiber sticht.«

Seite 219

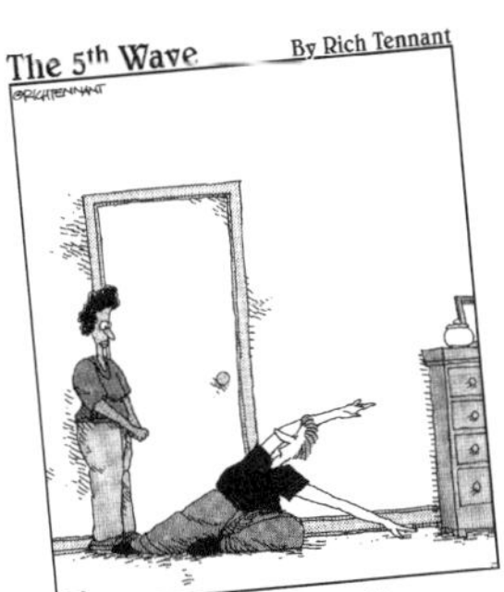

»Diese Haltung ist gut für innere Ruhe, geistige Klarheit und für alles, was hinter den Kühlschrank gerollt ist.«

Seite 249

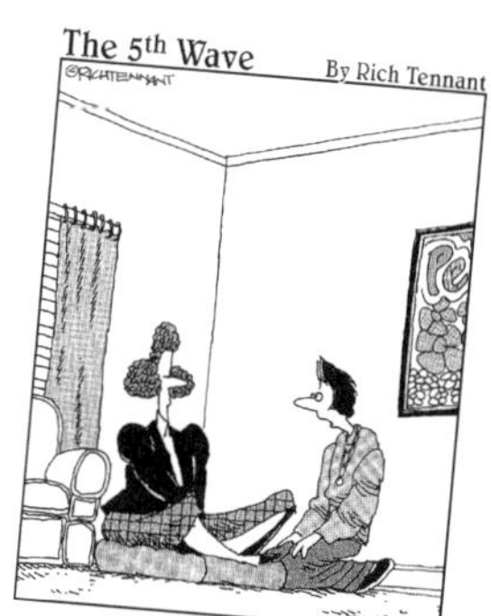

»Ihre Haltung ist schon sehr gut. Jetzt entspannen Sie, konzentrieren Sie sich und lassen langsam das Handy los.«

Seite 275

www.the5thwave.com
E-Mail: rich@the5thwave.com

Inhaltsverzeichnis

Teil II
Grundlagen des Yoga 63

Kapitel 5
Auf geht's zum Yoga! Bewegung für Körper und Geist 65

Kapitel 6
Die Yoga-Stellungen 73

Teil VI
Wie alles zusammengehört 249

Kapitel 16
Meditative Bewegung für ein entspanntes Leben 251

Kapitel 17
Das persönliche Entspannungsprogramm zusammenstellen 263

Einführung

Was wir unter »Fitness« verstehen, hat sich in den vergangenen Jahrzehnten stark gewandelt. Erinnern Sie an die Trimm-dich-Bewegung, die Joggingwelle und die schweißtreibenden Aerobic-Stunden, in denen es vor allem darum ging, die Zähne zusammenzubeißen, ganz nach dem Motto: »Was nicht wehtut, hilft auch nicht!«? Heute steht dagegen eher Nordic Walking und sanftes Stretching auf dem Programm. »Gehe nur so weit, wie es dir angenehm ist«, sagen heute die Trainer.

Die Sportwissenschaftler und Mediziner vertreten heute nicht nur ganz andere Ansichten darüber, wie man am besten fit wird, sondern definieren auch die Ziele anders. Vor einigen Jahrzehnten bedeutete »fit« vor allem »mager«. Schlank und durchtrainiert – das war das oberste Ziel.

Unser Verständnis von Fitness ist heute umfassender. Körperliche Kraft, Ausdauer und Beweglichkeit gehören selbstverständlich dazu, doch etwas Wesentliches darf nicht vergessen werden: die Bedeutung der Gesundheit. Und zwar nicht nur die rein körperliche Gesundheit. Allmählich wird die *geistige und seelische Gesundheit* als wesentlicher Bestandteil von »Fitness« begriffen. Bei dieser Art von Fitness sind wir als *ganzer* Mensch angesprochen. Wer ein ganzheitliches Fitnessprogramm absolviert, wird sich innerlich wie äußerlich besser fühlen.

In diesem Buch möchte ich Ihnen deshalb die Zukunft der Fitness aufzeigen: Geist *und* Körper. Kein Entweder–oder. Beides zusammen.

Sie interessieren sich vielleicht aus ganz unterschiedlichen Gründen für ganzheitliche Trainingsansätze:

- ✔ **Traditionelles Training ist Ihnen zu langweilig.** Sie haben das Gefühl, dass es doch mehr geben muss, als außer Atem zu kommen und bis an die eigene Leistungsgrenze zu gehen.
- ✔ **Traditionelles Training hat Ihnen nie wirklich gutgetan.** Sie haben immer wieder mit etwas angefangen und bald aufgehört, weil Ihr Körper nach einem sanfteren Training verlangt, Sie aber nicht recht wissen, woran Sie sich orientieren sollen.
- ✔ **Traditionelles Training mit meditativen Elementen (»ommm«) ist Ihre Wunschkombination.** Ihnen gefallen körperorientierte wie meditative Übungen, deshalb suchen Sie nach einer Möglichkeit, beides miteinander zu verbinden.

Hier sind Sie richtig, aus welchen Gründen auch immer Sie das Buch aufgeschlagen haben.

Über dieses Buch

Ich habe nie daran gezweifelt, dass man das Beste aus beiden Welten zusammenbringen und eine integrierte Übungspraxis, die Geist und Körper gleichermaßen berücksichtigt, realisieren kann. Mir kam nie der Gedanke, dass man nur eines von beiden »richtig« machen kann und sich für Geist *oder* Körper entscheiden muss. Deshalb schien mir das Konzept für dieses

Buch auch sehr einleuchtend und überhaupt nicht seltsam, komisch oder sonst wie verwirrend – bis die ersten Reaktionen meiner Freunde und Kollegen kamen.

Wenn ich jemandem erzählte, welches Buch ich in der Reihe ... *für Dummies* plante, erntete ich entweder Schmunzeln, unverblümtes Gelächter oder vielsagendes Schweigen. Ich war über diese Reaktionen verdutzt oder fühlte mich beleidigt und musste erst einmal meine eigenen Gefühle auf dieses unerwartete Feedback verarbeiten.

Schließlich kam ich zu dem Ergebnis, dass die traditionellen Fitnessanhänger oft schmunzelten oder laut auflachten, weil sie mit einem ganzheitlichen Ansatz nichts anfangen konnten oder weil es ihnen Unbehagen verursachte. Die Puristen der Ganzheitlichkeit dagegen schwiegen meistens, weil sie erst einmal entsetzt waren. Sie hatten Sorge, die Betonung des Bewegungsaspekts könnte ihre meditative Übungspraxis verwässern oder der Begriff »Dummie« würde die Ernsthaftigkeit ihres Tuns herabsetzen.

Lassen Sie mich also eins ganz klar sagen: Sie sind nicht dumm, wenn Sie dieses Buch lesen wollen. Auch die Methoden in diesem Buch sind nicht für Dumme beschrieben worden. Dieses Buch richtet sich an ernsthafte Menschen, die einfach noch nicht viel über manche der hier vorgestellten Bewegungsformen wissen – viele sind einfach unbekannt, zunächst etwas befremdlich oder erscheinen aufgrund ihrer Geschichte und ihres kulturellen Hintergrunds schwer zugänglich.

Dieses Buch ist also mein Versuch, die bedeutenden ganzheitlichen Bewegungslehren für Körper, Geist und Seele zusammen darzustellen. Ich versuche, die geistigen und körperlichen Aspekte so zu diskutieren, dass die Authentizität beider gewahrt bleibt. Ich versuche auch, jegliche Insidersprache, die den Anfänger vielleicht verwirrt oder einschüchtert, zu vermeiden. Die hier beschriebenen Methoden sollen für jeden verstehbar sein.

Einen neuen Weg wagen

Schon als Jugendliche habe ich alle möglichen Fitnesssportarten und meditativen Entspannungsformen ausprobiert. Als ich mit der Recherche für dieses Buch begann, habe ich mich wie ein kleines Kind in einem Spielzeugladen gefühlt. Der geplante Aufbau des Buches hat es mir ermöglicht, vieles eingehender als bisher zu praktizieren. Manche eher unbekannten Methoden, von denen ich bisher nur gehört oder gelesen hatte, konnte ich näher kennenlernen.

Wahrscheinlich war ich naiv, aber ich stellte mir vor, dass die Menschen, die verschiedene Bewegungslehren praktizieren, einander gern unterstützen würden und richtig glücklich wären, wenn es endlich ein anwendungsorientiertes Buch gäbe, das alle miteinander verbindet.

Pustekuchen! Manchmal kam ich mir eher vor, als müsste ich barfuß über glühende Kohlen gehen – und zwar nicht als meditative Übung. Es war schwierig, neutral zu bleiben, ich musste meine Worte abwägen wie ein Politiker, der keinem zu nahe treten will. Manche Methoden erkennen andere nicht an. Die Anhänger der einen Lehre können mit einer anderen nichts anfangen, und sogar innerhalb einer Philosophie gibt es verschiedene Strömungen und Lehrmeinungen. Die Stilrichtungen, praktischen Übungsformen und Lebensansichten innerhalb einer Lehre können so vielfältig sein wie die Lehren selbst.

Doch am Ende schienen alle, die ich befragt habe, die Vorstellung eines Buches mit verschiedenen ganzheitlich orientierten Ansätzen und dem Bezug zum Thema »Fitness« zu akzeptieren. Wohl nicht zuletzt weil dadurch Sie, die erwartungsvollen Leser und Anwender, in die Welt der meditativen Entspannung und des Körperbewusstseins eingeführt werden.

Ich teile Ihnen meine ganz persönlichen Erfahrungen mit, sodass Sie Ihre ersten Versuche ganz bewusst und unvoreingenommen erleben können. Wenn Sie eine Übung finden, die Ihnen gefällt, lassen Sie sich nicht von anderen abbringen, die meinen, diese oder jene Methode sei besser. Sie kennen sich selbst am besten und spüren, was sich für Sie am besten anfühlt.

Warum Sie dieses Buch brauchen

Ich schlage mit diesem Handbuch eine Schneise durch den Dschungel der verschiedenen Methoden, sodass Sie sich leichter orientieren können. Falls Sie ein Neuling auf diesem Gebiet sind, können Sie während der Lektüre über die verschiedenen Philosophien und Trainingsstile dieses und jenes ausprobieren und so schnell herausfinden, was am besten zu Ihnen passt.

Vielleicht haben Sie auch schon etwas Erfahrung in einer der Methoden und wollen auch einmal mit etwas anderem experimentieren, ohne sich allzu tief darauf einzulassen. Dieses Buch kann Ihnen dabei helfen herauszufinden, welche Methode Sie noch interessiert.

Dieses Buch will Ihnen das Ausprobieren einfach machen, indem es Informationen über viele verschiedene Methoden zusammengefasst bietet. Dabei ist es gleichgültig, ob Sie völlig unerfahren sind oder bereits etwas Übung haben.

Wie Sie dieses Buch lesen können

Können Sie sich im Restaurant manchmal nicht entscheiden, was Sie bestellen sollen? Alles auf der Karte klingt so lecker und Sie würden am liebsten alles probieren? Am besten wäre es, man würde vorab einen Teller mit vielen kleinen Happen serviert bekommen, um dann die Bestellung abzugeben!

Ein solcher Probierteller möchte dieses Buch für Sie sein. Es ist ein einführendes Nachschlagewerk über meditative Entspannung und Bewegung allgemein und über spezifische Methoden und praktische Übungsformen. Wählen Sie aus, was Ihnen schmeckt, bevor Sie Ihre endgültige Bestellung aufgeben. Oder bleiben Sie bei dem Probierteller und nehmen etwas hier von und etwas dort von.

Ich bin nicht so vermessen oder engstirnig zu glauben, dass dieses Buch Ihre Neugier vollständig befriedigen kann. Ich wäre sogar ziemlich enttäuscht, wenn es das täte. Mein Wunsch ist, dass Sie die hier vorgestellten Methoden ausprobieren – so viele und so oft Sie wollen – und dass Sie schließlich mehr wollen. Hier geht es nur um eine Einführung. Einer intensiven Übungspraxis oder einem umfangreichen Wissen über die einzelnen Methoden kann das Buch nicht gerecht werden.

Ich hoffe, Ihr Interesse so weit zu wecken, dass Sie Ihre Erkundungen auf eigene Faust fortsetzen, eventuell weitere Lektüre suchen oder sich bei einem Kurs anmelden, um mit einem Lehrer tiefer in die Praxis einzusteigen.

Am schönsten wäre es, wenn das Buch dann als Nachschlagewerk bei Ihnen im Regal seinen Platz findet und Sie es immer mal wieder zur Hand nehmen. Vielleicht haben Sie ja beim ersten Lesen einige Kapitel übersprungen, die Sie interessieren, nachdem Ihre Nachbarin von einem besonderen Entspannungskurs berichtet hat. So können Sie selbst nachschauen, ob das vielleicht etwas für Sie wäre.

Wie dieses Buch aufgebaut ist

Das Buch enthält einen einleitenden Teil, in dem Sie allgemein Wissenswertes über ganzheitliche Bewegungs- und Fitnesskonzepte, die Geist und Körper gleichermaßen einbeziehen, erfahren. Die darauf folgenden Teile widmen sich verschiedenen Methoden. Schließlich zeige ich Ihnen, wie Sie verschiedene Methoden miteinander verbinden und in Ihrem Lebensalltag umsetzen können.

Teil I: Aufbruch zu einem neuen Weg

Vor jeder Reise muss man seine Route planen und entscheiden, was man mitnimmt. In Teil I versorge ich Sie mit Definitionen, Hinweisen und Informationen über die Trends in Sachen ganzheitlicher Fitness. Sie finden hier eine Tabelle, mit der Sie die verschiedenen Methoden besser vergleichen können. Sie werden auch etwas über die allgemeinen Grundprinzipien erfahren, die allen Methoden zugrunde liegen, wie die Bedeutung der Atmung und der richtigen Körperhaltung.

Teil II: Grundlagen des Yoga

In diesem Teil geht es direkt los mit einer der klassischen Bewegungslehren: Yoga, genauer gesagt Hatha Yoga. Ich habe Yoga als Erstes ausgewählt, weil es den westlichen Menschen vermutlich am besten bekannt ist. Ich gebe Ihnen eine kleine Einführung in die verschiedenen Yoga-Stile und -Schulen, erläutere die gesundheitlichen Vorteile und versuche, Ihnen eine kleine Hilfestellung dabei zu geben, den für Sie geeigneten Stil zu finden. Schließlich können Sie eine Reihe von Yoga-Stellungen selbst ausprobieren und etwas darüber erfahren, wie Sie die Stellungen am besten miteinander kombinieren.

Teil III: Die alten chinesischen Kampfkünste: Tai Chi und Qigong

Die alten chinesischen Kampfkünste sind Grundlage vieler neuerer ganzheitlicher Bewegungsformen. In diesem Teil beschränke ich mich auf Tai Chi Chuan und Qigong, weil Sie anhand dieser beiden sehr gut das besondere fernöstliche Konzept der harmonischen Bewegungen und der frei fließenden Lebensenergie im Körper verstehen lernen können. Sie können sowohl einige grundlegende Tai-Chi-Figuren, die sehr schöne Namen tragen, als auch einige sanfte Qigong-Bewegungen kennenlernen. Die einzelnen Bewegungen lassen sich auch sehr gut zu einer fließenden Bewegungsreihe verbinden.

Teil IV: Die Pilates-Methode

Im Vergleich zu Yoga und den chinesischen Kampfkünsten ist Pilates sehr jung – gerade mal ein paar Jahrzehnte alt. Doch im Gegensatz zu diesen wird sehr genau auf die exakte Ausrichtung des Körpers geachtet und weniger auf den Energiefluss. Sie erfahren, was die Pilates-Methode auszeichnet, wo sie herkommt und wie die Grundübungen aussehen. Außerdem können Sie sich eine Übungseinheit nach Ihren Bedürfnissen zusammenstellen.

Teil V: Die modernen Klassiker: Feldenkrais und Co.

In diesem Teil lernen Sie drei unbekanntere Methoden kennen, mit denen Sie Ihr Körperbewusstsein auf besondere Weise verfeinern können. Durch ganz einfache Bewegungen, sehr bewusst ausgeführt, nehmen Sie Ihren Körper auf entspannende Weise genau wahr. Die Methoden sind im 20. Jahrhundert entwickelt worden und tragen die Namen ihrer Begründer: Feldenkrais, Alexander und Laban. Sie erfahren etwas über diese Pioniere und können die Wirkung der einzelnen Methoden beim Ausprobieren einiger sanfter Bewegungen selbst testen.

Teil VI: Wie alles zusammengehört

In diesem Teil erhalten Sie Hinweise, wie Sie die ganzheitlichen Bewegungsmethoden ohne großen Aufwand in Ihren Alltag integrieren können. Sie können die Methoden miteinander oder auch mit einem traditionellen Fitnessprogramm kombinieren – was für den Anfang vielleicht sogar die beste Alternative ist. Bald können Sie sich Ihr ganz individuelles Programm für Körper und Geist, Bewegung und Entspannung zusammenstellen. Das Ziel ist, Ihr eigener Lehrer zu sein.

Teil VII: Der Top-Ten-Teil

Wollen Sie am liebsten ganz unkomplizierte Tipps, sind Sie beim Top-Ten-Teil goldrichtig. Diese Kapitel sind zum schnellen Informieren gedacht. In den ersten beiden Kapiteln bekommen Sie Argumente und Gründe für ein ganzheitliches Bewegungsprogramm geliefert, falls Sie noch nicht überzeugt sind. Sie erhalten außerdem Tipps, wie Sie die guten Vorsätze für ein entspannteres Leben in den Alltag umsetzen und wie Sie die richtigen Lehrer für Ihren weiteren Übungsweg finden.

Symbole, die in diesem Buch verwendet werden

Ich verwende kleine Symbolbilder, die Ihre Aufmerksamkeit auf bestimmte Abschnitte lenken sollen, die ich besonders interessant, nützlich und wertvoll halte und die Sie nicht überlesen sollten. Die folgende Liste erklärt, wofür die Symbole jeweils stehen.

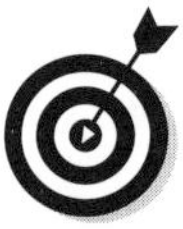

Dieses Symbol verweist auf Informationen, die für das Verständnis hilfreich sind und Ihnen hoffentlich interessante Einsichten verschaffen.

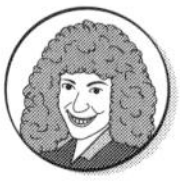

Hier finden Sie meine ganz persönlichen Erfahrungen, die Ihnen auf Ihrem persönlichen Weg vielleicht weiterhelfen, und manchen Insidertipp, den ich selbst als hilfreich empfunden habe.

Bei konkreten Übungen und Bewegungsabläufen geht es immer auch um Fragen der Gesundheit. Dieses Symbol weist Sie deshalb auf Situationen hin, in denen Sie besonders achtsam sein sollen oder am besten einen Mediziner befragen.

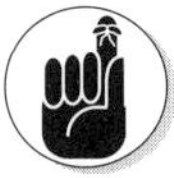

Absätze mit diesem Symbol halte ich für besonders lesenswert und hilfreich für ein besseres Verständnis. Deshalb bitte ich Sie, diese Ausführungen nicht zu überspringen.

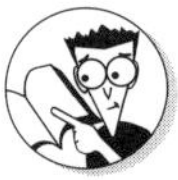

Ich möchte Sie nicht mit schwierigen Wörtern und Fachbegriffen verwirren. Wenn Sie also dieses Symbol sehen, wissen Sie, dass es in diesem Absatz etwas komplizierter wird. Doch im Allgemeinen übersetze ich die Fachsprache, sodass Sie sich von diesem Symbol nicht abschrecken lassen sollten.

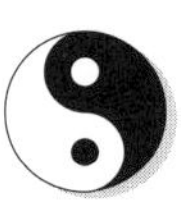

Wenn man sich darauf konzentriert, eine Bewegung genau zu beschreiben, vernachlässigt man leicht die mentalen Aspekte oder die Philosophie, die dahintersteht. Doch ich möchte, dass Sie wirklich beides wahrnehmen. Deshalb finden Sie dieses Symbol, wenn es um besondere Achtsamkeit geht oder wenn ich Ihnen zeigen möchte, wie Sie diese und jene Bewegungsabfolge achtsam praktizieren können.

Alles in allem ist es entscheidend, dass Ihnen die folgenden Übungen Spaß und Freude bereiten. Ernsthaftigkeit ist zwar wichtig, klar, doch so ernsthaft kann man gar nicht sein, dass man nicht auch über sich selbst lachen kann oder den feinen Humor, der in manchen (selbst erlebten) Situationen steckt, wahrnimmt. Deshalb möchte ich Ihnen noch die folgende kleine Weisheit mit auf den Weg geben:

Möchtest du den Schlüssel zum Universum finden? Da habe ich eine gute und eine schlechte Nachricht. Die schlechte Nachricht: Es gibt keinen Schlüssel. Die gute Nachricht: Es ist offen.

Teil I

Aufbruch zu einem neuen Weg

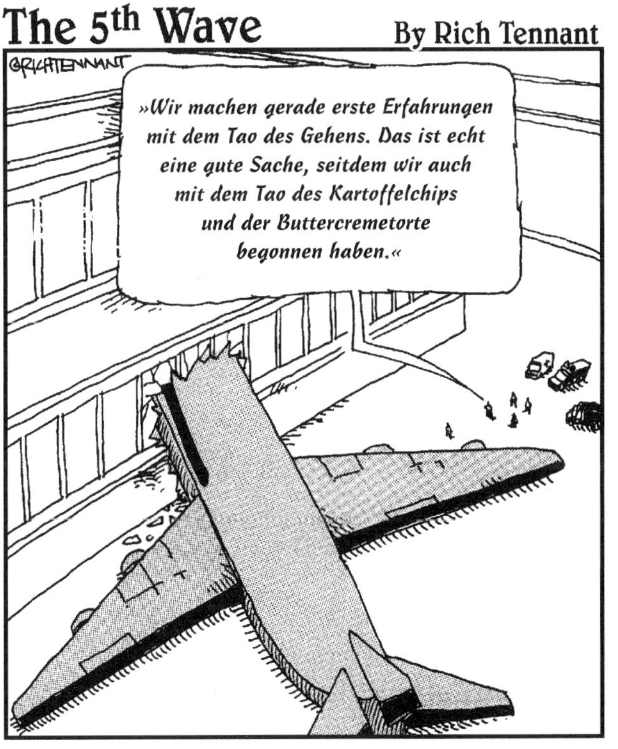
The 5th Wave
By Rich Tennant
©RICHTENNANT
»Wir machen gerade erste Erfahrungen mit dem Tao des Gehens. Das ist echt eine gute Sache, seitdem wir auch mit dem Tao des Kartoffelchips und der Buttercremetorte begonnen haben.«

In diesem Teil ...

Jede Reise beginnt mit dem ersten Schritt. So ist es auch, wenn Sie sich auf den Übungsweg zu meditativer Bewegung und Entspannung begeben. Was bedeutet eigentlich meditative Entspannung und ganzheitliches Training? Was brauchen Sie für diese Reise? Und wohin führt Sie der Weg? – Alle diesen Fragen sollen in diesem Teil beantwortet werden. Zuerst zeige ich Ihnen, wie Sie sich auf die Übungspraxis grundlegend vorbereiten. Dazu stelle ich Fragen zu Ihrer körperlichen und seelischen Gesundheit. Ich fasse zusammen, was Sportwissenschaftler zur Erhaltung der Gesundheit empfehlen. Sie erhalten einen Schnelldurchlauf durch verschiedene Gesundheitsstudien, meine persönlichen Erfahrungen mit verschiedenen meditativen Bewegungslehren teile ich Ihnen auch mit. Solchermaßen gut vorbereitet können Sie sich dann auf den Weg machen.

Die Verbindung von Geist und Körper spüren

1

In diesem Kapitel

- Was es mit ganzheitlicher Fitness auf sich hat
- Was Achtsamkeit beim Üben bedeutet
- Die verschiedenen Bewegungsmethoden kennenlernen

Welche Bilder oder Ziele haben Sie vor Augen, wenn Sie an Fitness denken? Ins Schwitzen kommen? Schwerer atmen? Die Muskeln anspannen? Kalorien verbrennen, Gewicht verlieren, straffere Oberschenkel? Vielleicht auch die Absenkung des Cholesterinwertes, die Verringerung des Herzinfarkt- oder sogar des Krebsrisikos.

Seit der Aerobic- und der Joggingwelle in den späten 1970er-Jahren prägen in der westlichen Welt vor allem die Bilder hart trainierender Körper die Vorstellung von Fitness. Fit zu werden bedeutet, seinen Körper irgendwie zu verändern. Laufen, Gymnastik und Tanz, Hanteltraining, Schwimmen, Radfahren und auch Wandern sind die traditionellen, westlichen Fitnessmethoden. Sie förderten schon immer die Gesundheit und tun es auch heute. Es sind wunderbare Sportarten, mit denen man seinen Körper gesund und beweglich hält.

Doch wie sieht's innen aus? Brauchen Geist und Seele keinen Ausgleich? Es ist noch nicht sehr lange her, dass die Menschen der westlichen Welt erkannten und schließlich auch akzeptierten, dass körperliche Bewegung nicht nur mit Kalorienverbrennen und Schwitzen zu tun hat. In erstaunlich kurzer Zeit haben Bewegungslehren wie Tai Chi Chuan und Hatha Yoga Eingang in unsere Kultur gefunden. Sogar bei traditionellen Sportarten wie Radfahren oder Laufen wird heute zum Teil mit meditativen Elementen und bewusster Atemtechnik gearbeitet.

Obwohl ganzheitlich-integrative Fitnesskonzepte vielen von uns ziemlich neu vorkommen, reichen viele der Ansätze, die heute zu modernen Gesamtkonzepten zusammengefügt werden, mehrere Jahrhunderte zurück. Wir Nachkömmlinge haben sie nur wieder entdeckt. In der Tat hat die asiatische Welt eine Art Monopol auf ganzheitliche Bewegungslehren, wenn man nur an Yoga, Tai Chi und Qigong denkt. Doch die klassischen Lehren sind nicht die einzigen, viele innovative Köpfe haben sich ihre eigenen Gedanken gemacht und haben – oft auf Grundlage der alten asiatischen Klassiker – weitere ganzheitliche Konzepte entwickelt, mit denen Körper und Geist ins Gleichgewicht gebracht werden können.

Ganzheitliche Fitness definieren

Was bedeutet Fitness für Körper und Geist? Vielleicht wissen Sie ja schon darüber Bescheid und haben dieses Buch nur aufgeschlagen, weil Sie weiter an dem Thema interessiert sind. Oder Sie sind einfach nur neugierig.

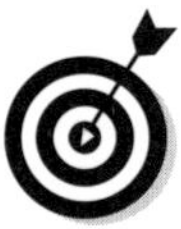

Ich versuche, eine Definition zu liefern, die Sie hoffentlich zufriedenstellt. Vergessen Sie aber bitte nicht, dass das alles noch im Fluss und so weit gefasst ist, dass ich mir vorkomme, als müsste ich einen mit Wasser gefüllten, schwabbeligen Luftballon halten, der ständig seine Form verändert. Die folgende Definition wird sich also entsprechend der laufenden Debatten und Diskussionen über dieses Thema weiterentwickeln.

Für diejenigen unter Ihnen, die es akademisch exakt mögen: In dem in Kalifornien ansässigen Verband für Fitnesstrainer IDEA gibt es einen Ausschuss für *Mind-Body Fitness* und dieser hat vorerst folgende Definition festgehalten:

> *Ganzheitliche Bewegungsübungen sind körperorientierte Übungen, die mit einer tiefen, nach innen gerichteten Konzentration ausgeübt werden.*

Nun das Ganze noch einmal in meinen Worten für diejenigen, die es etwas konkreter wollen:

> *Ganzheitliche Bewegungsübungen sind eine Bewegungsform, die die Fitness steigert, zum Beispiel die Muskeln kräftigt, die Ausdauer stärkt und die Beweglichkeit und Standfestigkeit steigert. Gleichzeitig lernt man, mit seinem Geist die Bewegungen auf nicht wertende Weise zu begleiten und die Aufmerksamkeit auf das Innere zu richten. Dadurch kann man sich auf meditative Weise entspannen.*

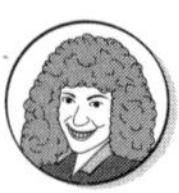

Was bedeutet das? Kurz gesagt bedeutet das, dass Sie mit Ihrem Geist *und* Ihren Muskeln die ganze Gegenwart bewusst erleben. Sie spüren sich in Ihrer Ganzheit, das heißt, Ihre Gedanken sind nicht irgendwo, sondern bei sich selbst. »Nach innen gerichtete Konzentration« bedeutet, dass Sie aufmerksam beobachten, wie Ihre Muskeln sich anfühlen und wie der Atem sich in Ihrem Körper ausbreitet. Diese Achtsamkeit und Konzentration führen schließlich den meditativen Zustand herbei, der den ganzheitlichen Bewegungsformen allgemein zugeschrieben wird.

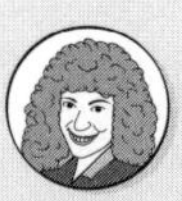

Was bedeutet »traditionelles« Fitnesstraining?

Wenn ich von traditionellen Methoden spreche, meine ich »traditionelle *westliche* Fitnessmethoden«, obwohl viele der fernöstlichen Bewegungslehren gerade in ihren Ursprungsländern als »traditionell« gelten. Was wir in der westlichen Welt als alternativ und neu betrachten, ist anderswo also ganz normal und etabliert. Beide Traditionen können sich aber sehr gut ergänzen.

Außerdem ist Fitness im traditionellen Sinn eher als Resultat und als ein durch Training erreichter Zustand zu verstehen. Bei achtsam ausgeführten ganzheitlichen Bewegungen für Körper und Geist konzentriert man sich hingegen auf die Gegenwart und nicht auf die Zukunft. Ein Ziel (in Form eines bestimmten Leistungsausweises) existiert nicht, nur die kontinuierliche Praxis, die für die meisten Übenden zu einem umfassenden Wohlbefinden führt.

Einfach klasse: Frühe und moderne Klassiker

Wer Körper und Geist miteinander in Einklang bringen will, seine innere Wahrnehmung schärfen oder Energie zum Fließen bringen möchte, sieht sich unzähligen Methoden und Angeboten gegenüber. Manche sind neu, manche sind älter, manche bieten einen Mix aus verschiedenen Methoden und manche haben einen ganz konkreten Zweck für den Bewegungsalltag. In diesem Buch unterscheide ich zwei Kategorien:

- ✔ **Frühe Klassiker:** Viele dieser sehr frühen und hoch angesehenen Lehren finden wir auf Steinreliefen oder in jahrhundertealten Schriften erstmals aufgezeichnet. Manche sind von Familie zu Familie oder von Generation zu Generation weitergereicht worden. Sie wurden von Meistern gelehrt und an die Schüler vermittelt. Dazu gehören zum Beispiel die östlichen Lehren (Yoga, Tai Chi Chuan und Qigong) und manche ethnische Tänze (wie der afrohaitianische Tanz oder der brasilianische Kampftanz Capoeira).
- ✔ **Moderne Klassiker:** Diese Methoden sind etwa 50 bis 100 Jahre alt. Sie sind meist sehr analytisch und helfen einem auf diese Weise dabei, manche Übungen (auch die der frühen Klassiker) besser und genauer auszuführen. Sie betonen, wie wichtig es ist, sich der spezifischen Muskelbewegungen bewusst zu werden. Zu den modernen Klassikern gehören insbesondere Pilates, aber auch Feldenkrais sowie die Alexander- und die Laban-Methode.

In diesem Kapitel möchte ich mit Ihnen die Grundlagen legen, sodass Sie entscheiden können, worauf Sie gern Ihre künftige Fitness aufbauen wollen.

Alles kann zu einer Erfahrung für Körper und Geist werden

Wahrscheinlich haben Sie schon vom sogenannten »Runner's High« gehört, jenem Hochgefühl, das bei Langstreckenläufern manchmal auftritt und wonach manche geradezu süchtig werden. Es ist ein euphorischer und entspannter Zustand. Das kommt dem Gefühl bei meditativen Bewegungspraktiken schon sehr nahe. Jedoch nicht ganz.

Damit will ich nicht behaupten, dass die Konzentration während eines Step-Aerobic-Kurses oder eines Jogginglaufs keine wunderbare geistige Entspannung mit sich bringt. Selbstverständlich kann sie das und tut es auch. In der weiteren Folge des Buches werde ich mehrere Methoden erläutern, die traditionell erscheinen, aber Elemente der Achtsamkeit integrieren. Die Puristen unter den Anhängern ganzheitlicher Bewegung für Geist und Körper würden vielleicht anzweifeln, ob dies dann noch mit der obigen Definition übereinstimmt und wirklich die erstrebte Erfahrungsqualität erreicht. Doch dies auszuprobieren und zu entscheiden, überlasse ich Ihnen.

Was achtsame Bewegungen auszeichnet

Was zeichnet ein Bewegungsprogramm aus, das sich achtsam nennen darf? Ralph La Forge, Physiologe am Medizinischen Zentrum der Duke University und ehemaliges Vorstandsmitglied im IDEA-Verband, hat zusammen mit anderen Experten Kriterien dafür entwickelt. So wie die Definition, die ich Ihnen weiter vorn gegeben habe, weiterentwickelt werden wird, sind auch diese Kriterien nicht als endgültig zu verstehen.

Eine achtsam ausgeführte Bewegung sollte mindestens eines – vorzugsweise mehrere – der folgenden Elemente enthalten:

- ✔ **Achtsamkeit:** Bei der Bewegung geht es nicht darum, sich zu vergleichen und zu bewerten, sondern darum, bei sich zu sein. Diese Art des nicht zielgerichteten Innehaltens bedeutet *Gewahrsein*.
- ✔ **Körperempfinden:** Sie konzentrieren sich bei den Bewegungen darauf, was der Körper genau tut und wie sich die Muskeln anfühlen. Dies wird in der Fachsprache *körpereigene Wahrnehmung* genannt.
- ✔ **Atembeobachtung:** Auf das Geräusch des eigenen Atems zu achten und die volle Ein- und Ausatmung bewusst wahrzunehmen, wird *Atemzentrierung* genannt.
- ✔ **Körperhaltung:** Durch Selbstdisziplin lernt der Körper, sich entsprechend der jeweiligen Bewegungsmuster der Methoden koordiniert und genau auszurichten. Vor allem geht es um die *Aufrichtung* der Wirbelsäule und des Beckens.
- ✔ **Energiefluss:** Die Bewegung der eigenen inneren Energie hilft dabei, innere wie äußere Ruhe und Konzentration zu erfahren und eine *energetische Zentrierung* zu erleben, die den hier beschriebenen Methoden zu eigen ist.

Eine kurze Geschichte der »Leibesübungen«

Es gab einmal eine Zeit, in der sich die Menschen über Fitness keine Gedanken machen mussten. Sie taten nur, was sie jeden Tag taten. Die Arbeiten auf dem Feld und im Haus waren körperliche Anstrengung genug.

Im 20. Jahrhundert hat sich die Situation geändert. Die Menschen in der industrialisierten westlichen Welt sind mit dem steigenden Wohlstand nach den Weltkriegen immer mehr »außer Form« geraten und haben eine Zeit lang vergessen, wie wichtig körperliche Betätigung für die Gesundheit ist. Doch dann wurde der Sport wieder entdeckt: Fitness, Trimm-dich, Herzfrequenz! Zuerst schauten Frau Müller und Herr Mayer den ersten verrückten Joggern noch mitleidig zu, mit denen die Trimm-dich-Bewegung in den 1970er-Jahren begann. (»Schau dir den Spinner an, warum fährt er nicht mit dem Auto? Sollen wir ihn mitnehmen?«) Einige Jahre später wurden der Jazzdance und mit Jane Fonda das Aerobic immer populärer und die Fitnessstudios schossen wie Pilze aus dem Boden. Die Frauen trugen pinkfarbene Stulpen, enge Gürtel und Schweißbänder um die Stirn, hüpften und sprangen zu rhythmischer Musik. Das hat manchmal sicherlich wehgetan und die Muskeln haben gebrannt – doch es gab nur diesen Weg, um fit, gesund und glücklich zu werden. Jeder konnte das Ergebnis bewundern, was in diesem Fall Gewichtsabnahme und Muskelaufbau bedeutete.

Mit dem Siegeszug der Informationstechnologie, die uns Zeitersparnis versprochen hat, uns stattdessen aber die täglich zur Verfügung stehenden Stunden nur noch mehr vollstopft, suchten immer mehr Menschen nach der Balance zwischen Körper und Psyche, Herz und Seele.

Seinen Körper zu trainieren ist eine Sache – es gibt eine ganze Wagenladung voller Beweise für den gesundheitlichen Nutzen von Bewegung. Doch sind Schmerzen eigentlich wirklich nötig, wenn man fit sein will? Und die Seele? Die Fragen an die Fitnessbewegung wurden immer dringender.

Ein entspanntes Leben im Gleichgewicht war doch nicht nur etwas für die übrig gebliebenen Hippies, die immer noch Räucherstäbchen anzündeten und mit einem sanften Lächeln im Schneidersitz hockten! Hmm, was machten die denn da, was so friedlich aussah?

Auf Zehenspitzen schlichen wir uns an sie heran. Diese Leute in Batikklamotten machten doch keine richtigen Übungen, oder? Wie konnte etwas, das man Übung nennt, einen ruhiger machen und – um Himmels willen – auch noch ein Lächeln auf die Lippen zaubern? Fit werden hieß doch zu spüren, wie die Muskeln brennen, nur dann konnte man Ergebnisse erwarten. Zähne zusammenbeißen und durch.

Doch der Wahnsinn des modernen Lebens hat uns zum Nachdenken gebracht und die Vorstellung der Harmonie von Körper und Geist scheint zunehmend einleuchtend. Der internationale Verband der Fitnesstrainer, IDEA, der sich jahrelang streng auf das traditionelle westliche Fitnesstraining konzentrierte, hat 1994 einen Ausschuss für die in den USA sogenannte »Mind-Body Fitness« gegründet, um seinen Mitgliedern das Verständnis und die Anwendung moderner, ganzheitlicher Bewegungskonzepte näherzubringen. 1996 wurde die erste große Konferenz zu diesem Thema abgehalten.

Außerdem weisen Forschungen darauf hin, dass bewusst ausgeführte Bewegungen für Körper und Geist dann am wirkvollsten sind, wenn nicht allzu eifrig und kraftvoll geübt wird. Gemessen auf einer Intensitätsskala von 0 bis 10 (wobei 10 sehr kräftig ist) sollte die Bewegung sich nicht schwieriger als ungefähr 6 anfühlen.

Von der konzentrierten Wahrnehmung zur Meditation

Sie können, wenn Sie so wollen, alle nicht traditionellen Fitnessprogramme in eine Schublade mit dem Etikett »ganzheitlich« stecken. Das ist in Ordnung, wenn Sie es unkompliziert mögen und sich nicht mit Kategorienbildung und Bewertung herumschlagen wollen. Doch wenn Sie etwas tiefer einsteigen, können Sie bei den verschiedenen ganzheitlichen Methoden unterschiedliche Grade an geforderter Aufmerksamkeit entdecken und vielleicht besser herausfinden, was gut zu Ihnen passt.

Ich habe drei Grundkategorien von Bewegungsformen ausfindig gemacht: Bei der ersten Kategorie fehlt die Körper-Geist-Orientierung ganz, bei der zweiten liegt die Betonung auf der Konzentration und der bewussten Wahrnehmung der Muskelspannung und die dritte befasst sich eingehender mit dem Fließen der Energie oder mit spirituellen Aspekten. Manche Methoden lassen sich sowohl in die zweite als auch in die dritte Kategorie einordnen (oder irgendwo dazwischen), zum Teil ist das auch abhängig davon, wie man übt. Stellen Sie sich eine horizontale Linie mit drei Punkten quer über diese Buchseite vor – ein Punkt ganz links, einer rechts und einer in der Mitte. Jeder Punkt repräsentiert eine der drei Kategorien oder Ebenen. Jede Übung kann auf dieser kontinuierlichen Skala irgendwo verortet werden. Womit Sie sich wohlfühlen und welche Übungen Sie bevorzugen, verändert sich mit Ihren Bedürfnissen.

Die erste Kategorie kann ich vernachlässigen, da es in diesem Buch ja um Bewegung für Körper und Geist gehen soll.

Bewusstheit und Aufmerksamkeit

Die meisten der vorgestellten Methoden fallen unter diese Kategorie. Der Übende richtet Gedanken und Bewusstsein nach innen und spürt aufmerksam und auf nicht wertende Weise die eigenen Bewegungen. Die Einstellung dazu ist Gelassenheit: sich einfach der Bewegung und ihrer Wirkung auf den Körper bewusst werden. Die Gedanken bleiben bei dem, was Sie tun, sodass Sie nicht verpassen, was in der Gegenwart passiert und das Geschehen besser innerlich begleiten. Die Feldenkrais-Methode und die Alexander-Technik sind beispielsweise solche Aufmerksamkeitsmethoden.

Auf dieser Ebene geht es also um die Bewegung der Muskeln und die Konzentration der Gedanken.

Energiefluss und Spiritualität

Viele werden einwenden, dass auch bei mit Bewusstheit ausgeführten Bewegungsabläufen die Energie fließt. Selbstverständlich tut sie dies in gewisser Weise. Doch bei den Aufmerksamkeitsmethoden geht es weniger darum, in die Tiefen des inneren Geistes vorzudringen und die Energiebahnen und das Chi (siehe Kapitel 3) wahrzunehmen. Bei den energetischen Bewegungslehren steht der meditative Aspekt im Vordergrund. Es kann passieren, dass die Bewegungen Sie emotional berühren, vielleicht Ihr Inneres aufwühlen und Ihnen eine Ahnung vom höheren Bewusstsein geben.

Traditionelles Training mit meditativem Effekt

Die Auseinandersetzung darüber, ob Sportarten wie Laufen, Walking oder Aerobic auch meditativ ausgeführt werden können, ist nach wie vor im Gange. Vielleicht haben Sie schon einmal Freizeitangebote wie »Meditatives Wandern« oder »Wassergymnastik für Körper und Seele« gesehen. Oder vielleicht waren Sie selbst beim Sport schon einmal so stark innerlich gefangen, dass sich diese Erfahrung wie Meditation angefühlt hat. Puristen werden Ihnen vielleicht den großen Unterschied deutlich machen: nämlich den, ob Achtsamkeit Vorrang hat oder sich eher als Nebeneffekt einstellt. Gehören die meditativen Aspekte wesentlich zur Bewegung, ist es eine ganzheitlich-integrative Methode. Wenn die Achtsamkeit gewissermaßen als »Zugabe« zu einem traditionellen Training hinzukommt, ist sie es nicht. Die Entscheidung liegt bei Ihnen. Meine Meinung dazu: Wenn Sie das, was Sie in diesem Buch über den Zusammenhang von Körper und Geist erfahren, auf Ihr normales Tun übertragen und etwas davon mitnehmen können, machen Sie einen Schritt in die richtige Richtung.

An diesem Punkt können die meditativen Elemente und die Konzentration auf den Atemfluss spirituellen Charakter annehmen. Tai Chi Chuan zum Beispiel kann als echte Energiemethode geübt werden und zu einer Art Lebenshaltung werden. Yoga kann ebenfalls zu einer Energiemethode werden, wenn Sie es wollen und in Ihrer Übungspraxis weiter fortschreiten. Sie können sich auch jederzeit wieder auf die Ebene der Aufmerksamkeit und Bewusstheit zurückziehen oder etwas dazwischen versuchen. Die Entscheidung liegt immer bei Ihnen.

Auf dieser Ebene geht es also um die Bewegung der Muskeln, die Konzentration der Gedanken *und* darum, innerlich anzunehmen, wie beides auf den Körper rückwirkt.

Welche Methoden sind vielversprechend?

Sie sind nicht die oder der Einzige, die beziehungsweise der sich für meditative Bewegung und Entspannung interessiert. Die Faszination breitet sich wie ein Lauffeuer aus und die Nachfrage nach entsprechenden Kursen nimmt zu. In diesem Abschnitt stelle ich Ihnen in aller Kürze die bedeutendsten ganzheitlichen Bewegungskonzepte vor, die in diesem Buch auch eingehend erläutert werden.

Yoga

Ich stelle Ihnen die Grundelemente des Hatha Yoga vor. Beim Hatha Yoga entspannt der Geist durch die körperintensiven Übungen. Zusätzliche Nutzeffekte sind verbesserter Gleichgewichtssinn, Körperbewusstsein, Koordination, Kraft und Beweglichkeit. Es gibt auch rein spirituelle und meditative Yoga-Formen, doch um diese soll es in unserem Zusammenhang nicht gehen. Yoga gehört in Fitnessstudios, Vereinen und Volkshochschulen zu den beliebtesten Gesundheitsprogrammen und hat sich in den vergangenen Jahren zu einem echten Renner entwickelt. In den USA verzeichnet Yoga die dritthöchsten Zuwachsraten, nach den asiatischen Kampfkünsten und Boxen (Yoga und Boxen – unterschiedlicher geht's nicht).

Tai Chi Chuan

Tai Chi Chuan ist eine alte chinesische Bewegungskunst, zumeist einfach Tai Chi genannt. Die fließenden Bewegungsabläufe werden in Ruhe ausgeführt und erfordern einen guten Gleichgewichtssinn und Körperkontrolle. Die Aufmerksamkeit richtet sich beim Üben nach innen. Es ist sehr schön, den Übenden bei den friedlichen Bewegungen zuzuschauen.

Tai Chi gehört im Westen noch nicht zu den populären Sportarten, die Zahlen steigen jedoch.

Qigong

Qigong ist ebenfalls eine alte chinesische Bewegungskunst, die sich von den Energiebahnen im Körper führen lässt. Das chinesische Wort für die Lebensenergie oder -kraft ist Chi oder Qi (je nach Schreibweise). Das Ziel der langsam ausgeführten Bewegungen besteht darin, das Chi zu befreien und zu harmonisieren sowie durch Stress oder Krankheit verursachte Energieblockaden aufzulösen. Frei fließendes Chi, so die Auffassung, führt zu besserer Gesundheit und Glück.

Innerhalb des Qigong gibt es verschiedene Richtungen, manche Übungen werden auch als Teil der Traditionellen Chinesischen Medizin verstanden, die ich in diesem Buch aber nicht erörtern kann.

Pilates

Pilates ist eine strukturierte Methode, bei der auf Bodenmatten oder an verschiedenen Maschinen trainiert wird. Die Übenden konzentrieren sich auf die kontrollierte Muskelbewegung und Koordination der Bewegung. Zur Stärkung der Rücken- und Bauchmuskulatur ist Pilates eine besonders wertvolle Methode.

Pilates wird in vielen Studios angeboten. In den USA hat sich die Zahl verkaufter Pilates-Maschinen seit 1998 mehr als verdoppelt.

Laban-Technik

Die Laban-Methode ist ein Bewegungskonzept, bei dem es weniger um Fitness als um Funktionalität geht. Das heißt, der Übende nimmt die Bewegungsabläufe des eigenen Körpers genau wahr, um im Alltagsleben die Bewegungsfunktionen besser und kontrollierter einsetzen zu können. Die Bewegungen werden wiederholt, kontrolliert und analysiert.

Feldenkrais

Das Training nach der Feldenkrais-Methode erfordert eine hohe geistige Disziplin. Der Übende wiederholt ganz kleine Bewegungen und wird dazu aufgefordert, genau den damit verbundenen Empfindungen nachzuspüren. Durch diese gesteigerte Bewusstheit – die oft im Einzelunterricht erzielt wird – kann man sich dann im Alltag und beim Sport freier bewegen und ungünstige Bewegungsmuster, die durch Verletzungen oder Schmerzen erzeugt wurden, auflösen.

Alexander-Technik

Die Alexander-Technik besteht weniger aus einer Reihe vorgegebener Bewegungsabläufe, sondern ist eher eine körpertherapeutische Methode, um sich darüber klar zu werden, was man mit seinem Körper eigentlich den ganzen Tag lang macht. Besonderer Wert wird auf die Haltung des Kopfes gelegt, also darauf, wie der Kopf von Schultern und Nacken getragen wird. Viele Menschen sind gerade im Schulter-Nacken-Bereich stark verspannt.

Den eigenen Weg finden

In diesem Kapitel

- Den eigenen Bedürfnissen auf die Spur kommen
- Was Zeitbudget und Lebensumstände zulassen

Nach welchen Kriterien entscheiden Sie, welche ganzheitliche Methode für Sie die beste ist? Welchen Sport machen Sie außerdem? Und wie passt das zu Ihren Fitnesszielen insgesamt?

Dieses Kapitel soll Ihnen bei der Beantwortung dieser Fragen helfen. Betrachten Sie mich als Ihre Reiseführerin auf Ihrer Tour zu meditativer Bewegung und Entspannung. Ich halte einen roten Schirm in die Höhe, damit Sie mich in der Menge sehen können. Also, folgen Sie mir.

Ziele definieren

Die Schönheit ganzheitlicher Bewegungsformen liegt darin, dass Sie und ich dieselbe Methode aus ganz unterschiedlichen Gründen wählen können. Wir sind womöglich im selben Kurs, machen dieselben Bewegungen – achten höchstens auf unterschiedliche Dinge – und erleben doch beide, was wir uns wünschen.

Damit Sie Ihrer eigenen Motivation auf die Spur kommen, erzähle ich Ihnen, warum andere diese oder jene Methode gewählt haben.

Blättern Sie doch mal zu Kapitel 21. Dort finden Sie einige Fragen, die Ihnen weiterhelfen, Ihre Wünsche und Motive zu formulieren. Schauen Sie auch Tabelle 2.1 an; darin sind die Vorteile der einzelnen Methoden für einen schnellen Überblick aufgelistet.

Denken Sie bei Tabelle 2.1 daran, dass eine Methode in einer bestimmten Kategorie niedrig bewertet sein kann, weil es bei der Methode auf die entsprechende Kategorie gar nicht ankommt. In der Tabelle geht es also nicht um »besser« oder »schlechter«, sondern nur um eine Einschätzung, was welcher Methode im Vergleich wichtig ist. Wenn Sie alles zusammennehmen, sehen Sie, welchen Weg Sie mit der einen oder anderen Methode einschlagen.

Ausdauer verbessern

Viele Leute beginnen zu trainieren, weil sie ihr Gewicht reduzieren wollen. Das bedeutet meistens Herz-Kreislauf-Training, um Kalorien zu »verbrennen«. Der Puls steigt, Herz und

Lunge arbeiten auf Hochtouren. Ein gezieltes Ausdauertraining tut darüber hinaus der allgemeinen Gesundheit gut. In Kapitel 4 erfahren Sie mehr über die Grundlagen einer guten Fitness und ihren gesundheitlichen Nutzen.

Sie können viele der beschriebenen Methoden zur Verbesserung der Ausdauer einsetzen und mit erhöhtem Sauerstoffverbrauch trainieren. Die Übungen werden allerdings in der Regel mit geringer bis mittlerer Intensität ausgeführt. Doch auch beim sanften Üben verbraucht man Kalorien und versorgt seinen Körper mit Sauerstoff. Sogar Tai Chi kann man fitnessbetonter üben, wenn man kräftig genug ist, die Bewegungen mit gebeugten Knien tiefer am Boden auszuüben, und genügend Erfahrung hat, um eine ganze Bewegungsreihen nahtlos aneinanderzufügen.

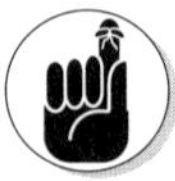

Ausdauer ist bei meditativer Fitness kein vorrangiges Ziel. Wenn Sie vor allem abnehmen und den Kreislauf trainieren wollen, können Sie dies mit den hier vorgestellten Übungsformen allein nicht erreichen. Dennoch kann die niedrige Intensität – als eine Aktivität unter anderem im Crosstraining – Ihnen ein Stück weit auf Ihrem Weg zur Gewichtsabnahme oder zu bestimmten Leistungszielen helfen.

Beweglicher werden

Die ganzheitlichen Methoden erfordern und entwickeln eine Beweglichkeit am ganzen Körper. Wenn Sie also zum Beispiel Yoga praktizieren, werden Sie an den Stellen, an denen Sie sich eher unbeweglich fühlen, beweglicher werden. (Die Feldenkrais- und die Alexander-Technik richten ihren Schwerpunkt allerdings eher auf die Körperwahrnehmung. Beweglichkeit ist also weniger das Ziel.)

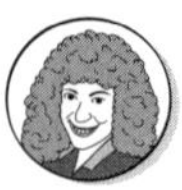

Yoga kann man auch als große Dehnungsübung betrachten, durch die man beweglicher wird. Es ist zwar tatsächlich eine tolle Methode, um beweglicher zu werden, doch wer Yoga nur als Stretching betrachtet, bringt sich um alle anderen wunderbaren Wirkungen wie geistige Klarheit und Konzentration. Fangen Sie also meinetwegen wegen der Stärkung und Dehnung der Muskulatur mit Yoga an und bleiben Sie wegen der meditativen Erfahrungen dabei. Und werfen Sie einen Blick auf Tabelle 2.1, um die verschiedenen Intensitätsstufen des Stretchings zu vergleichen.

Kraft trainieren

Möchtegern-Schwarzeneggers werden mit diesen Methoden wohl weniger glücklich werden. Erwarten Sie keine dicken Muskelpakete oder schwellende Brustmuskeln. Doch Sie können die straffesten und durchtrainiertesten Muskeln bekommen, die Sie je hatten – Muskeln, die zwar nicht dick, aber immer noch sehr kräftig sind. Sie würden vielleicht überrascht sein, wie viel Kraft man mit der einfachsten Pilates-Übung aufbauen kann. Auch eine ganz sanfte Feldenkrais-Bewegung kann den Übenden durch das häufige Wiederholen ganz schön fordern. Tabelle 2.1 zeigt Ihnen, welche Methoden wie viel Wert auf die Kräftigung der Muskulatur legen.

Die Kräftigung der Muskulatur ist ein gutes Ziel, besonders wenn Sie sie zur Bewältigung des Bewegungsalltags brauchen, zum Beispiel wenn Sie viel tragen müssen (seien es Kisten, Koffer oder kleine Kinder) oder ein chronisches Rückenleiden in Schach halten wollen. Andere Sportarten lassen sich mit einer starken Muskulatur ebenfalls besser ausüben. Eine nützliche Muskelkraft ist allemal besser als aufgeblasene Muskeln.

Stress abbauen und entspannter werden

Die ganze Welt scheint gestresst und überarbeitet zu sein. Wer braucht keine Insel der Ruhe, auf die er sich einmal pro Woche oder auch mal während des Tages zurückziehen kann? Einen Ort der Entspannung zu suchen ist ein vortrefflicher Grund, meditative Methoden wie Qigong oder Tai Chi auszuprobieren.

Die Entspannung, die aus diesen Übungen erwächst, ist allerdings etwas anderes, als wenn Sie sich kurz auf die Couch legen und ausruhen! Es ist eine Tiefenentspannung, die entsprechend länger anhält. Sie werden merken, dass die innere Ruhe und Friedlichkeit, die Sie erreichen, wenn Sie auch nur wenige Minuten praktizieren, mit etwas Erfahrung viele Stunden und gar Tage andauern kann. Sie werden sich nicht mehr über jede Kleinigkeit aufregen oder schnell ausgelaugt fühlen.

Achtsamkeit herbeiführen

Achtsamkeit ist das zentrale Anliegen vieler ganzheitlicher Methoden, besonders der chinesischen Bewegungslehren. Sie werden dazu angeregt, Ihren Körper während und nach den Übungen ganz genau wahrzunehmen. Die achtsam ausgeführte Bewegung, das genaue Spüren der Muskulatur und die Betonung des steten Atemflusses tragen gemeinsam dazu bei, einen Zustand zentrierter Ruhe herbeizuführen.

Das Schöne daran ist, dass dieses Gefühl zentrierter Ruhe noch lange nachwirkt, nachdem Sie die Übung beendet haben.

Körperbewusstsein entwickeln

Ein Gespür für den eigenen Körper und seine Bewegungsmuster zu entwickeln und dieses Bewusstsein tagaus, tagein umsetzen zu können, ist selbstverständlich das Ziel vieler ganzheitlicher Bewegungsmethoden. Für die Lehrer der Laban- und Alexander-Technik ist die Entwicklung des Körperbewusstseins das Wichtigste überhaupt.

Es gibt noch zwei weitere Argumente für eine verbesserte Körperwahrnehmung:

- ✔ **Sich im Alltag besser bewegen:** Es gibt viele Gründe, aus denen Ihre normale Beweglichkeit eingeschränkt sein mag. Vielleicht spüren Sie das Älterwerden, haben eine Krankheit oder chronische Schmerzen, erholen sich von einer Verletzung. Wer ein gutes Körperbewusstsein hat, kann Alltagsbewegungen funktionsgerechter ausführen. Jeder kann seinen Gleichgewichtssinn, den wir bei jedem Schritt brauchen, noch verbessern.

- **Sportliche Leistungen verbessern:** Vergessen Sie das übliche Gerede, dass Sie sich jeden Tag steigern können – Sie haben als Sportler Ihr eigenes Niveau, ob Sie nun Fitnessbegeisterter, Freizeitsportler oder Wettkampfathlet sind. Viele ganzheitliche Methoden können dazu beitragen, die Körperbeherrschung zu verbessern, und dies wiederum hilft dabei, die Technik und damit auch Leistung zu verbessern.

Spiritualität suchen

Vielleicht liegt der Grund für Ihr Interesse an meditativen Bewegungsformen darin, dass Sie sich auf den spirituellen Weg begeben wollen. Denn das Schöne an den Übungen ist die Offenheit für verschiedene Zielrichtungen. Sie können beim Üben eine höhere, spirituelle Erfahrungsebene anstreben, aber auch einfach die Entspannung und Konzentration genießen. Vielleicht werden Ihre Bedürfnisse sich mit der Zeit ändern und Sie in eine andere Richtung führen.

Die Vorteile der Methoden vergleichen

In diesem Abschnitt präsentiere ich Ihnen stolz Tabelle 2.1, mit der Sie die verschiedenen Ansatzpunkte und Vorteile der verschiedenen ganzheitlichen Methoden miteinander vergleichen können. Zur Einstufung habe ich die oben beschriebenen Ziele wie Ausdauer, Kräftigung und Beweglichkeit herangezogen. Die Tabelle enthält die Methoden, die im Buch ausführlich besprochen werden.

Die Einstufung in drei Kategorien ist keine Qualitätsaussage, sondern beschreibt nur, welche Ziele Sie mit der jeweiligen Methode erreichen können. Hier geht es also nicht um »Daumen runter« oder »Daumen hoch«. Sie sollen nur besser entscheiden können, welche Methode zu Ihren Wünschen passt.

Der folgende Abschnitt erläutert das Stufensystem. Die angegebene Stufenzahl zeigt jeweils die höchstmögliche Intensität der Übungen an. Es liegt immer an Ihnen, die Methode weniger intensiv zu praktizieren. Die Reihenfolge der Methoden in der Tabelle entspricht der Reihenfolge, in der ich sie im Buch vorstelle.

Anhänger der einen oder anderen Methode und manche anderen Fachleute werden mit meinen Einschätzungen vielleicht nicht einverstanden sein. In der Tat könnten wohl die meisten Methoden auch am anderen Ende der Skala eingeordnet werden, weil jede Methode eben von der Art und Weise des Übens, dem jeweiligen Lehrer und nicht zuletzt von dem Können des Übenden abhängt. Meine Einstufung spiegelt die für den durchschnittlichen Übenden in der Regel höchste erreichbare Intensitätsstufe wider.

Stufe	Ausdauer	Kräftigung	Beweglichkeit
3	ja	Gesamtmuskulatur	starke Dehnung
2	ja	bestimmte Muskelgruppen	sanfte Dehnung
1	nein	leichter bis kein Muskelaufbau	wenig oder keine Dehnung

Frühe Klassiker	Ausdauer	Kräftigung	Beweglichkeit	Weitere Informationen
Hatha Yoga	Ja	3	3	Kann mit verschiedenen Intensitäten für Körper und Geist praktiziert werden.
Pilates	Nein	2	3	Erfordert geistige Konzentration zur Körperwahrnehmung. Keine spirituellen Elemente.
Tai Chi Chuan	Ja	2	2	Meditative Entspannung ohne große Steigerung der Ausdauer möglich.
Qigong	Ja	2	2	Zur Steigerung der Ausdauer ist das Erlernen und Üben bestimmter Formen nötig. Schwerpunkt liegt auf spirituellen Aspekten.
Moderne Klassiker	**Ausdauer**	**Kräftigung**	**Beweglichkeit**	**Weitere Informationen**
Feldenkrais	Nein	2	2	Fragt wertfrei und unvoreingenommen nach dem eigenen Empfinden. Langsame Bewegungen. Gut für Rehabilitation.
Alexander	Nein	1	1	Sehr achtsame und kleine Übungen – manchmal nur anderes Bewusstsein bei normalen Aktivitäten. Erfordert Konzentration.
Laban	Nein	1	2	Achtsame Bewegungen für eine verbesserte Körperwahrnehmung in Alltag und Sport. Von Tänzern und Sportlern bevorzugt.

Tabelle 2.1: Vergleich der verschiedenen Methoden

Die eigenen Grenzen annehmen

Jeder muss im Leben mit Einschränkungen zurechtkommen. Das können so einfache Dinge sein wie, dass Sie eine kleine Wohnung haben, dass Sie abends oft lernen müssen oder dass Familie und Beruf Sie zeitlich stark beanspruchen. Vielleicht sind die Grenzen, die Ihnen gesetzt sind, aber auch körperlicher Natur und Sie haben beispielsweise chronische Schmerzen im Lendenwirbelbereich. Ich bitte Sie, diese Schwierigkeiten nicht zu ignorieren oder so zu tun, als existierten sie nicht. Nehmen Sie sie an und entscheiden Sie, wie Sie *mit* diesen Einschränkungen die am besten geeignete Methode für sich und Ihre Bedürfnisse finden.

Viele Menschen bürden sich ein Fitnessprogramm auf, ohne ihre Möglichkeiten vorher realistisch einzuschätzen. Stellen Sie sich vor, Sie wollten schon immer in ein Fitnessstudio gehen, finden eines, unterschreiben den Vertrag und freuen sich darauf, dreimal in der Woche zu trainieren. Doch was Sie nicht bedacht haben und wonach der Inhaber des Studios auch nicht gefragt hat: Sie haben nur in der Mittagspause Zeit und bis zum Studio ist es eine halbe Stunde Fahrt. Am Ende werden Sie dort nur unregelmäßig hingehen, sie hören bald wieder auf und fühlen sich als Versager.

Gute Planung – in diesem Fall ein Studio in der Nähe zu finden – ist der halbe Erfolg.

Mit den alltäglichen Widrigkeiten fertig werden

Die folgenden Hürden sind für viele Menschen am schwierigsten zu nehmen. Doch mit der richtigen Planung bekommen Sie alles in den Griff.

- ✔ **Einen geeigneten Raum finden:** Haben Sie genügend Platz zum Üben zu Hause? Wenn Sie nur ein kleines Schlafzimmer und sonst keinen geeigneten Raum haben, wäre es vielleicht keine gute Idee, sich eine Pilates-Maschine zuzulegen!
- ✔ **Rückzugsmöglichkeit:** Haben Sie die Möglichkeit, einfach mal die Tür hinter sich zu schließen und ohne Familie oder Kinder allein zu üben? Sind Sie sicher, dass niemand stört? Strahlen die Räume im Fitnessstudio genügend Privatheit und Sicherheit aus? Die Übungszeit ist Ihre ganz persönliche Verabredung mit sich selbst, und Sie sollten sich darauf einlassen können, um etwas davon zu haben.
- ✔ **Was ist mit den Kindern?** Dauernd rufen die lieben Kleinen nach Ihnen, fragen tausend Sachen, brauchen Ihre Hilfe oder können etwas nicht finden, was direkt vor ihrer Nase liegt. Vielleicht haben Sie noch ganz kleine Kinder oder ein Baby, das Sie ständig braucht. Da können Sie nicht mal zwischendrin für eine halbe Stunde »abtauchen«. Nehmen Sie sich deshalb ganz fest die Zeit zum Üben vor, in der die Kinder Mittagsschlaf halten oder in der Schule sind. Vielleicht gibt es ja auch Gelegenheiten, bei denen die Kinder mitmachen können! (»Schau, Mama macht den Brezelsitz!«)
- ✔ **Mit DVD oder Audio-CD üben:** Ich bin nicht so kühn zu glauben, dass Sie nicht einmal versuchen, mit einer Anleitung auf DVD zu üben (Ich wäre enttäuscht, wenn dem nicht so wäre!) oder Hintergrundmusik anmachen, auch wenn ich Stille vorschlage. Haben Sie in dem Raum, in dem Sie üben wollen, eine Fernbedienung? Hat das Studio oder der Verein die Atmosphäre, die Ihnen zusagt?

- ✔ **Wohin mit den Utensilien?** Die meisten Methoden erfordern nicht viel »Spielzeug«, doch sogar eine Matte braucht Platz. Und vielleicht wollen Sie für manche Übungen auch mal Polster oder Gurte ausprobieren. Überlegen Sie sich also, wohin Sie die Dinge räumen, bevor Sie Geld ausgeben.

- ✔ **Im Freien üben:** Kennen Sie einen schönen Platz im Freien? Einen eigenen Garten, Hof oder einen Park in der Nähe? An der frischen Luft zu üben, ist etwas ganz Besonderes. Die Pflanzen, Bäume und das Grün können wirklich dabei helfen, zur eigenen Kraft Zugang zu finden. Sie können wieder Energie aufladen. Doch natürlich ist das wetterabhängig!

Ach du liebe Zeit – Terminplanung ist alles

Der (angebliche) Mangel an Zeit wird immer wieder als Hauptgrund dafür angegeben, dass die Leute nicht zum Üben kommen. Unzählige Umfragen belegen dies. Doch Sie brauchen die Zeit nur fest einzuplanen. Jeder hat ein paarmal pro Woche etwa 10 bis 20 Minuten Zeit, um eine meditative Technik zu praktizieren. Sogar wenn Ihnen das als eine Menge Zeit auf einmal vorkommt, sollten Sie wissen, dass Sie fast denselben Nutzen haben, wenn Sie nur jeweils ein paar Minuten »Auszeit« nehmen, aber dies drei- bis fünfmal pro Tag. Schon diese wenigen Minuten können eine anhaltende meditative Erfahrung für Körper und Geist werden.

Wenn es Ihnen schwerfällt, sich die Zeit für sich zu nehmen, lesen Sie bitte die folgenden Tipps. Ich hoffe, das motiviert Sie.

- ✔ **Jeder hat 168 Stunden.** So viele Stunden hat die Woche. Nicht weniger und nicht mehr. Es geht nur darum, wie man diese Zeit nutzt. Nehmen Sie sich ein paar Minuten Zeit und machen Sie einen gedanklichen Spaziergang durch eine typische Arbeitswoche und das Wochenende – machen Sie sich vielleicht Notizen dazu. An welcher Stelle haben Sie noch Platz für Ihr Entspannungsprogramm?

- ✔ **Machen Sie einen Termin.** Ihre Arzttermine oder die Einladung zum Kaffee tragen Sie sich in Ihren Kalender ein. Dasselbe gilt für Ihre Übungszeit. Wenn jemand anruft oder was von Ihnen will, sagen Sie einfach: »Ich habe eine Verabredung.« Der Anrufer braucht nicht zu wissen, dass die Verabredung in einer Yoga-Stunde draußen im Garten besteht.

- ✔ **Finden Sie einen Übungspartner.** Klar, Sie üben anhand eines Buches, doch wer sagt, dass Sie das allein tun müssen? Fragen Sie doch die Nachbarin, ob sie nach der Arbeit zu Ihnen kommt, einen Kollegen, ob er in der Mittagspause mitmacht, oder Ihre Familie, ob sie am Sonntagmorgen die Übungen mit Ihnen ausprobieren möchte. Wer sich mit anderen verabredet, bleibt eher bei der Stange.

- ✔ **Besuchen Sie einen Kurs.** Ein gut geleiteter Kurs kann sehr motivieren und herausfordern. Sie lernen neue Dinge kennen, erfahren Neues über Dinge, die Sie bereits zu kennen glaubten, und werden durch die Energie der anderen um Sie herum immer wieder neu angeregt. Und vor allem werden Sie persönlich angeleitet und können Ihre Technik verbessern.

- ✔ **Kaufen Sie passende Kleidung oder Ausrüstung.** Es klingt vielleicht trivial, doch es geht nichts darüber, etwas Neues anzufangen und sich in dem neuen Outfit oder auf der unbenutzten Yoga-Matte wirklich zu *fühlen*. Das sind vergleichsweise harmlose Investitionen, die Sie aber in die richtige Stimmung zum Üben versetzen.
- ✔ **Nehmen Sie sich einfach fünf Minuten.** Und wenn es nur ein paar Minuten sind – Sie werden merken, wie gut es Ihnen tun wird. Sagen Sie nicht: »Das lohnt jetzt nicht«, auch wenn Sie nur wenig Zeit haben. Das Hier und Jetzt zählt.

Körperliche Einschränkungen gelten nicht als Ausrede

Sie können viele Bewegungen üben, auch wenn Sie eine Verletzung erlitten haben oder eine Behinderung oder chronische Krankheit haben!

Vorsichtshalber sollten Sie zuerst mit Ihrem Arzt sprechen, um sicherzugehen, dass Sie sich ein Übungsprogramm ausgesucht haben, das Ihren Zustand nicht verschlechtert oder die Heilung einer Verletzung beeinträchtigt.

Falls Sie im Rollstuhl sitzen, können Sie viele Formen des Tai Chi und Qigong trotzdem machen. Konzentrieren Sie sich einfach auf die Bewegungen des Oberkörpers.

Falls Sie ein chronisches Leiden wie Bluthochdruck, Diabetes, Multiple Sklerose, einen Herzfehler oder Aids haben, sollten Sie besonders auf Ihren Körper hören und es ruhig angehen lassen. Machen Sie langsam und pausieren Sie, wenn Sie müde werden. Holen Sie vorher den Rat eines Arztes ein.

Dasselbe gilt, wenn Sie lange nichts für Ihren Körper getan haben oder stark übergewichtig sind. Die meditativen Methoden können der ideale Einstieg zu mehr Bewegung sein.

Falls Sie Rückenschmerzen haben oder verletzt sind – ein verstauchter Knöchel zum Beispiel –, sollten Sie die Bewegungen modifizieren. Machen Sie nur, was sich für Ihren Körper gut anfühlt. Und tun Sie das, was Ihr Arzt Ihnen empfiehlt.

Grundlagen meditativer Bewegung

3

In diesem Kapitel

- Mit der Selbstbewertung aufhören
- Richtig atmen
- Muskeln gezielt einsetzen
- Sich aufwärmen und am Ende abkühlen
- Aufrecht stehen
- Die Wirbelsäule aufrichten
- Die eigenen Kraftzentren aufspüren

Sie werden, wenn Sie sich mit meditativer Bewegung befassen, eine Menge Verhaltensregeln hören, was man tun und nicht tun sollte, das heißt, wie Sie Körper und Gehirn richtig einsetzen. Auch wenn jede Methode – sei sie östlich oder westlich – ihre Eigenheiten hat, verbindet sie doch einiges miteinander; es gibt viele Gemeinsamkeiten.

Damit ich Ihnen also nicht auf jeder dritten Seite mit dem Spruch »Stell dich gerade hin!« komme, erfahren Sie in diesem Kapitel alles über die grundlegenden Bewegungsprinzipien, sodass Sie je nach Bedarf vor- und zurückblättern können.

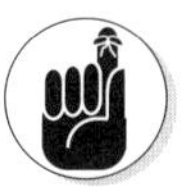

Ich spreche ohnehin noch oft genug über die Grundlagen, doch in diesem Kapitel finden Sie praktischerweise alles zusammengefasst und können jederzeit nachlesen, ob Sie die Bewegungen (Dehnungen, Beugungen, Verdrehungen und so weiter) und die Atmung auf achtsame Weise ausführen.

Sie erfahren in diesem Kapitel auch, an welcher Stelle die Methoden von den üblichen Grundlagen abweichen. Leider erscheint achtsame Körperarbeit manchmal in sich widersprüchlich: In einem Kapitel sage ich »Bauchmuskeln anspannen« und im anderen »Bauchmuskeln entspannen«. Bei einer Methode sollen Sie sich auf eine bestimmte Bewegung konzentrieren und bei einer anderen sollen Sie überhaupt nicht denken! Doch beim achtsamen Üben geht es nicht um Ergebnisse, sondern um das Tun selbst. Jede Methode hilft dabei, dem Wunsch nach geistiger und körperlicher Klarheit nahezukommen.

Das Gehirn abschalten

Loslassen, das Gehirn abschalten – das ist leichter gesagt als getan, besonders für uns in der westlichen, hoch technisierten Wettbewerbsgesellschaft lebende Menschen.

Bei meditativen Bewegungsformen geht es nicht darum, jede einzelne Muskelzuckung zu analysieren, sich im Spiegel kritisch zu betrachten und mit dem Nachbarn zu vergleichen. Sie brauchen sich auch nicht zu sorgen, ob Sie alles »richtig« machen. Es geht einfach um das Fühlen des eigenen Tuns im Moment der Bewegung. Der Unterschied zwischen einer guten und einer weniger guten meditativen Bewegung besteht darin, ob Sie die Gliedmaßen und Muskeln so bewegen, dass sie sich gut anfühlen.

Bei anderen Gruppenkursen oder auch im Individualsport gerät man schnell in die Falle der strengen Selbstbewertung und des wettbewerbsmäßigen Vergleichs. Denken Sie nur an die Step-Aerobic-Kurse, bei denen alle nach vorn zum Spiegel ausgerichtet üben. Ohne es eigentlich zu wollen, schaut man doch aus den Augenwinkeln nach links oder rechts, wie man im Vergleich zu den anderen abschneidet. Und wenn Sie allein joggen oder Rad fahren, haben Sie Ihre eigenen Bestzeiten oder die der anderen im Kopf, die Sie dringend unterbieten wollen.

Wenn Sie sich für meditative Bewegung entscheiden, ist das Produktivste, was Sie tun können: das Gehirn abschalten und die Übungen einfach fühlen. Geben Sie sich dem Fluss der Bewegungen hin. Sie brauchen sich nicht zu beurteilen und zu bewerten (das tun die Lehrer an Schule und Uni oder der Chef schon genug). Wenn Sie die Aufmerksamkeit nach innen richten, sagt Ihnen Ihr Körper, wie weit, wie schnell oder wie langsam Sie üben sollen. Lassen Sie Ihren Körper sprechen – Sie brauchen nur zuzuhören.

Bei meditativer Bewegung steht die Bewegung als solche im Zentrum, nicht ein Ziel, das mit der Bewegung zu erreichen ist. Sie ist kein Mittel zum Zweck, sondern ist in sich wertvoll. Es gibt kein *Dort*, nur ein *Hier*. Mit einer achtsamen Übungsweise gelangt man zum Hier und Jetzt, dem gelebten Augenblick.

Eine Ausnahme ist Pilates, weil es dort sehr auf die Exaktheit der Bewegung ankommt. Pilates-Trainer korrigieren deshalb zum Beispiel ungünstige Haltungen der Wirbelsäule oder der Beine. Wer für eine Bewegung (noch) nicht kräftig oder beweglich genug ist, bekommt Varianten oder Alternativen aufgezeigt. Auch das hat nichts mit »richtig« und »falsch« zu tun, sondern ist nur eine Hilfestellung, damit in Ruhe weiter geübt werden kann.

Tief und leicht atmen

Atmen? Als ob nicht jeder atmen könnte! Soll das ein Scherz sein?

Doch, ich meine es ernst. Wenn Sie einmal bei einem Fitnesskurs oder im Geräteraum eines Fitnessstudios die Übenden beobachteten, wären Sie überrascht, wie viele vor Anstrengung unwillkürlich den Atem anhalten. Wenn Sie selbst bereits an einem Kurs teilgenommen haben, werden Sie wahrscheinlich den ständigen Spruch des Trainers: »Atmen nicht vergessen!« noch im Ohr haben. Vielleicht haben Sie den Satz auch schon so oft gehört, dass Sie gar nicht mehr zuhören.

Jetzt ist der Zeitpunkt gekommen, die Stimme des Trainers zu verinnerlichen und nicht mehr auf äußere Kommandos zu warten.

Durch einen konzentrierten Atemfluss können Sie manche individuell schwierige Bewegung besser meistern. Der Atem hilft Ihnen dabei gewissermaßen über die Schwelle zu Ihrem persönlichen Erfolg.

Das bewusste Ein- und Ausatmen führt zu mehr Zufriedenheit, Sicherheit und Komfort beim Üben. Die Sauerstoffzufuhr sorgt für mehr Zentrierung und Konzentration auf den Augenblick. Beim Yoga und Qigong gibt es Atemübungen, bei denen man mit bestimmten Tönen bewusst ausatmet, um sich innerlich zu reinigen oder zu meditieren. Doch dies ist zumeist den Fortgeschrittenen vorbehalten.

Bei manchen Methoden, so beim Qigong, ist die Atembewegung mehr als die Begleitung zur muskulären Bewegung. Das bewusste Atmen ermöglicht den freien Fluss der Energie im Körper. In vielen Kursen geht es tatsächlich um die Befreiung und Stabilisierung der Energiebahnen durch Atemübungen, auch wenn das zunächst einmal seltsam klingt. Doch viele Menschen atmen so flach und füllen die Lungen nicht einmal vollständig, dass Energie oder Wohlgefühl beim Üben ein Fremdwort bleiben. Deshalb ist es so wichtig, die Aufmerksamkeit auf das Atmen zu lenken.

Beim vollständigen Einatmen hebt sich vor allem die Bauchdecke, der Brustkorb aber nur ein wenig. Viele atmen nur oberflächlich ein und lassen den Atem nicht bis in den Bauchraum fließen. Überprüfen Sie sich einmal und atmen Sie tief in den Bauch.

Ein tiefer Atemzug ist wie eine Verjüngungskur. Wenn Sie sich mal gestresst fühlen, horchen Sie einen Moment in sich hinein. Wollen wir wetten, dass Ihr Atem verkrampft ist? (Kleines Geständnis: Mir geht es nicht anders, nur erinnere ich mich mittlerweile automatisch daran, tiefer zu atmen.) Versuchen Sie einmal, sobald Stress aufkommt, den Atem bewusst fließen zu lassen, damit sich die Gewohnheit des Atemanhaltens gar nicht erst verfestigt.

Es gibt verschiedene Arten des Atmens. Zunächst einmal ist es ein Unterschied, ob man durch die Nase oder den Mund ein- und ausatmet. Je nach Übung kann das eine oder andere gefordert sein. Eine Besonderheit ist auch die Koordination von Atemrhythmus und Bewegung. Während bestimmter Bewegungsabläufe ist je nach Schule und Methode eine gewisse Anzahl von Atemzügen vorgesehen. Im Allgemeinen wird bei Vor- und Seitbeugen ausgeatmet, ebenso im Moment der Anspannung. Bei Rückbeugen, Dehnungen und im Moment der Entspannung wird eingeatmet. Aber das gilt nicht immer! Deshalb will ich auf die feinen Unterschiede in diesem Buch nicht genauer eingehen. Atmen Sie in Ihrem Rhythmus, damit Sie sich wohlfühlen. Das ist zunächst das Wichtigste.

Wenn Sie nach Pilates trainieren und zwar nach der authentischen Tradition des Begründers der Methode, Joseph Pilates, ist die Atemkoordination oft gerade umgekehrt (mehr dazu in Teil IV). Bei Pilates ist außerdem weniger die Bauchatmung gefragt, sondern eher die Atembewegung an den seitlichen Rippenbögen und am Rücken.

In der Summe kann man also drei eigentlich ganz einfache, aber wesentliche Aspekte beim Atmen festhalten:

- Bewusst atmen
- Tief atmen
- Mit der Bewegung atmen

Das ist wirklich alles. Warum habe ich dann so viel geschrieben? Weil die meisten nicht auf ihr Atmen achten.

Die Muskeln entspannen

Mit den Muskeln ist es wie mit dem Gehirn. »Entspannen!« – das klingt erst mal so leicht und kann doch ganz schön schwer sein. Zum Teil liegt das auch an der Widersprüchlichkeit der Aufforderung, denn Muskeln sind nun einmal dazu da, angespannt zu werden. In eine Gleichgewichtshaltung beim Yoga oder den Bogenschritt im Tai Chi kommt man eben nur, wenn das Standbein fest ist.

Sie wollen nicht herumhängen wie ein schlaffer Sack. Doch Muskeln kann man so oder so anspannen:

- **Verkrampfen:** Die Zähne zusammengebissen, der Kiefer fest wie ein Schraubstock, die Fäuste verkrampft, bis die Knöchel weiß hervortreten, das sind die häufigen Begleiterscheinungen einer zu starken Muskelspannung und Verkrampfung. Man kann dann meist nicht mehr frei atmen, von der Anspannung in den umgebenden Muskeln, die eigentlich ganz entspannt sein können, ganz zu schweigen.
- **Kontrahieren:** Sie setzen die Muskulatur ein, die Sie für die Bewegung brauchen, ohne den ganzen Körper in Spannung zu versetzen. Vor allem der Kiefer bleibt locker. Dies zeigt normalerweise, dass Sie insgesamt entspannt sind und den Atem frei fließen lassen können.

Haben Sie sich schon einmal auf dem Rücken im Wasser treiben lassen? Wenn Sie mit dem Wasser kämpfen und strampeln, wird es nichts mit dem sanften Gleiten. Doch wenn Sie entspannt sind und ruhig atmen, gleiten Sie ohne Anstrengung durchs Wasser – obwohl Sie selbstverständlich eine gewisse Muskelspannung brauchen.

Das brauchen Sie also bei den meisten meditativen Bewegungen: eine gewisse Grundspannung in den geforderten Muskeln. Sie spannen nur die Muskeln behutsam an, die Sie im Moment brauchen, und lassen die anderen locker, bis diese an der Reihe sind.

Aufwärmen und Abkühlen

Wahrscheinlich wissen Sie bereits, dass man sich vor einer sportlichen Aktivität durch leichte Bewegungsübungen aufwärmen sollte, damit die Muskeln dehnbar werden und der Kreislauf in Schwung kommt. Nach der Aktivität geht es dann umgekehrt darum, den Körper wieder langsam zur Ruhe kommen zu lassen.

Beim traditionellen Training bedeutet dies beispielsweise vor dem Laufen einige Minuten zügig zu gehen oder vor dem Gewichtheben aufs Rad zu steigen.

Meditative Bewegungen erfordern eine etwas andere Art des Aufwärmens. Meistens braucht man keine großen, intensiven Aktivitäten vorab, weil eine Yoga-Sitzung beispielsweise ohnehin eher sanft abläuft.

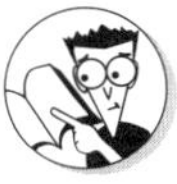

Das Aufwärmen beginnt in der Regel mit leichten Bewegungen – oft sind es vereinfachte Versionen der Bewegungsformen, die ich in den Teilen II bis VI erläutere. Es macht den Körper weich und bringt Sauerstoff an die Muskeln, damit der Körper auf die Hauptübungen vorbereitet wird. Die *Gelenkflüssigkeit (Synovia)* wird durch Bewegung geschmeidig und versorgt die Gelenkknorpel, sodass das Risiko von Verletzungen und Zerrungen sinkt.

Vergessen Sie die Aufwärmübungen also nicht! Und wenn eine Bewegung, zum Beispiel eine besonders dehnende Stellung im Yoga, einen Kaltstart erfordert, gehen Sie bitte nicht bis an Ihr Limit. Gehen Sie sanft mit sich um, bis Sie etwas wärmer geworden sind.

Nicht nur der Körper, auch der Geist braucht etwas Zeit, um richtig anzukommen. Sie sollten genügend Zeit haben, um den Alltag hinter sich zu lassen und sich innerlich auf die meditativen Bewegungen einzustellen. Nur dann können Sie genießen, was Sie tun. Ich bin auch schon hektisch und den Kopf voller Gedanken in Kurse hineingegangen, dass ich die halbe Übungszeit gebraucht habe, bis ich mich auf die Bewegungen konzentrieren konnte und nicht mehr an meine Liste mit den noch zu erledigenden Dingen gedacht habe.

Dasselbe gilt auch für das Abkühlen am Ende einer Übungseinheit. In Wirklichkeit werden Sie nicht »kühler«, sondern üben allmählich langsamer und sanfter, Ihr Geist ist ruhig. Eine Yoga-Sitzung beispielsweise soll entspannt und mit einem friedlichen Gefühl beendet werden.

Die aufrechte Haltung

Die Wirbelsäule aufzurichten und in gerader Haltung zu stehen ist das Erste, was man bei vielen meditativen Methoden lernt. Eine aufrechte und dennoch lockere Haltung ist das Fundament für das Gelingen vieler Übungen.

Dass man gerade stehen soll, haben Sie vermutlich schon seit Ihrer Kindheit zu hören bekommen! Dennoch sage ich hier noch einmal, was damit genau gemeint ist.

Stehen Sie doch bitte mal auf und überprüfen Sie seitlich vor einem Spiegel stehend Ihre normale Haltung. Die Füße hüftbreit auseinander, sodass Sie sich ganz betrachten können. In gemütlichen Klamotten oder kurzen Hosen können Sie Ihre Körperausrichtung gut erkennen.

1. **Stehen Sie wie immer. Betrachten Sie den Kurvenverlauf Ihrer Wirbelsäule.**

   Die natürliche Krümmung der Wirbelsäule sollte sichtbar sein – dadurch ist der Rücken überhaupt belastbar. Doch ist die Krümmung an einer Stelle zu stark? Betrachten Sie sich genau:

   - Ist die Lendenwirbelsäule zu stark gekrümmt, sodass der Bauch etwas vorsteht?
   - Fallen die Schultern nach vorn, sodass die Brust nach innen einsinkt?
   - Sind der Kopf und das Kinn nach vorn geschoben, sodass eine von den Ohrläppchen ausgehende imaginäre senkrechte Linie nach unten vor der Brust liegt?

2. **Richten Sie sich jetzt so gut wie möglich auf und beachten Sie dabei folgende Punkte:**

   - Kinn und Nacken sollten Sie so zurücknehmen, dass die Ohren über den Schultern liegen.
   - Die Schultern sollten nach hinten und außen geöffnet werden, aber unten flach am Rücken bleiben. Durch die Schulterbewegung hebt und weitet sich die Brust. Das bedeutet aber nicht, dass Sie den Brustkorb aufblasen. Das Brustbein ist nur leicht gehoben, dass Sie besser atmen können. Und jetzt atmen Sie einmal in dieser Haltung!
   - Die Bauchdecke ziehen Sie etwas nach innen und richten das Becken auf, das Rückgrat ist neutral. Hmm, was soll das jetzt wieder heißen? Neutral? Lesen Sie weiter ...

Das neutrale Rückgrat

Wie bringt man sein Rückgrat in eine neutrale Stellung? Dazu muss man wissen, dass die Haltung der Wirbelsäule wesentlich von der Stellung des Beckens abhängt. Ansonsten sind langfristig Rückenschmerzen programmiert. Ja, Schmerzen. Die Wirbelsäule hat eine natürliche Krümmung, die wie eine Art Federung wirkt. Ist durch eine Fehlhaltung die Krümmung zu stark oder zu schwach, wirkt auf die einzelnen Wirbel ein zu starker Druck, die mit den Wirbeln verbundene Muskeln, Sehnen und Bänder werden zu stark oder zu wenig gedehnt und können ihre Haltearbeit nicht mehr gut ausführen.

Sie sehen, beim neutralen Rückgrat geht es um mehr. Die meisten Leute spannen entweder ihre Gesäßmuskeln zu stark an und eliminieren die natürliche Krümmung im unteren Rücken oder sie lassen den Bauch durchhängen und fallen dadurch ins Hohlkreuz. Beide Fehlhaltungen werden sich auf Dauer schmerzhaft im unteren Rücken bemerkbar machen. Da sich die Muskeln an die falsche Haltung gewöhnt haben, müssen Sie zuerst die Muskeln stärken und dehnen, bevor Sie sich wieder korrekt aufrichten können. Haben Sie also Geduld mit sich. Auch hier geht es, wie immer, um den Weg.

Barbiepuppe und Neandertaler

Zwei typische Fehlhaltungen kann man sich am besten bildlich vorstellen, wenn man an eine Barbiepuppe und einen Neandertaler denkt. Ich wette, Sie sehen das ungleiche Paar bereits vor sich!

Sie dürfen sich Barbie nennen, wenn Sie die Brust herausstrecken, den Rücken aus der Hüfte hin und her schwenken und den Po nach hinten recken. Das geht normalerweise mit zu weit nach hinten gezogenen Schulterblättern einher. Hohe Absätze begünstigen diese Haltung. Wer auf diese Weise steht und geht, übt Druck auf den unteren Rücken aus und zieht die Hüften vorn fest zusammen.

Als Neandertaler sind Sie am überzeugendsten, wenn Sie mit eingesunkener Brust und Rundrücken dastehen. Das Gesäß ist eingezogen. Diese Haltung geht üblicherweise mit nach vorn ragendem Kopf einher. Die natürliche Krümmung im unteren Rücken ist abgeflacht, der Rücken wird anfällig für Verletzungen.

Machen Sie die folgenden Schritte mit, um Ihre Wirbelsäule schließlich in die neutrale Aufrichtung zu bringen.

1. **Schieben Sie das Gesäß nach hinten, um die untere Rückenkrümmung zu verstärken.**

   Schieben Sie das Brustbein eventuell etwas nach vorn, um die Gewichtsverlagerung auszugleichen (wie Barbie, siehe Kasten).

2. **Ziehen Sie den Unterleib zusammen und bringen Sie das Gesäß nach unten.**

   Um diese Bewegung zu kompensieren, können Sie das Brustbein einsinken lassen (wie ein Neandertaler).

3. **Schaukeln Sie das Becken zwischen diesen zwei übertriebenen Haltungen vor und zurück. Lassen Sie die Schultern auf diese Bewegung antworten, doch ohne die Schulterbewegung größer werden zu lassen, als durch die Beckenverschiebung erforderlich**

ist. Lassen Sie die Schaukelbewegung langsam kleiner werden, bis Sie das Gefühl haben, nun in der mittleren oder neutralen Haltung angekommen zu sein.

4. **Kontrollieren Sie Ihre Haltung.**

   Legen Sie Ihre Hände auf die Bauchdecke, die Handwurzel auf den Hüftknochen, die Daumen zeigen nach innen, die Finger zeigen in Richtung Schambein.

   Die Hände sollten nun senkrecht nach unten zeigen, dann ist das Becken korrekt aufgerichtet. Sind die Finger vor dem Daumen, müssen Sie das Becken noch etwas zurückschieben. Sind die Finger hinter dem Daumen, spannen Sie die Bauchmuskeln bitte noch etwas an und schieben das Kreuzbein nach unten.

5. **Wenn Sie glauben, mit neutralem Rückgrat zu stehen, nehmen Sie die Hände zur Seite und spüren, wie sich die Haltung anfühlt.**

   Finden Sie die Haltung anstrengend oder verspüren Sie das Bedürfnis, die Knie zu beugen? Wenn ja, dann müssen Sie noch an der Beweglichkeit in den Hüften und Beinen arbeiten. Die Beweglichkeit und Dehnbarkeit in den Leisten und im unteren Rücken ist ebenfalls oft eingeschränkt.

Die aufrechte Haltung können Sie überall und jederzeit üben: im Auto sitzend, durch den Supermarkt laufend oder beim Schlangestehen am Schalter. Auch durch minimale Korrekturen dehnen und kräftigen Sie die entscheidenden Muskeln. Sie werden sich größer und obendrein würdevoller fühlen!

Im Yoga und bei den chinesischen Bewegungskünsten Tai Chi Chuan und Qigong geht es weniger technisch um das neutrale Rückgrat als darum, die Aufrichtung als »Da-Sein« zu erfahren. Doch wenn Sie diese Methoden praktizieren, werden Sie erfahren, wie Ihre Körperhaltung insgesamt besser und die Bauchmuskeln straffer werden.

Eine starke Körpermitte

Im Gegensatz zu dem, was die meisten Menschen glauben, kommt die Energie zu einer Bewegung weder aus den Beinen noch aus den Armen. Auch das Gehirn ist nicht die treibende Kraft. Ihr physisches und mentales Kraftzentrum liegt in Ihrem Körperkern *(Core)*. Genau in der Mitte des Körpers, etwa um den Bauchnabel herum. Im Pilates wird dieses Kraftzentrum auch *Powerhouse* genannt.

Ohne dass die Muskulatur der Körpermitte aktiviert wird, können Sie weder richtig aufstehen noch laufen oder Balance halten. Jede Bewegung, ob im Alltag oder Sport, ist auf die Körpermitte zurückzuführen und nicht auf die Gliedmaßen, die die Bewegung ausführen.

Machen Sie dieses kleine Spiel mit:

1. **Stellen Sie sich wie ein Storch auf ein Bein.**

   Lassen Sie, entgegen den Anweisungen für ein neutrales Rückgrat und eine aufrechte Haltung, die Bauchmuskeln und den ganzen Körper schlaff. Sie kippen um, oder?

2. **Ziehen Sie die Bauchmuskeln nach innen und spannen Sie die Beckenbodenmuskulatur an, sodass Sie alle Ihre Energie in der Körpermitte konzentrieren. Im Gleichgewicht zu bleiben fällt leichter, nicht wahr?**

   Deshalb ist es so wichtig, die tief liegenden Muskeln des Körperkerns zu aktivieren.

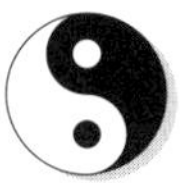

Tänzer und andere Bewegungskünstler nutzen die Kraft der Körpermitte, um Meisterleistungen auf die Bühne zu bringen. Dies ist der rein körperliche Aspekt. Doch auch im geistigen Sinne gilt die Körpermitte als die Quelle der gesamten Energie. Nach einigen meditativen Bewegungslehren muss die tiefe Körpermuskulatur bearbeitet und massiert werden, wenn man von Schmerz befreit und mit positiver Energie erfüllt sein möchte. Die Körpermitte ist also nicht nur das Kraftzentrum, sondern auch der Ort, an dem Heilung beginnt. (Mehr dazu in Teil III über die chinesischen Kampfkünste Tai Chi und Qigong).

Die Lebensenergie

Ganz gleich, nach welcher Methode Sie Ihren Körper und Geist trainieren, immer geht es um den konzentrierten Fluss der Lebensenergie. Anstatt starr zu werden oder zu verkrampfen, sind Sie aufgefordert, loszulassen, frei zu atmen und die Bewegung geschehen zu lassen. Sie können vorhandene Energieblockaden auflösen und heilende Kraft durch den Körper fließen lassen.

Ziemlich esoterisches Zeug! Doch bleiben Sie mit mir dran. Besonders in Teil III erfahren Sie mehr zum Thema.

Sie werden dazu noch alle möglichen Begriffe hören: von *Chi* oder *Qi* (was sich ungefähr mit »Lebensenergie« übersetzen lässt) bis zu Kraft, innerer Energie, vitaler Lebenskraft, Atem des Lebens, Prana ... die Liste lässt sich fortsetzen.

All diese Begriffe beschreiben ein Phänomen, egal wie seltsam oder konkret die Bezeichnungen Ihnen jeweils vorkommen: Jeder Mensch kommt mit einer elementaren Lebenskraft oder Energie auf diese Welt, die er in seinem Körper und seinem Herzen trägt. Im Laufe des Lebens wird diese Energie oft aus physischen und kulturellen Gründen blockiert. In einer Kultur, in der wissenschaftliche Beweise mehr als Gefühle zählen, wo etwas, was so flüchtig und kaum fassbar ist wie die fließende Lebensenergie, nur schwer anerkannt wird, ist es vielleicht nicht einfach, seinen Gefühlen zu vertrauen. Doch die eigenen Empfindungen zu missachten oder zu leugnen, kann – obwohl dies wiederum nicht streng wissenschaftlich bewiesen ist – tatsächlich krank machen. Dies ist nur ein Gedanke, ich überlasse es Ihnen, was Sie glauben oder nicht.

Den Energiefluss in sich wahrzunehmen kann eine sehr emotionale und auch heilende Erfahrung sein – und eine sehr seltene Erfahrung. Allerdings wird es wohl nicht das Erste sein, was Sie suchen, wenn Sie als Neuling vielleicht mit Tai Chi oder Yoga beginnen. Das ist in Ordnung. Bewegen Sie einfach Ihren Körper nach den hier vorgestellten Übungen. Wenn Sie die Bewegungen zu fühlen beginnen, werden Sie mit dem Kraftzentrum Ihres Körpers allmählich vertraut werden. Und dann werden Sie wahrscheinlich immer neugieriger auf Ihr mentales Kraftzentrum und fühlen sich wohl, wenn Sie die Energie bewusst frei fließen lassen.

Jetzt wissen Sie über die Grundlagen Bescheid ... Schalten Sie nun das Gehirn ab, atmen Sie ruhig, entspannen Sie sich. Stehen Sie aufrecht mit neutralem Rückgrat, aktivieren Sie Ihre Körpermitte und beleben Sie Ihre Energiezentrale. Und sanftes Aufwärmen und Abkühlen nicht vergessen!

Wie ich meine Festplatte geheilt habe

Ich hatte noch zwölf Tage Zeit bis zur Abgabe des Manuskripts für dieses Buch. Ich war geschäftlich ein paar Tage unterwegs und musste vor meiner Heimkehr noch ein paar Abschnitte fertig schreiben. Mein Computer war da anderer Ansicht. Als ich am ersten Abend im Hotel den Computer hochfahren wollte – nachdem ich nachmittags ganz produktiv gewesen war –, erschien die verheerende Nachricht auf dem Bildschirm: »Operating System Not Found«. Wer sich ein bisschen mit Computern auskennt, weiß, dass das nichts Gutes verheißt. Um genau zu sein: Das ist eine Katastrophe und hat schon gute Männer und Frauen in den Alkohol getrieben! Vier Stunden lang habe ich alles Mögliche und Unmögliche ausprobiert – ich habe am Setup herumgemacht, habe die Kiste mehrmals an- und ausgeschaltet, habe sie geschüttelt und sogar ein paar Mal draufgehauen (okay, ich war verzweifelt). Das war nicht besonders technisch gedacht. Doch der Computer rührte sich nicht. Als letzten Ausweg habe ich Zuflucht zu meinem Chi genommen, meiner Energiezentrale. Das kann nicht schaden, dachte ich.

Also habe ich mich mit den Füßen fest auf den Boden gestellt, damit ich die Energie von der Erde aufnehmen konnte. Habe mich aufrecht hingesetzt und meine Handinnenflächen (wo starke Energiepunkte liegen) seitlich an meinen guten alten Laptop gehalten, damit die Energie zwischen ihnen durch den Computer fließen kann. Der Computer war ausgeschaltet. Lachen Sie nicht! Ich habe das wirklich gemacht. Dann habe ich etwa eine Minute meditiert, um alles in Fluss zu bringen.

Schließlich habe ich meine Augen geöffnet und in aller Ruhe den Anschaltknopf gedrückt. Und – Sie können erraten, was passiert ist. Das Ding ist hochgefahren, als wäre nie etwas gewesen. Ich mache keinen Witz. Das ist echt so passiert. Wirklich.

Wie Körper und Geist fit und gesund bleiben

4

In diesem Kapitel

- Sicherheit geht vor
- Die eigenen gesundheitlichen Voraussetzungen einschätzen
- Kräftigende und Ausdauerübungen unter einen Hut bringen

Wahrscheinlich suchen Sie Tipps, wie Sie körperlich fit und seelisch ausgeglichener werden können. Genau diese möchte ich Ihnen geben. Doch bevor wir tiefer einsteigen, sollten Sie sicher sein, dass Sie für das Fitnessprogramm vorbereitet sind – und dazu gehört mehr, als dieses Buch aufzuschlagen. Deshalb kommen Sie nicht darum herum, sich mit Ihrem momentanen Gesundheitszustand zu beschäftigen. Außerdem sollten Sie darüber nachdenken, ob Sie für neue Erfahrungen offen sind und auf Ihr Inneres hören wollen.

Gute Vorbereitung ist alles

Der Schlüssel für einen guten Übungsweg liegt darin, eine solide Grundlage zu schaffen, das heißt einen insgesamt guten körperlichen und geistig-seelischen Gesundheitszustand. In diesem Abschnitt geht es deshalb darum, Ihren persönlichen Weganfang zu finden, damit die Reise ein glückliches und lang währendes Unternehmen voll ertragreicher Entdeckungen wird.

Die körperliche Fitness einschätzen

Viele ganzheitliche Bewegungslehren sind so sanft, dass niemand gesundheitliche Beeinträchtigungen befürchten muss. Doch um auf der sicheren Seite zu sein (wenn es um den eigenen Körper geht, ist das immer das Schlaueste), sollten Sie sich etwas Zeit nehmen, um die Fragen im nächsten Abschnitt zu beantworten.

Ihr allgemeiner Fitnesszustand

Beantworten Sie eine der folgenden Fragen mit Ja, sollten Sie einen Arzt aufsuchen, bevor Sie mit dem Üben beginnen, besonders wenn das Bewegungsprogramm das Herz-Kreislauf-System beansprucht. Doch auch sanfte Methoden, bei denen Kondition und Ausdauer nicht trainiert werden, können den Blutdruck beeinflussen. Sicherheit geht also vor.

Wer auf die folgenden Fragen durchgehend mit Nein antwortet, aber bereits länger nicht mehr sportlich aktiv war und über 40 Jahre alt ist, sollte sich ebenfalls zunächst beim Arzt durchchecken lassen. Vielleicht bestehen familiär bedingte Risikofaktoren, die Sie berücksichtigen sollten. Wenn Probleme auftauchen, nachdem Sie mit einem Fitnesskurs begonnen haben, ist das selbstverständlich auch ein Grund, zum Arzt zu gehen.

Lassen Sie sich von diesen Warnungen bitte nicht abschrecken! Bewegung tut gut – und der jährliche Besuch beim Hausarzt ist ohnehin empfehlenswert.

- Bewegen Sie sich zurzeit nur unregelmäßig?
- Gibt es in Ihrer Familie eine Häufung von Herzerkrankungen, vor allem im Alter unter 50? Haben Sie selbst Herzbeschwerden?
- Rauchen Sie oder haben Sie in den vergangenen zwei Jahren geraucht?
- Verursachen Ihnen bestimmte Bewegungen Schmerzen oder Steifigkeitsgefühle in den Gelenken?
- Haben Sie hohen Blutdruck, Diabetes, einen überhöhten Cholesterin- oder Blutzuckerwert?
- Nehmen Sie Medikamente ein, die Ihre Körperreaktionen bei den Übungen beeinträchtigen könnten?
- Sind Sie stark übergewichtig oder fettleibig? (Ich spreche nicht von den paar lästigen Pfunden zu viel.)
- Kennen Sie einen anderen Grund, weshalb Sie bestimmte körperliche Aktivitäten meiden sollten?

Den Puls messen

Nehmen Sie sich einen Moment Zeit, um Ihren *Ruhepuls* zu messen, also Ihre normale Herzfrequenz, wenn Sie nichts tun. Am besten misst man den Ruhepuls morgens noch vor dem ersten Kaffee. Wenn Sie diesen Ausgangswert haben, können Sie Ihren erhöhten Pulsschlag bei körperlichen Aktivitäten besser einschätzen und werden auch spüren, ob sich nach längerem Üben ein Trainingseffekt einstellt, das heißt, der Puls nicht mehr so stark nach oben schnellt. Die Pulskontrolle ist vor allem sinnvoll, wenn Sie außer meditativer Bewegung noch Ausdauer- und Krafttraining machen. Bei den hier vorgestellten Methoden ist die Herzfrequenz weniger ein Thema, sondern dient eher zu Ihrer Sicherheit und zur Entwicklung des Körperbewusstseins.

- Wenn Sie ein Pulsmessgerät haben, können Sie die Schlaufe morgens vorm Aufstehen kurz anlegen, noch bevor Sie Kaffee machen oder an den vollen Terminkalender denken.

- ✔ Sie können Ihren Puls aber auch traditionell am Handgelenk innen oder an der Halsschlagader (seitlich am Hals) messen. Legen Sie die mittleren Finger (nicht den Daumen) an die pulsierende Stelle. Entspannen Sie und zählen Sie die Schläge pro Minute. Wenn Sie nur eine halbe oder viertel Minute zählen, müssen Sie das Ergebnis entsprechend aufaddieren.

Ihr Ruhepuls liegt wahrscheinlich irgendwo zwischen 60 und 90 Schlägen pro Minute – als trainierter Ausdauersportler oder je nach Veranlagung liegt er darunter. Wenn Sie bereits gestresst oder ganz untrainiert sind, liegt er eventuell höher.

Die geistige Fitness messen

In diesem Buch geht es um Körper *und* Geist, also wie steht's mit Ihrer geistig-seelischen Ausgeglichenheit? In Kapitel 3 geht es um die allgemeinen Grundlagen meditativer Bewegungen. Doch Sie brauchen auch eine mentale Vorbereitung.

Auf den eigenen Körper hören

Hier geht es nicht um Wettbewerb, vor allem nicht, wenn Sie bei sich zu Hause üben (als ob Ihr Hund Sie beobachten würde!). Hören Sie immer auf Ihren Körper und beenden Sie die Übung, wenn etwas wehtut oder sich unangenehm anfühlt. Es geht darum, sich gut zu fühlen – um nichts anderes.

Seinen Neigungen folgen

Machen Sie nicht Pilates, »weil das gerade alle machen« oder »weil die Nachbarin es so toll findet« oder »weil in der Zeitung ein interessanter Artikel darüber stand«. Wählen Sie einen Übungsweg, von dem Sie glauben, dass er *Ihnen* gefällt, und bei dem Sie bleiben werden. Wen kümmert's, dass Madonna Yoga macht oder Drew Barrymore Pilates? Seien Sie ganz egoistisch und denken Sie an sich.

Seinem Bauchgefühl vertrauen

Wenn ich etwas empfehle, bedeutet das nicht, dass es in Stein gemeißelt ist. Fühlt sich eine Übung nicht gut an, vergessen Sie sie. Gehen Sie weiter. Lassen Sie sie aus. Verändern Sie sie. Versuchen Sie eine andere Methode. Finden Sie einen Kurs oder einen Lehrer, der Ihnen etwas zeigen kann. Werden Sie aktiv. Aber hören Sie auf Ihren Bauch.

Ausdauertraining ausprobieren

Beim Ausdauer- oder Konditionstraining geht es darum, kontrolliert die Herzfrequenz zu erhöhen (mehr dazu in Kapitel 2). Da bei manchen meditativen Bewegungsmethoden die Ausdauer nicht trainiert wird, sollten Sie für ein abgerundetes Gesundheitsprogramm vielleicht noch zusätzliche Fitnessübungen einbauen. Dazu gibt es zwei Möglichkeiten.

Traditionelles Training

Die traditionelle Trainingsmethode ist immer noch eine anerkannte und wirksame Methode, um die Ausdauer zu verbessern, Gewicht zu verlieren und insgesamt körperlich leistungsfähiger und belastbarer zu werden. Ein solches Trainingsprogramm sieht folgendermaßen aus:

- ✔ drei- bis fünfmal Training pro Woche
- ✔ Jeweils 20 bis 60 Minuten
- ✔ 60 bis 90 Prozent des maximal erlaubten Pulses (mäßig bis dynamisch)

  Die Prozentangabe kann ganz schön einschüchtern, vor allem weil viele während des Trainings ihren Puls nicht messen. 60 Prozent ist eher gemäßigt, 90 Prozent ist schon ziemlich hart!

Schonendes Training

Die neueren Bewegungsempfehlungen zur Aufrechterhaltung der Gesundheit sind etwas moderater:

- ✔ (Fast) jeden Tag
- ✔ Eine halbe Stunde
- ✔ Mit niedriger bis mäßiger Intensität

Damit werden selbstverständlich die Pfunde nicht von selbst purzeln und am Marathon nächstes Wochenende werden Sie auch nicht teilnehmen können. Doch dieser Ansatz berücksichtigt nicht nur weniger fitnessbetonte Aktivitäten (wie meditative Bewegungsformen), sondern auch Bewegung im Alltag wie Spazierengehen oder Haushaltstätigkeiten (Staubsaugen ist auch Bewegung!). Zur Vorbeugung gegen Bluthochdruck und Herz-Kreislauf-Erkrankungen ist dieser Ansatz ebenfalls geeignet. Sie brauchen auch nicht den Puls zu kontrollieren. Mehr Training wäre zwar noch besser, fügen die Experten hinzu, doch wenig ist besser als nichts.

Krafttraining machen

Wer sich die Stärkung und Kräftigung der Muskulatur zum Ziel setzt, kann ebenfalls zwischen zwei Trainingsansätzen wählen. Für viele ist das traditionelle Krafttraining allerdings mit dem typischen Schweißgeruch in Turnhallen verbunden.

Traditionelles Training

Eine traditionelle Trainingseinheit für Kraft und Ausdauer lief nach folgendem Muster ab:

- ✔ zwei bis dreimal pro Woche
- ✔ acht bis zehn Muskelgruppen pro Einheit

- acht bis zwölf Wiederholungen pro Muskelgruppe
- ein bis drei Trainingssätze

Der traditionelle Kraftsport geht aber von mindestens zwei, wenn nicht drei Trainingssätzen mit jeweils kurzen Pausen dazwischen aus. Eine Trainingseinheit dauert dann etwa 30 bis 40 Minuten. Zeit wird damit zu einem Problem.

Schonendes Training

Nachdem zahlreiche Untersuchungen gemacht wurden, sprechen die Fitnessgurus seit einigen Jahren nicht mehr davon, dass man so viel tun muss, um seine Gesundheit allgemein zu verbessern. Die neuesten Empfehlungen sind zurückhaltender:

- zwei- bis dreimal pro Woche
- acht bis zehn Muskelgruppen pro Einheit
- acht bis zwölf Wiederholungen pro Muskelgruppe
- ein (nur ein) Trainingssatz

Siehe da. Ein Trainingssatz ist genauso wirkungsvoll und hat denselben gesundheitlichen Nutzen, als wenn man sich durch drei Trainingssätze quält. Und bei diesem Ansatz braucht man einige Male pro Woche nur etwa 10 Minuten Zeit, sogar viele meditative Bewegungsformen geben einen Impuls in diese Richtung. Man braucht keine Eisen zu stemmen, sondern kann auch mit elastischen Bändern üben oder Liegestütze machen. Das ist machbar. Wem dies zu wenig ist und wer für eine verbesserte Fitness mehr tun möchte, kann dies nach Ansicht der Experten selbstverständlich tun.

Manche werden sich fragen, was das mit meditativer Bewegung zu tun hat. Nun, beim Yoga beispielsweise gehören kräftigende Übungen für Schultern und Arme (wie beim Liegestütz) dazu, bei Pilates ist beispielsweise Bauchmuskeltraining gefragt. Wenn dies zur Methode gehört, sollten Sie es nicht vernachlässigen. Für die Ausdauer ist die meditative Bewegung vielleicht weniger wichtig, doch in geringerem Umfang wird auch Ausdauer trainiert. Wenn Sie so sanft üben wollen, dass Ihr Puls gar nicht oder kaum reagiert, werden Sie sich vielleicht zur Ergänzung noch eine andere Sportart (wie Laufen oder Radfahren) suchen, mit der Sie diesen Fitnessbereich abdecken können.

Wenn Sie mit der Planung für Ihre sportlichen Aktivitäten beginnen, sollten Sie diese Aspekte für eine gesunde Übungspraxis einbeziehen. Wenn Sie schon lange nichts mehr für Ihren Körper getan haben, sind 10 Minuten Tai Chi vielleicht schon viel. Lassen Sie es ruhig angehen. Nach und nach können Sie auf dem Erreichten aufbauen und länger und intensiver üben. In Kapitel 17 erfahren Sie mehr über ein ausgewogenes körperliches und mentales Programm.

Teil II

Grundlagen des Yoga

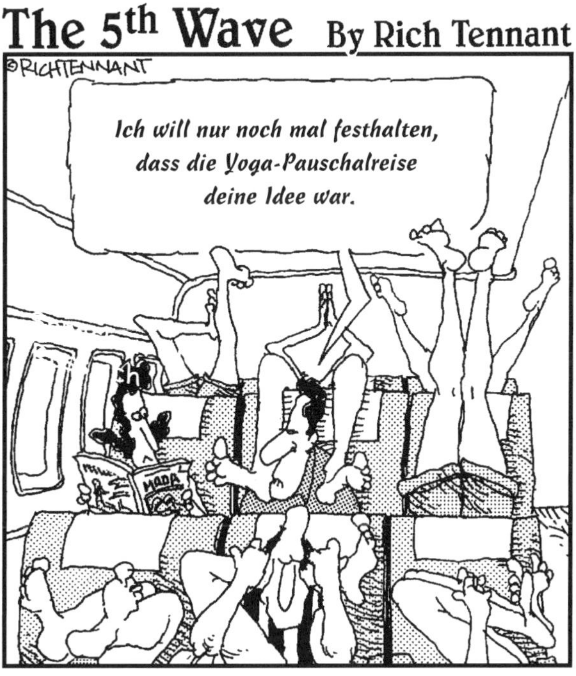
The 5th Wave By Rich Tennant
©RICHTENNANT
Ich will nur noch mal festhalten, dass die Yoga-Pauschalreise deine Idee war.

In diesem Teil ...

Yoga ist die erste Methode, die einem in den Sinn kommt, wenn man an meditative Bewegung und Entspannung denkt. Was wäre Yoga ohne die harmonische Verbindung von Körper und Geist? Warum auch immer Sie Yoga machen, ob aus meditativen, spirituellen oder rein sportlichen Gründen: Wichtig ist, dass Sie es versuchen.

In diesem Teil vermittle ich Ihnen die Grundlagen, die Sie dazu brauchen, ob Sie nun Anfänger sind oder bereits ein paar Vorkenntnisse haben. Sie erfahren etwas über die verschiedenen Stilrichtungen mit ihrem jeweiligen Nutzen und können herausfinden, welche Richtung am ehesten zu Ihnen passt. Ich führe Sie mit detaillierten Anleitungen in verschiedene Grundstellungen des Hatha Yoga ein und zeige Ihnen außerdem, wie Sie die Stellungen miteinander kombinieren können. So können Sie sich ein Übungsprogramm zusammenstellen, das Ihrem Geschmack, Ihren Bedürfnissen und nicht zuletzt Ihrer Terminplanung entgegenkommt.

Auf geht's zum Yoga! Bewegung für Körper und Geist

5

In diesem Kapitel

- Die Grundlagen und Stilrichtungen des Yoga
- Was Yoga Ihnen persönlich bringen kann
- Welche Hilfsmittel man eventuell brauchen kann

Yoga ist ein jahrhundertealter Übungsweg zur Entwicklung von Körper und Geist. Er stammt aus Indien und die abendländische Welt kann sich wahrscheinlich bei den Hippies der 1960er-Jahre bedanken, dass sie Yoga für ein größeres Publikum geöffnet haben. In der Woodstock-Ära suchten die Jugendlichen nach einer Alternative zum Establishment der westlichen Kultur, um sich über die tiefere Bedeutung des Lebens klar zu werden. Was lag da näher, als sich von der Vätergeneration und dem »Wir wissen am besten, was gut für dich ist« abzuwenden und sich eine Gegenkultur zu suchen, die darin bestand, Räucherstäbchen anzuzünden und im Yoga-Sitz auf dem Boden zu meditieren?

Ich finde es faszinierend, dass das Interesse an Yoga, das in den 1990er-Jahren leicht abflachte, weil die Babyboomer-Generation mit Beruf und Kindererziehung beschäftigt war, nun plötzlich wieder steil ansteigt, weil gerade diese Generation nun älter geworden ist und sich wieder sich selbst zuwenden kann. Auch wer noch nie mit Yoga oder anderen meditativen Bewegungsformen befasst war, entdeckt es nun als etwas, das man ohne Schmerzen und mit körperlichem und spirituellem Gewinn praktizieren kann. Und warum auch nicht? Die Vorteile sind unschlagbar.

Ommm oder nicht Ommm

Zum Übungsweg des Yoga gehört auch das spirituelle oder meditative Element. Wenn Sie dies ignorieren, wird Yoga zum bloßen Stretching mit einem seltsamen Namen und zu einer kaum erfüllenden und vielleicht lustig anzuschauenden Reihe von Turnübungen.

Da es in diesem Buch um Bewegung und Fitness geht und nicht um reine Meditation oder Entspannungstechniken, interessiert uns hier der Zweig des *Hatha Yoga*, der sich auf die körperlichen Übungen konzentriert. (Im nächsten Abschnitt finden Sie mehr über die anderen Yoga-Traditionen.) Wenn Sie stärker an einer spirituell ausgerichteten Übungspraxis interessiert sind, können Sie diese Einführung als eine Art Sprungbrett betrachten.

Sie müssen Ihren religiösen Glauben nicht ändern oder gar Hindu werden, um die beruhigende, meditative und stärkende Wirkung des Hatha Yoga zu erfahren.

Die Sprache des Yoga ist das Sanskrit. Alle Weisheitsschriften des Yoga sind in dieser sehr alten, heiligen indischen Sprache verfasst, auch die Yoga-Stellungen haben alle Sanskritnamen. Ich bin der Ansicht, dass es für die Erfahrung des Yoga wie auch jeder anderen Kultur wichtig ist, die originale Herkunft sichtbar zu halten. Eine Pizza ist eine Pizza und kein »Hefeteigfladen-mit-Tomatensoße-und-geschmolzenem-Käse«.

Wenn ich die Sanskritbezeichnungen erläutere und auf die Atemübungen im Yoga verweise, werde ich Sie manchmal bitten, vielleicht die Silbe »ommm« auszusprechen. Wenn Sie das nicht möchten und sich auf die körperlichen Aspekte beschränken möchten, können Sie das tun. Doch vielleicht behalten Sie im Hinterkopf, dass Sie sehr viel mehr empfangen können, wenn Sie sich dem Yoga und anderen meditativen Bewegungsformen in ihrer ganzen Erfahrungsfülle öffnen.

Die gemeinsamen Wurzeln der verschiedenen Yoga-Traditionen

Wie alle Zweige und Äste eines Baumes sich zu einem Stamm vereinen, lassen sich auch die verschiedenen Yoga-Disziplinen auf einen Stamm und gemeinsame Wurzeln zurückverfolgen. Wenn Sie das (in der westlichen Welt verbreiteten) körperliche Hatha Yoga praktizieren, werden Sie mit der Zeit vielleicht neugierig auf die anderen Zweige des Baumes. Jeder Zweig hat wiederum kleinere Blätter und Verzweigungen, die verschiedene Yoga-Schulen repräsentieren.

Kennen Sie sich im Yoga bereits ein wenig aus, werden meine Erläuterungen vielleicht etwas von der Ihnen vertrauten Praxis abweichen. Denken Sie daran, dass es im Yoga viele verschiedene Schulen und Richtungen gibt. Jede dieser Schulen besetzt ihre eigene kleine Nische.

Auch wenn ich die Yoga-Traditionen, von denen es je nach Klassifikation wenigstens acht verschiedene gibt, hier nicht im Detail erläutern kann, kann eine gewisse Kenntnis Ihnen jedoch dabei behilflich sein, die eigene Übungspraxis etwas einzuordnen. Sie erhalten damit auch Tipps, in welche Richtung Sie sich vielleicht weiterentwickeln wollen:

- ✔ **Bhakti:** Bhakti bedeutet Hingabe. Beim Bhakti Yoga geht es um die Anbetung und Verehrung des höchsten Wesens und um den Dienst – körperlich wie geistig – am Höchsten. Das Herz ist im Mittelpunkt.
- ✔ **Guru:** Beim meditativen Guru-Yoga identifiziert sich der Praktizierende mit seinem erleuchteten Meister, dem Guru.

- **Hatha:** Eine disziplinierte, körperliche Übungspraxis. Das Hatha Yoga zielt auf die Balance zwischen Körper, Geist und Seele und will über den Weg körperlicher Disziplin das höchste Ziel jedes Yoga-Weges erreichen: die Erleuchtung. Die Anhänger des Hatha Yoga glauben, dass der Körper vorbereitet, gestärkt, gereinigt und zu vollem Bewusstsein gebracht sein muss, bevor Erleuchtung möglich ist. (Mehr zu den verschiedenen Richtungen im Hatha Yoga in Kapitel 6. Ashtanga Yoga beispielsweise ist eine heute populäre athletische Übungsmethode, und beim Bikram Yoga übt man in bis zu 40 Grad Celsius aufgeheizten Räumen.)

Für einen echten Yoga-Anhänger (*Yogi* ist die männliche Bezeichnung, *Yogini* die weibliche) ist ein gesundes Leben und das Achten auf den eigenen Körper wichtiger Bestandteil der Übungspraxis. Eine Yogini würde beispielsweise nach der Übungsstunde nicht an der nächstgelegenen Imbissbude haltmachen und sich den Magen vollschlagen!

- **Jnana:** Yoga der Erkenntnis. Das Ziel der Praktizierenden ist es, hinter das als Realität anerkannte Wissen zu gelangen und durch Meditation und Kontemplation die höchste Wahrheit zu erlangen. Die Wahrheit des höheren Selbst enthüllt sich dem Yogi durch Weisheit, die über das übliche Denken und Wissen hinausgeht. Der Blick des Erkennenden geht nach innen, dann kann Erleuchtung geschehen.
- **Karma:** Yoga des selbstlosen Tuns. Karma-Yogis arbeiten und handeln selbstlos und ohne ichbezogenes Interesse im Dienst am Gemeinwesen, weil sie erkennen, dass jedes Handeln unabsehbare Folgen hat.

Es gibt noch eine ähnlich Tradition, Kriya genannt, die mit Karma-Yoga oft in einem Atemzug genannt wird, weil es darin ebenfalls um das Handeln geht, jedoch eher um spirituelles Handeln.

Mantra: Yoga mit kraftvollen, heiligen Klängen. Das Mantrasingen wird auch in anderen Yoga-Traditionen geübt, deshalb wird es manchmal nicht als eigene Form angesehen. Durch das Singen oder Sprechen von Mantras werden Körper und Geist in Harmonie gebracht. Gesungen wird ein persönliches *Mantra* (eine Silbe, ein Wort oder ein Satz), das der Praktizierende von seinem Lehrer erhält. Für den westlichen Yogi können verschiedenste schöne Klangwörter, die den Körper in Schwingung versetzen, dazu verwendet werden, um Erfahrungen im Mantra Yoga zu machen.

- **Raja:** Raja Yoga ist mit seinen acht Stufen beziehungsweise »acht Gliedern« zur Erleuchtung ein klassischer Yoga-Weg. Auf Sanskrit bedeutet Raja »König«. Raja Yoga ist philosophisch-spirituell orientiert, es geht um die Entwicklung des Geistes. Manchmal wird das körperliche Hatha Yoga auch als Vorstufe zum Raja Yoga des Geistes betrachtet.
- **Tantra** (auch **Kundalini**): Yoga der Stetigkeit. Bei dieser Yoga-Tradition sind Bräuche und Riten besonders wichtig. Die meisten verbinden den Begriff vor allem mit sexuellen Riten, doch dies ist nur ein Teilaspekt. Die Visualisierungen und Übungsreihen sind sehr komplex und erfordern große Konzentration.

Was Yoga dem Übenden bedeuten kann

Die Vorteile einer regelmäßigen Übungspraxis werden Sie unabhängig von der gewählten Yoga-Tradition spüren. Beachten Sie allerdings das Wort »regelmäßig«: Wer einmal im Monat einen Kurs besucht, wird nichts davon haben und bringt sich um den reichen Lohn, der durch tägliches oder mehrmaliges Üben pro Woche winkt. Das wäre so, als wenn Sie alle paar Wochen einen Tag Diät machen und Wunder erwarten. Wunder gibt es nicht.

Damit will ich nicht sagen, dass Sie, wenn es Ihnen nur um die körperlichen Effekte geht, bei der Kombination von Yoga mit anderen Fitnessaktivitäten keine Wirkung erzielen. Yoga besteht dann eben aus raffinierten Dehnungsübungen. Wenn Sie ehrlich zu sich sind und wissen, dass Sie auch nur das wollen, können Sie damit zufrieden sein. Nur sollte Ihnen klar sein, dass Sie die überwältigende ruhige, gelassene und meditative innere Stärke – und höchstwahrscheinlich auch die Erleuchtung, von der Yogis sprechen – durch eine unregelmäßige Praxis nicht erreichen werden.

Welche Vorteile Yoga bringt

Wer genauer wissen will, in welcher Hinsicht das regelmäßige Üben positiv wirkt, erfährt dies in den folgenden Abschnitten:

Achtsamkeit

Achtsamkeit bedeutet in unserem Zusammenhang nicht, die großen materiellen Dinge bewusster wahrzunehmen, wie zum Beispiel das Auto unten auf der Straße. Es bedeutet vielmehr das Gewahrsein der kleinen Dinge, sei es eines leisen Tons in der Ferne oder des sanften Fließens der Energie in einem Teil des Körpers. Weil Yoga Konzentration erfordert, werden Sie lernen, besser auf sich selbst zu hören, die eigenen Gefühle und Körperempfindungen besser wahrzunehmen und auch die Umgebung aufmerksamer zu betrachten.

Atem

Das Atmen ist eines der zentralen Themen bei meditativer Bewegung, deshalb komme ich immer wieder darauf zurück. Zu den verschiedenen Bewegungslehren gehören jeweils bestimmte Atemübungen – diese bekommen Sie sozusagen gratis dazu. Im Yoga gibt es beispielsweise die volle Yogi-Atmung, bei der man Bauchraum, Flanken und Brust mit Atem füllt. Man atmet durch die Nase ein und aus und macht sich keine Sorgen darüber, ob der Bauch schön flach aussieht.

Der konkrete Nutzen einer bewussten und kontinuierlichen Atmung liegt in der Stärkung der Lungenfunktion und der am Atmen beteiligten Muskulatur, also der Bauchmuskeln und des Zwerchfells. Auch wenn Sie älter werden, behalten Sie auf diese Weise eine kräftige Atmung. Schon ein paar einfache und feste Atemzüge können Ängste lösen und Stress reduzieren, um wie viel mehr gilt das dann für eine tiefe, vollständige Atmung, die den ganzen Körper entspannt.

Entspannung und Konzentration

Kennen Sie diese Tage, an denen Sie sich völlig daneben fühlen und sich auf gar nichts konzentrieren können? Uns allen geht es manchmal so. Und vielleicht ist dies auch einer der Gründe dafür, dass Sie sich für meditative Bewegung und Entspannung interessieren – um in einer Welt der Ablenkung und Zerstreuung zu sich zu kommen.

Yoga ist eine geeignete Methode, um zur Ruhe zu kommen. Denn das Leben auf der Überholspur ist anstrengend. Wenn Sie lernen, sich bewusst zu entspannen, werden Sie insgesamt konzentrierter werden. Wie geschieht das genau durch Yoga? Die verschiedenen Stellungen im Hatha Yoga erfordern Standfestigkeit und eine ruhige und konzentrierte Ausführung, bei der Achtsamkeit und bewusstes Atmen zusammenwirken. Wenn Sie mit dem Kopf woanders sind oder falsch atmen, kommen Sie ins Wackeln oder fallen vornüber oder ... (Wenn man seine Yoga-Praxis verfeinert oder neue Stellungen lernt, kann das aber selbstverständlich auch passieren!)

Weitere Vorteile

In Kapitel 2 steht einiges über die allgemeinen Vorteile meditativer Bewegungsformen. Welche Vorteile hat speziell Yoga?

- ✔ **Stress reduzieren:** Auch wenn man es nicht schafft, regelmäßig zu üben und sich dadurch alle weiteren Vorteile entgehen lässt, kann man mit Yoga entspannter werden und seinen Stress abbauen. Schon wer sich jeden Tag etwas Zeit für sich nimmt, um einige Male tief durchzuatmen, kann etwas innere Anspannung abschütteln.
- ✔ **Beweglicher werden:** Ob Sie Hatha Yoga nun als rein körperlichen Übungsweg oder als Weg zur Erleuchtung praktizieren, auf alle Fälle werden Sie von Kopf bis Fuß beweglicher und geschmeidiger werden. Eine bessere Beweglichkeit reduziert die Anfälligkeit für Verletzungen.
- ✔ **Kräftigung der Muskulatur:** Die meisten Leute können sich nicht vorstellen, dass man mit Yoga auch eine Art Krafttraining macht, doch das ist so. Sie straffen und stärken die Muskulatur und entwickeln ein Gespür für die richtige Grundspannung im Körper. Manche kraftvollen Übungen erfordern nicht nur eine *dynamische Muskelkontraktion* (der Körper wird im Raum bewegt), sondern auch *isometrische Kontraktion* (Muskeln werden ohne Bewegung angespannt).
- ✔ **Durchhaltevermögen entwickeln:** Ausdauer und Durchhaltevermögen können auch durch Yoga entwickelt werden. Marathonläufer haben zwar ein besonderes Durchhaltevermögen, doch auch Yogis entwickeln eine gewisse Ausdauer, um beispielsweise längere Übungsreihen wiederholt zu praktizieren. Dabei geht der Puls nach oben.
- ✔ **Haltung verbessern:** Durch Yoga werden Arme, Schultern, Rücken- und Bauchmuskeln sehr genau ausgerichtet. Das bedeutet, die entsprechenden Muskeln werden gestrafft und gekräftigt, sodass sie ihre Haltearbeit für den gesamten Körper funktional besser leisten

können. Sie können ohne zu ermüden in aufrechter Haltung stehen. Eine gut ausgerichtete Wirbelsäule mit starken Rückenmuskeln ist die beste Vorsorge gegen Rückenbeschwerden.

Ihr ganz persönlicher Yoga-Weg

Vielleicht haben Sie bereits eine Vorstellung davon, auf welche Weise Yoga zu Ihrer ganz persönlichen Übungsmethode werden kann. Die Hinweise auf die Vorteile des Yoga in diesem Abschnitt geben Ihnen hoffentlich weitere Anregungen.

Yoga zur Entspannung und Meditation

Eine Möglichkeit besteht darin, nur die entspannenden und meditativen Stellungen des Yoga zu praktizieren und sich auf die Wahrnehmung des Körpers und des Atems zu konzentrieren. Sie werden innerlich ruhiger und können Stress abbauen, zum Beispiel abends vor dem Zubettgehen. Auch nach sportlichen Aktivitäten kann Yoga zum Abkühlen eingesetzt werden.

Yoga als Sport und Fitnesstraining

Erleuchtung ist nicht so Ihr Thema, sondern Sie wollen beweglicher und kräftiger werden. Ihnen geht es um den rein sportlichen Aspekt beim Yoga. Atmen und Konzentration gehören dazu, klar, aber so wichtig ist Ihnen das auch wieder nicht. Sie interessieren sich für Yoga als eigene Fitnessmethode oder als Ergänzung zu anderen Sportarten.

Yoga zur Rehabilitation und Therapie

Ich habe jahrelang Yoga praktiziert, um eine Verletzung zu kurieren. Dabei glaube ich offen gesagt eher, dass die Verletzung mich daran erinnern sollte, dass ich nach langer Pause endlich wieder meinen Hintern in Richtung Yoga-Kurs bewege! Die Übungen für Beweglichkeit, Stärke und Balance dehnen und straffen den ganzen Körper. Achillessehnen, Knöchel und Rücken sind weniger verletzungsanfällig.

Yoga zur Linderung chronischer Beschwerden

Hatha Yoga wird von Medizinern immer mehr als begleitende Therapie zur Linderung von koronaren Krankheiten, Angststörungen, Bluthochdruck sowie Muskel- und Nervenkrankheiten wie Fibromyalgie empfohlen.

Yoga als spiritueller Pfad zur Erleuchtung

Oder ist es die spirituelle Suche, die Sie umtreibt? Sie konzentrieren sich beim Yoga auf die Meditation und trainieren die Disziplin Ihres Geistes. Vielleicht kommen Sie sogar nach und nach dahin, sich selbst als Yogi beziehungsweise Yogini zu bezeichnen.

Matte oder nicht Matte, das ist hier die Frage

Yoga ist eine ganz genügsame Methode. Kurz gesagt: Sie brauchen keinerlei Ausstattung. Klar, wenn bei Ihnen zu Hause kein einziger Teppich liegt, brauchen Sie schon etwas als Unterlage, damit Ihre Knochen bei manchen Stellungen etwas gepolstert sind. Aber eigentlich brauchen Sie wirklich keine spezielle Matte zu kaufen.

Wenn Sie doch gerne eine Yoga-Matte kaufen wollen, schauen Sie nach einem rutschfesten Exemplar. Und wenn Sie vorstehende Hüft- oder Wirbelsäulenknochen haben, bevorzugen Sie wahrscheinlich eine weichere Matte oder zwei Matten, die Sie aufeinanderlegen.

Abgesehen davon brauchen Sie für den Anfang wirklich nichts (außer Energie und eine Wasserflasche). Andere Utensilien werden vielleicht kommen, wenn Sie im Üben fortschreiten. In Kapitel 6 und 7 erfahren Sie, bei welchen Stellungen Hilfsmittel nützlich sein könnten. Dazu gehören:

- ✔ **Ein Gurt oder ein langer Schal:** Ein Gurt (eine ausgediente Krawatte tut's auch) ist bei manchen Haltestellungen als eine Art Verlängerung für die Arme sinnvoll, wenn die eigene Beweglichkeit nicht ausreicht.
- ✔ **Holzklötze oder Hartschaumplatten:** Klötze oder Platten kann man als »Bodenerhöhung« einsetzen, wenn man mit den Händen nicht bis an den Boden heranreicht. (Ein dickes Buch erfüllt denselben Zweck!) Man kann auch darauf sitzen, um die Rückenmuskeln besser zu strecken. (Auch da kann man sich mit einer zusammengefalteten Decke behelfen.)
- ✔ **Augenmaske:** Manche finden leichter in die Entspannung, wenn sie die Augen abdunkeln. Doch man kann auch ein gefaltetes Handtuch über die Augen legen.

Yoga ist also kein Ausstattungssport, finde Sie einfach heraus, was Sie wirklich brauchen.

Doch jetzt wird's Zeit, sich zu bewegen.

Die Yoga-Stellungen

6

In diesem Kapitel

- Sich in die Sprache des Yoga einhören
- Die Grundprinzipien des Yoga kennenlernen
- Die Vielfalt des Hatha Yoga entdecken
- Stellungen richtig ausführen

Bei den anderen Methoden beginne ich direkt mit konkreten Bewegungsbeispielen. Beim Yoga ist dies anders. Bevor Sie loslegen können, brauchen Sie zunächst eine kleine Einführung. Vor allem die Sanskrit-Begriffe sind für den Neuling ungewohnt, doch weil die Wörter einen sehr schönen Klang haben und eine eigene Stimmung erzeugen, möchte ich, wie auch die meisten Yoga-Lehrer, nicht darauf verzichten.

Zunächst einmal: Yogis nennen die Übungen *Stellungen* oder *Haltungen*. Übung ist zwar nicht falsch, klingt aber eher nach Gymnastik. Und wenn Sie Yoga mit Achtsamkeit und Konzentration praktizieren, sind es nicht nur Turnübungen.

Die Sprache des Yoga sprechen

- ✔ **Asana:** Bedeutet wörtlich »Stellung«. Asanas werden entweder im Stehen oder im Sitzen ausgeführt, sind aber immer statisch. Mit einer entsprechenden Vorsilbe vor dem Wort »asana« werden ganz bestimmte Stellungen bezeichnet, zum Beispiel »tadasana«. *Tada* heißt auf Sanskrit Berg; die Berghaltung ist im Yoga der stabile, aufrechte Stand auf beiden Füßen.
- ✔ **Chakra:** Ist die Grundbezeichnung für die verschiedenen Energiezentren im Körper, vom Kreuzbein unten am Ende der Wirbelsäule bis zum Scheitel des Kopfes. Chakra bedeutet wörtlich »Rad«. Stellen Sie sich diese Energiezentren wie kleine Windräder vor. Weht kein Wind oder wird ein Flügel blockiert, dreht das Rad sich nicht oder nur sehr langsam. Dasselbe geschieht, wenn die Energie im Körper nicht frei fließen kann. In Kapitel 16 erfahren Sie mehr darüber, wie Sie Ihr Selbst besser erden und zentrieren. In Kapitel 3 lesen Sie mehr zum Thema Energiezentren.
- ✔ **Mudra:** Mudras sind Handstellungen, die zu einer Körperstellung gehören. Es sind jedoch nicht irgendwelche Gesten, sondern dienen dazu, die Energie im Körper zu halten beziehungsweise »einzuschließen«. Mudra heißt »Siegel«. Die Lebensenergie soll nicht verloren gehen, weil dies nach indischer Lehre Unglück und Krankheit zur Folge hat. Namaste ist ein Beispiel für eine bekannte Mudra.

- **Namaste** (mit Betonung auf dem e): Ist die einfache Gebets- und Grußhaltung. Die Hände sind vor dem Herzen zusammengeführt, die Daumen berühren das Brustbein, Finger und Handinnenflächen sind fest aufeinander gelegt, die Ellenbogen zeigen nach oben. Viele Asanas oder Vinyasas (siehe den letzten Punkt in dieser Auflistung) beginnen oder enden mit der Namaste-Haltung. Haben Sie schon einmal einen klassischen Fitnesskurs besucht, bei dem man zum Ende der Stunde geklatscht hat? Nun, im Yoga verabschiedet man sich mit einem Moment der Ruhe, der Lehrer verbeugt sich, die Schüler verbeugen sich. Mit Namaste ehrt man das höhere, göttliche Selbst in den anderen und in sich selbst. Manchmal wird das Wort »Namaste« dabei auch ausgesprochen. Eine schöne Geste des Segnens, finden Sie nicht?

  Wer in den Unterarmen nicht beweglich ist, kann bereits diese Grußhaltung als schmerzhafte Dehnung empfinden. Erzwingen Sie nichts! Verschränken Sie stattdessen einfach die Finger so vor der Brust, dass Sie die Energieverbindung spüren. Sie können auch die Ellenbogen etwas weiter unten halten.

- **Pranayama:** Bedeutet »Atemkontrolle«. Prana ist die Lebensenergie oder Lebenskraft. Atemübungen im Yoga dienen der Konzentration und der Versorgung des Körpers mit gesunder Energie. Sie sind eine Art Vorstufe zur Meditation.

- **Vinyasa:** Bedeutet »Reihe« oder »Serie«. Vinyasa Yoga ist eine Form des Hatha Yoga, bei der die Asanas zu dynamischen Übungsreihen miteinander verbunden werden. Unabhängig davon, welchen Yoga-Stil man praktiziert, sollten die einzelnen Stellungen immer möglichst fließend ineinander übergehen. In der westlichen Welt findet man hierfür auch die Begriffe Power Yoga oder Flow Yoga.

Die Grundprinzipien des Yoga

Die drei Hauptvorteile des Yoga sind Achtsamkeit, Atemkontrolle und Ruhe (siehe Kapitel 5). Diese Vorteile spiegeln sich auch in den Grundprinzipien des Yoga, die sich als Vorsätze formulieren lassen:

- Sei achtsam.
- Atme bewusst.
- Sei ruhig und konzentriert.

Diese drei Sätze könnten Sie sich auch als Spickzettel unter Ihre Yoga-Matte legen. Rufen Sie sich diese Grundprinzipien also immer wieder ins Gedächtnis.

Ruhig atmen

Ich spreche schon wieder über das Atmen, weil es so wichtig ist für die energievolle und gleichzeitig entspannte Ausführung aller meditativen Bewegungsformen. Also: Atmen Sie bewusst und lassen Sie den Atem den ganzen Körper durchströmen.

Eine offene Einstellung entwickeln

Seien Sie offen für die Erfahrungen, die Ihnen Yoga schenkt. Erkunden Sie unvoreingenommen, welche verschiedenen Bewegungsmöglichkeiten es gibt, wie Sie sich dabei fühlen und welche innere Ruhe daraus entstehen kann. Lassen Sie negative Gedanken außen vor – zum Beispiel Zweifel an Ihren Fähigkeiten oder Befürchtungen über Ihr Aussehen. Yoga will Offenheit, und vielleicht werden Sie Dinge an sich entdecken, die nicht gut für Sie sind, oder solche Dinge, von denen Sie dachten, dass sie gut wären, die es aber nicht mehr sind.

Sich selbst erden

Der feste Bodenkontakt ist im Yoga sehr wichtig. Das gilt im Stehen wie im Sitzen, ob Sie nun auf beiden Beinen stehen oder eine Gleichgewichtsübung auf einem Bein machen. Versuchen Sie, die ganze Auflagefläche der Füße (oder der Beine oder der Sitzknochen) auf dem Boden zu spüren. Stellen Sie sich vor, wirklich ein Teil der Erde zu sein, wie ein Baum, der fest verwurzelt ist, und kein Luftwesen, das nur zufällig an dieser Stelle gelandet ist.

Sich symmetrisch ausrichten

Prüfen Sie Ihre Grundhaltung und richten Sie die Wirbelsäule korrekt auf (keine eingefallenen Schultern, kein falsches Hohlkreuz). Die Haltung soll sich gut anfühlen. In den Yoga-Stellungen sollte man sich insgesamt groß, stark und energiegeladen fühlen. Also nicht schlaff herumhängen! Der Atem zirkuliert durch Ihren Körper und Sie sind stark in der Körpermitte. Wenn Sie nicht gut atmen können, überprüfen Sie bitte Ihre Ausrichtung. (Zur richtigen Haltung und zum neutralen Rückgrat siehe Kapitel 3.)

Haltungen verändern, wenn nötig

Sie brauchen sich nicht zu scheuen, eine Haltung zu verändern, wenn sie unangenehm ist. Wenn Sie in meinen Anleitungen lesen, dass Sie Ihr Knie ausdrehen sollen, Ihnen diese Bewegung aber völlig rätselhaft vorkommt, lassen Sie es! Hören Sie auf Ihren Körper, Sie sollten vor Anstrengung weder ächzen noch stöhnen, und Schmerzen sollten Sie schon gar nicht empfinden! Das stünde im Widerspruch zu den Grundprinzipien des Yoga.

Die Verbundenheit von Körper und Geist erfahren

Praktizieren Sie die Yoga-Stellungen mit einer inneren Haltung des Annehmens und Zulassens. Yoga ist kein Wettbewerb, es gibt keine Ziellinie, auf die Sie zuarbeiten müssen. Akzeptieren Sie das Hier und Jetzt. Der Augenblick, den Sie jetzt erleben können, ist in sich vollkommen. Morgen wird es vielleicht anders sein. Doch auch das ist gut so, wie es ist. Erst wenn Sie den Augenblick annehmen können, werden Sie die Verbundenheit von Körper und Geist erfahren.

Alle Spannungen loslassen

Manche Verspannungen nimmt man gar nicht wahr: Die Schultern sind hochgezogen, die Zähne zusammengebissen, die Zehen verkrampft, die Hände zu Fäusten geballt. Lassen Sie unnötige Spannungen bewusst los, wenn Sie eine Yoga-Stellung praktizieren. Spüren Sie, wie sich die Stellung verändert und ob sie für Sie gut ist. Wenn Sie die Stellung nur durch eine Verkrampfung an falscher Stelle aufrechterhalten können, ist vielleicht eine weitere Änderung angebracht.

Meditieren

Nein, wir kommen noch nicht zum berühmt-berüchtigten »Ommm«. Noch nicht. Bewusstes Innehalten und ruhiges Atmen ist allerdings in jeder Yoga-Stellung gefragt. Richten Sie die Aufmerksamkeit nach innen und entspannen Sie. Versuchen Sie für einige Augenblicke, einfach da zu sein. Das kann ganz schön schwierig sein. Ich weiß, wovon ich spreche, denn normalerweise bin ich diejenige, die die Hummeln im Hintern hat – bis ich in der Yoga-Stunde bin, innerlich loslasse und mich im Augenblick verankere. Nicht tun, nicht denken, einfach sein. Die Konzentration auf das Atmen kann dabei helfen.

Die unterschiedlichen Traditionen des Hatha Yoga

Viele, die heute Yoga oder eine andere meditative Entspannungs- und Bewegungsform lehren, fingen selbst damit an, weil sie in körperlicher oder geistiger Hinsicht Heilung suchten. Klassische Sportarten oder andere medizinische Heilmethoden haben sie enttäuscht. Und dann kamen sie zum Yoga. Doch das Nullachtfünfzehn-Yoga hat sie auf Dauer ebenso wenig befriedigt, sie haben ihre eigene Methode entwickelt, vielleicht nur mit kleinen Veränderungen hinsichtlich der Atemtechnik, der Bewegungsabfolge oder anderer Dinge. Sie haben die Lehren und Stile verschiedener Lehrer, Gurus, Swamis und Meister miteinander kombiniert.

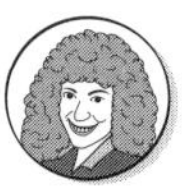

Wie viele Yogis braucht man, um eine Glühbirne in die Lampe zu schrauben? Einen, die 99 anderen haben jeweils andere Methoden.

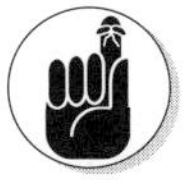

Das körperorientierte Hatha Yoga gibt es in zahlreichen Varianten. Viele Kurse bieten einen Mix aus allen möglichen Stilrichtungen. Lassen Sie sich davon nicht irritieren oder gar beunruhigen. Niemand sagt, dass ein Yoga-Weg richtig und der andere falsch ist. Vergessen Sie nicht: Es geht um den Weg. Tun Sie einfach, was sich für Sie gut anfühlt, und gehen Sie auf Entdeckungsreise.

Die folgende Aufzählung nennt Ihnen einige Namen, die Ihnen bei Ihrer Suche nach einem geeigneten Hatha-Yoga-Kurs vielleicht begegnen werden. Wenn Sie bereits etwas mit den Schwerpunkten der verschiedenen Richtungen vertraut sind, fällt Ihnen die Entscheidung vielleicht leichter.

- **Ashtanga:** Haben Sie schon mal von Power Yoga gehört? Das hat sich kein amerikanischer Fitnessguru ausgedacht, sondern geht auf die Lehre eines echten Yogi zurück, der diese Form des Yoga seit den 1930er-Jahren unterrichtete. K. Patthabi Jois hat Ashtanga Yoga wiederum vom Sanskrit-Gelehrten Krishnamacharya gelernt. Ashtanga Yoga ist eine ziemlich athletische Angelegenheit, die die Muskeln fordert und die Yoga-Matte in eine Rutschbahn (aus Schweiß) verwandelt! Also nichts für Anfänger, es sei denn, Sie sind wirklich extrem fit.
- **Bikram:** Es wird gemunkelt, dass man nach einer Übungsstunde in Bikram Yoga bis über beide Ohren grinsend nach Hause geht. Ob das stimmt, kann ich nicht sagen, auf alle Fälle ist Bikram Yoga ein sehr kraftvoller Stil, der für Anfänger wenig geeignet ist. Bei den Hollywoodstars ist Bikram Yoga allerdings gerade sehr angesagt. Die Stellungen sind sehr fordernd und werden in einem bis zu 40 Grad aufgeheizten Raum praktiziert. Nichts für schwache Herzen ... oder für jemand mit einer chronischen Krankheit oder Rückenproblemen.
- **Integrales Yoga:** Swami Satchidananda, ein Schüler von Swami Sivananda, hat diese Yoga-Form entwickelt. Durch sein Auftreten auf dem legendären Woodstock-Festival 1969 wurde er zu einem Teil der Geschichte der New-Age-Bewegung. Wahrscheinlich ist er verantwortlich dafür, dass unter den Hippies Yoga populär wurde und diese mit ihrem »Ommm« den Eltern auf die Nerven gingen.
- **Iyengar:** Bedanken Sie sich bei B. K. S. Iyengar, dass die Verwendung von Hilfsmitteln wie Polstern, Gurten und Holzklötzen heute weitverbreitet ist. Auf diese Weise lassen sich viele Stellungen präziser ausführen. Außerdem können Sie damit manche Stellungen üben, für die Sie sonst vielleicht nicht beweglich genug wären. Die korrekte Ausführung ist der Schlüssel beim Iyengar Yoga. In der westlichen Welt wird diese Form des Yoga häufig praktiziert.
- **Kripalu:** Ein dreistufiges Programm, das auf westliche Bedürfnisse zugeschnitten ist, zum Teil weil es die Atemübungen und Haltungen sehr klar gliedert. Die Stellungen werden zur meditativen Entspannung lange gehalten. Also eine gute Methode für Einsteiger.
- **Kundalini:** Dieser Yoga-Stil geht auf den Sikh-Meister Yogi Bhajan zurück. Durch Asanas, Atemübungen, Meditation und Gesang wird Kundalini oder die »Kraft der Schlange« erweckt, das heißt die Energie, die entlang der *Chakras* an der Wirbelsäule nach oben steigt. (Mehr zu den Chakras oder Energiezentren in Kapitel 3.) Beim Kundalini Yoga liegt ein Schwerpunkt auf verschiedenen Atemtechniken.
- **Sivananda:** Wenn Sie hierzu ein Buch lesen wollen, empfehle ich Ihnen den Klassiker *Das große illustrierte Yoga-Buch* von Swami Vishnu Devananda (Kamphausen, 9. Auflage 2001). Er gilt gemeinsam mit seinem Meister Swami Sivananda als Pionier des Yoga im Westen. Die Internationale Sivananda Yoga Vedanta Organisation ist ein weltweites Netzwerk von Zentren, in denen Yoga unterrichtet wird und Yoga-Lehrer ausgebildet werden.
- **Viniyoga:** Dieser Yoga-Stil ist eine sanftere Methode mit fließenden Übungsreihen, die heute in vielen Studios gelehrt wird. Viniyoga entspringt der alten indischen Yoga-Tradition des Sri Krishnamacharya. Die Betonung liegt auf der Koordination der Atmung mit den Asanas, die Praktizierenden werden ermutigt, in die Dehnung hineinzuatmen und

beim Ausatmen die Bewegung zu vertiefen. Diese sanfte Methode ist für Anfänger gut geeignet.

Sie können buchstäblich aus tausend Stellungen oder Asanas auswählen, die Variationen des einen oder anderen Swami nicht einmal eingerechnet. Ich stelle Ihnen etwa ein Dutzend Grundhaltungen vor, ausgehend von einigen Aufwärmübungen (ja, auch Yogis wärmen sich zunächst auf), und zeige Ihnen dann einige kräftigende und die Beweglichkeit fördernde Stellungen. Dazu ausgleichende (oder erholende) Stellungen. Zum Schluss zeige ich Ihnen einige meditative und entspannende Übungen.

Sie brauchen nun nicht gleich eine Yoga-Stellung nach der anderen zu machen und die Liste gewissermaßen abzuhaken! Suchen Sie sich heraus, was Sie interessiert. Manche Stellungen werden Sie vielleicht nur einmal ausprobieren und dann merken, dass sie Ihnen nicht gut tut, sondern vielleicht die Knie oder den Nacken zu sehr beansprucht. Wählen Sie also klug aus. Yoga soll Sie innerlich wie äußerlich stärken und keine Schmerzen bereiten!

Die drei Phasen einer Yoga-Sitzung

So wenig wie Sie sich Ihre Wohnung wahllos mit Möbeln vollstellen, das Bett neben dem Herd und die Werkbank direkt gegenüber, werden Sie eine Yoga-Stunde nicht planlos mit irgendwelchen Übungen beginnen wollen. In Kapitel 7 erfahren Sie mehr über den sinnvollen Aufbau einer Übungsreihe, an dieser Stelle erläutere ich Ihnen, wie Sie die Stellungen korrekt ausführen.

- ✔ **Aufwärmen:** Die Muskeln müssen erst weich und der Körper allmählich auf »Betriebstemperatur« gebracht werden, damit die darauffolgenden aktiveren Bewegungen ohne Dehnungsschmerzen ausgeführt werden können. Tiefes Atmen hilft dabei, den Körper aufzuwärmen.
- ✔ **Stellungen praktizieren:** In diesem mittleren Hauptteil finden Sie Ihr eigenes Tempo und praktizieren aktiv die verschiedenen Asanas. Zu vielen Stellungen gibt es auch sogenannte Ausgleichshaltungen, in denen Sie die gedehnten Muskeln ausruhen können. Tiefe und vollständige Atembewegungen helfen Ihnen auch hier dabei, die Stellungen bequem ausführen zu können.
- ✔ **Schlussentspannung und Dehnung:** Der Abschluss einer Yoga-Stunde gehört besonders der Körperwahrnehmung und Entspannung.
    - **Dehnung:** Nach dem Aufwärmen und der intensiven Bewegung sind die Muskeln für eine tiefe Dehnung bei bewusstem Atmen gut vorbereitet.
    - **Entspannung:** Und das Schönste kommt zuletzt! Sie haben Ihren Körper doch nicht bearbeitet, um dann einfach aufzustehen und nach Hause zu gehen! Jetzt kommt die Entspannung, Zeit, die Bewegungen wirken zu lassen, ruhig zu atmen und zu meditieren.

Yoga erleben: 22 Asanas zum Ausprobieren

Im Yoga ist das Aufwärmen anders als in traditionellen Fitnesskursen. Sie hüpfen nicht herum, sondern geben Ihrem Körper sanfte Signale, dass er nun intensiver bewegt wird. Einige Aufwärmübungen eignen sich auch für die eigentliche Yoga-Praxis, werden dann aber intensiver und etwas fordernder ausgeführt.

Das Aufwärmen ist auch dazu da, in der Yoga-Stunde wirklich anzukommen, vom Alltag abzuschalten und sich auf seine Atmung zu konzentrieren.

Aufwärmen

Gestalten Sie das Aufwärmen so sanft, wie Sie es benötigen. Sie wärmen Flanken, Taille, Hüften, den oberen Rücken, Arme und Schultern auf, ebenso den Nacken.

Flankendehnung

Mit der Flankendehnung, siehe Abbildung 6.1, bearbeiten Sie Ihre Körperseiten. Diese Übung ist für das Aufwärmen gedacht, eignet sich aber auch während der Stunde als Dehnungsübung.

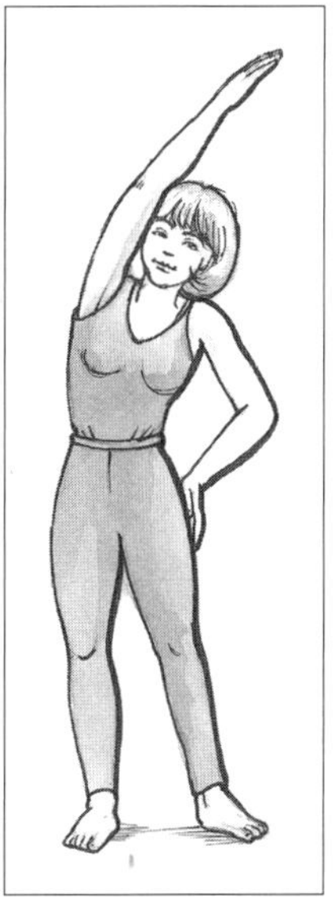

Abbildung 6.1: Flankendehnung

1. **Stehen Sie aufrecht, die Füße hüftbreit auseinander, die Arme seitlich hängen lassen.**
2. **Den rechten Arm seitlich nach oben führen. Die Handinnenfläche zeigt nach oben.**
3. **Die linke Hand halten Sie am linken Oberschenkel.**

Wenn Sie im Nacken, in der Wirbelsäule oder im unteren Rücken eine Spannung verspüren, können Sie den Stand verbreitern und die Knie etwas beugen. Lassen Sie die linke Hand an der Hüfte oder dem Oberschenkel, um den Druck vom unteren Rücken zu nehmen. Sie können auch die Dehnung variieren, also nur nach oben und nicht zur Seite dehnen.

4. **Drehen Sie den Kopf und schauen Sie über die linke Schulter. Strecken Sie den rechten Arm nach oben und außen, weniger nach links und unten.**
5. **Wenn Ihnen diese Stellung angenehm ist, können Sie den Kopf auch in Richtung des rechten Arms drehen.**

Falls Ihr Nacken in irgendeiner Weise verspannt ist, schauen Sie einfach nach vorn und entspannen.

6. **Kehren Sie in die Ausgangsstellung zurück und wiederholen Sie die Übung auf der anderen Seite.**

Was Sie bei dieser Haltung vermeiden sollten:

- ✔ Spannung im Nacken
- ✔ Die Schultern zu den Ohren hochziehen
- ✔ Den Rücken krumm machen

Katze

Die sogenannte Katze wird im Vierfüßlerstand ausgeführt. Die Übung ist ideal zum Aufwärmen der Rückenmuskulatur, aber auch die Bauchmuskeln werden damit »aufgeweckt«; sehen Sie dazu Abbildung 6.2.

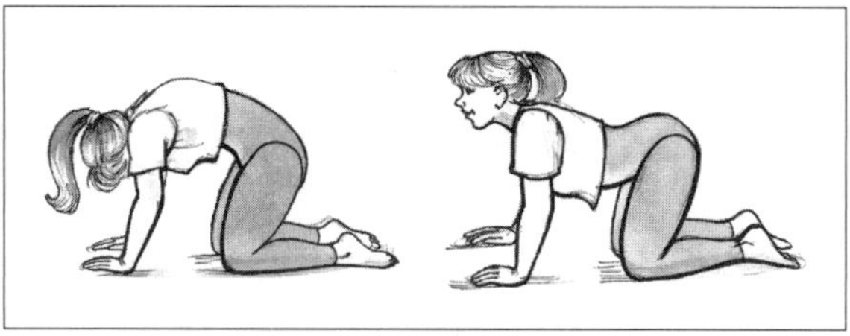

Abbildung 6.2: Die Katze

Die Übung eignet sich besonders für Schwangere, weil sich damit Schmerzen im unteren Rücken gut lindern lassen. Sie sollten die Dehnung im unteren Rücken jedoch nicht übertreiben und vorsichtshalber den Arzt befragen, ob Yoga für Sie geeignet ist.

1. **Im Vierfüßlerstand platzieren Sie die Hände in einer senkrechten Linie unter den Schultern und die Knie unter den Hüftgelenken. Obwohl Sie auf Knien sind, sollten Sie sich »aufgerichtet« fühlen, also die Wirbelsäule lang machen, den Nacken in Verlängerung der Wirbelsäule halten und nicht hängen lassen.**
2. **Atmen Sie zur Vorbereitung ein, und im Ausatmen runden Sie den Rücken und machen eine Art Katzenbuckel. Der Kopf und das Steißbein bewegen sich nach unten. Ziehen Sie die Bauchmuskeln ein.**
3. **Einatmend bewegen Sie den Rücken in die Gegenrichtung, er beschreibt nun einen umgekehrten Bogen (wie ein altes Pferd), der Nacken lang, sodass Sie leicht nach oben blicken.**

Wenn dies für den Nacken zu viel wird, den Kopf einfach neutral halten – Blick zum Boden.

4. **Wiederholen Sie diese Bewegung mehrere Male fließend. Lassen Sie sich von Ihrem Atmen führen.**

Was Sie bei dieser Übung vermeiden sollten:

- ✔ Die Bauchmuskeln vergessen und schlaff hängen lassen
- ✔ Die Biegung des Rückens übertreiben
- ✔ Den Nacken zusammenpressen, wenn Sie nach oben schauen

Knie an die Brust

Diese Übung dient zur Dehnung der Leisten, der Hüft- und Gesäßmuskulatur sowie der Oberschenkelrückseite (siehe Abbildung 6.3).

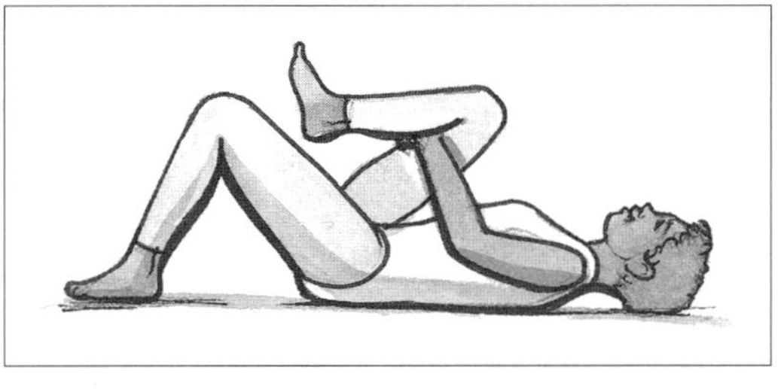

Abbildung 6.3: Knie an die Brust

1. **Liegen Sie auf dem Rücken, fühlen Sie bewusst, ob Sie gerade und symmetrisch liegen.**
2. **Beugen Sie die Knie und stellen Sie die Füße nahe dem Gesäß auf.**
3. **Heben Sie das rechte Knie und ziehen Sie es an die Brust. Greifen Sie dazu an das Schienbein oder hinten an das Knie.**

   Wenn in dieser Stellung die Hüften bequem und fest am Boden liegen, können Sie das linke Bein langsam ausstrecken. Doch sobald sich Nacken, Rücken oder Hüften vom Boden abheben wollen, sollten Sie das Bein wieder aufstellen. Wenn Sie sehr beweglich sind, können Sie das Bein vielleicht vollständig ablegen.

4. **Verbleiben Sie eine Minute in dieser Stellung und atmen Sie ruhig weiter. Dann legen Sie das rechte Bein wieder ab und wiederholen die Übung auf der anderen Seite.**

Was Sie bei dieser Haltung vermeiden sollten:

- ✔ Den Bodenkontakt der Hüften verlieren
- ✔ Der Kopf nach hinten fallen lassen
- ✔ Den Atem anhalten

Oberschenkeldehnung im Liegen

Diese Übung führt die vorangegangene Übung »Knie an die Brust« fort. Sie können damit die Oberschenkelrückseite des erhobenen Beins und die Hüftbeuger des anderen Beins vorn gut dehnen.

1. **Sie liegen auf dem Rücken, beide Knie angezogen, Füße auf dem Boden. Die Arme befinden sich zunächst seitlich am Körper.**
2. **Ziehen Sie das rechte Knie zur Brust, umfassen Sie mit beiden Händen den Oberschenkel hinten und strecken Sie den Fuß in Richtung Decke. Sie können den Fuß so halten, wie es Ihnen angenehm ist.**

   Sie sollten in der Lage sein, das erhobene Bein zu strecken. Wenn nicht, können Sie es leicht absenken. Wenn sich dies für Sie gut anfühlt, umfassen Sie das Bein mit den Händen dort, wo Sie gut hinkommen. Das kann am Schienbein sein, am Fußgelenk oder sogar am Fuß. Sie können auch versuchen, die Ferse nach oben zu schieben, sodass die Fußsohle direkt zur Decke »schaut«. Damit wird die Dehnung vertieft.

   Sind Sie sehr beweglich? Dann versuchen Sie einmal, das andere Bein auf dem Boden lang zu machen. Das Gesäß sollte dabei jedoch am Boden bleiben und die Wirbelsäule gerade.

3. **Halten Sie die Stellung etwa eine Minute und atmen Sie ruhig weiter. Konzentrieren Sie sich auf die Wahrnehmung der Dehnung. Dann senken Sie das Bein langsam ab und ruhen einen Moment aus, indem Sie beide Beine heranziehen. Dann ist die andere Seite dran.**

Was Sie bei dieser Haltung vermeiden sollten:

- ✔ Das Gesäß vom Boden lösen oder ins Hohlkreuz fallen
- ✔ Das erhobene Bein beugen
- ✔ Die Schultern nach vorn ziehen

Standhaltungen und Vorbeugen

Diese Asanas können Sie als Teil einer Übungsreihe praktizieren oder als einfache Dehnungsübung. Sie können sie mehrere Male nacheinander wiederholen, ganz so, wie es Ihnen angenehm ist.

Die Berghaltung – Tadasana

Nichts scheint einfacher, als einfach dazustehen, doch die Berghaltung wird jeden Übenden eines Besseren belehren. Allerdings nur, wenn sie achtsam und korrekt ausgeführt wird. Sie sollten die Berghaltung oft praktizieren, denn Sie können wirklich viel damit bewirken und zwischen anderen Asanas immer wieder für ein kurzes Innehalten zu dieser Grundhaltung zurückkehren. Die Berghaltung, die auf der Schummelseite vorn im Buch zu sehen ist, bereitet die Grundlage für die Stabilität und Balance, die Sie für die anderen Standhaltungen benötigen.

1. **Stehen Sie aufrecht, die Füße stehen parallel und hüftbreit auseinander. Die Arme hängen seitlich herab, die Handinnenflächen zeigen in Richtung Oberschenkel.**
2. **Stellen Sie sich vor, dass eine Schnur in der Mitte des Kopfes Sie nach oben zieht. Sie stehen aufrecht im Lot. Die Wirbelsäule ist aufgerichtet, das Brustbein leicht erhoben, die Schultern zeigen nach unten, hinten und außen. Bringen Sie aber keine überflüssige Spannung in die Haltung hinein.**
3. **Atmen Sie tief und konzentrieren Sie sich auf den gesamten Körper, so wie Sie dort stehen.**

   Wenn Sie sich stabil fühlen, können Sie die Augen schließen. Doch Vorsicht! Mit geschlossenen Augen ist es schwierig, das Gleichgewicht zu halten, weil die visuellen Orientierungspunkte, die das Auge liefert, fehlen. Sie müssen die Muskeln und Nerven in den Füßen und Fußgelenken gut einsetzen, um Ihre Stellung im Raum wahrzunehmen.

4. **Fühlen Sie, wie Ihr Eigengewicht gleichmäßig auf den Fußsohlen lastet. Die Fußgewölbe sind erhoben. Gesicht, Kiefer und Augen sind entspannt.**
5. **Wenn Sie aufhören möchten, lockern Sie die Haltung und schütteln leicht die Arme aus.**

Was Sie bei dieser Haltung vermeiden sollten:

- ✔ Lässigkeit

- Eingefallene Brust
- Das Gewicht auf den Fersen

Die Vorbeuge aus dem Stand – Uttanasana

Dieses Asana, wie in Abbildung 6.4 gezeigt, scheint auf den ersten Blick ebenfalls ziemlich einfach zu sein, erfordert jedoch kontinuierliche Körperarbeit. Bei der Vorbeuge aus dem Stand werden viele Muskeln gedehnt: die Oberschenkelrückseiten, die Waden, die Achillessehnen und selbstverständlich auch der Rücken. Um Uttanasana zu praktizieren, sollte man bereits gut aufgewärmt sein.

Wer Rückenprobleme hat, sollte zunächst seinen Arzt zurate ziehen. Bei Augenbeschwerden wie zum Beispiel erhöhtem Augeninnendruck oder bei erhöhtem Blutdruck sollte man ebenfalls vorsichtig sein, weil die Vorbeuge als Vorbereitung der Umkehrhaltungen gilt. Wie bei allen Umkehrhaltungen ist bei dieser Übung der Kopf tiefer als das Herz, sodass vermehrt Blut Richtung Kopf fließt.

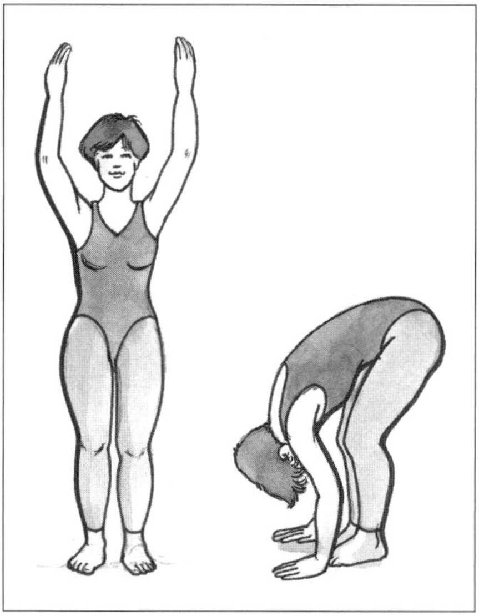

Abbildung 6.4: Vorbeuge aus dem Stand

1. **Beginnen Sie in Tadasana, der Berghaltung.**
2. **Atmen Sie ein und strecken Sie die Arme über vorn nach oben.**

3. **Im Ausatmen beugen Sie sich über die Beckenachse nach vorn. Versuchen Sie, nicht in der Taille abzuknicken, sondern sich aus der Hüfte heraus zu bewegen. Sobald Sie spüren, dass es im Rücken oder den hinteren Muskeln der Beine zieht, beugen Sie leicht die Knie. So kommen Sie leichter nach unten. Verlagern Sie das Gewicht nach vorn auf die Fußballen.**

4. **Entspannen Sie Ihren Nacken und lassen Sie den Kopf einfach locker hängen. Berühren Sie mit den Händen den Boden, wenn es geht. Atmen nicht vergessen!**

   Wenn Ihre Hände nicht ganz bis auf den Boden reichen, können Sie einen Holzklotz oder ein dickes Buch vor sich ablegen, auf dem Sie Ihre Hände ausruhen können. Wenn Ihnen das unbequem vorkommt, können Sie die Hände auch auf den Schenkeln ruhen lassen.

5. **Wenn Sie die Haltung beenden wollen, rollen Sie den Rücken ganz langsam wieder nach oben. Stellen Sie sich vor, Sie würden die einzelnen Wirbel wie Bauklötze Stück für Stück wieder aufeinandersetzen, der Kopf richtet sich erst ganz am Schluss auf. Die Arme hängen dabei ganz locker seitlich neben dem Körper.**

   Beachten Sie bitte: Wenn Sie kräftig genug sind, können Sie die Haltung nach Schritt 4 auch anders auflösen. Breiten Sie dazu die Arme seitlich aus und heben Sie den Rumpf mit der Kraft der Bauchmuskeln aus der Hüfte, indem Sie die Arme gleichzeitig nach oben führen, bis Sie sich wieder im aufrechten Stand befinden. Dies ist jedoch nichts für Yoga-Anfänger, wenn die Bauch- und Rückenmuskulatur noch nicht genügend gestärkt ist.

Was Sie bei dieser Haltung vermeiden sollten:

✔ Die Knie zum Durchstrecken zwingen

✔ Die Nackenmuskulatur anspannen

Die Dreieckshaltung – Trikonasana

Die Dreieckshaltung, wie in Abbildung 6.5 zu sehen, fühlt sich zunächst etwas sonderbar an und man braucht einen guten Gleichgewichtssinn, um die Stellung halten zu können. Doch wenn Sie die Übung erst einmal gewohnt sind (und den Hintern nicht mehr nach hinten strecken!), werden Sie die Eleganz der Bewegung spüren. Sie dehnen damit nahezu alle Muskelpartien: die Oberschenkelrückseiten, Rücken, Flanken und Hüften. Wenn Sie die Haltung vollständig ausführen, bearbeiten Sie auch Schultern, Nacken und Arme. Gibt's sonst noch was?

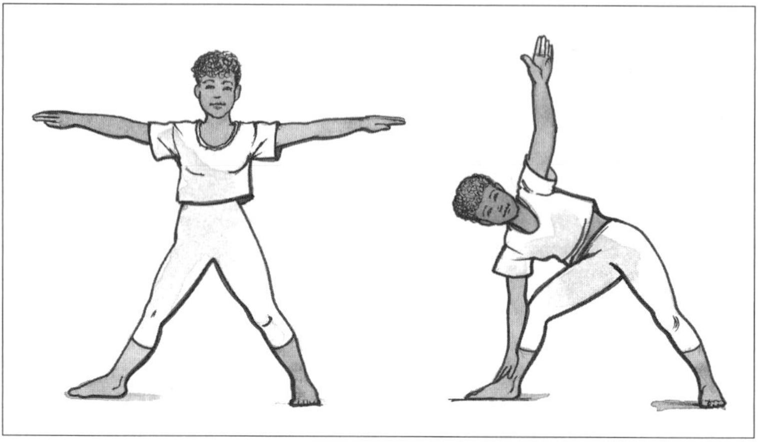

Abbildung 6.5: Die Dreieckshaltung

1. **Beginnen Sie in Tadasana, der Berghaltung. Gehen Sie dann in die Grätsche, die Füße sind etwa eine Beinlänge auseinander.**
2. **Drehen Sie den rechten Fuß etwa um 90 Grad auswärts, sodass die Zehen direkt nach rechts weisen.**
3. **Den linken Fuß drehen Sie leicht einwärts, etwa 30 bis 45 Grad, so wie es Ihnen angenehm ist.**

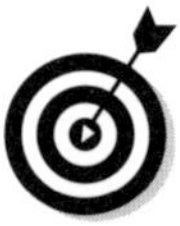

Um die Stellung der Füße zu kontrollieren, stellen Sie sich eine gerade Linie vor, die von den Zehen des rechten Fußes durch die Ferse bis zum Gewölbe des linken Fußes reicht.

4. **Heben Sie die Arme seitlich in Schulterhöhe, Handinnenflächen nach unten. Bringen Sie Länge in die Arme und Schultern. Stellen Sie sich vor, wie die Fingerspitzen nach außen wandern. Fühlen Sie die Stärke.**
5. **Atmen Sie ein und verschieben Sie dabei die rechte Hüfte nach links unten, so als ob Sie jemanden mit der Hüfte wegschubsen wollten. Beim Ausatmen senken Sie den rechten Arm, bis die Hand etwa das Schienbein erreicht. Wenn die Bewegung Ihnen leichtfällt, können Sie auch das Fußgelenk fassen oder die Hand sogar auf den Boden legen.**

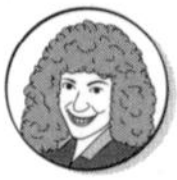

An dieser Stelle kann ein Holzklotz wieder mal gute Dienste leisten. Stützen Sie Ihre Hand auf den Klotz, wird der Rücken etwas entlastet. Sie können das Knie auch gerne beugen, solange Sie noch ungeübt sind.

6. **Der linke Arm zeigt jetzt nach oben zur Decke. Gehen Sie mit dem Bewusstsein in die obere Hand, lassen Sie sie nicht einfach hängen. Wenn es Ihr Nacken zulässt, können Sie auf diese erhobene Hand blicken. Wenn nicht, schauen Sie geradeaus.**

7. **Wenn Sie in der Stellung angekommen sind, versuchen Sie, Fersen, Gesäß und Schultern in einer Linie zu halten. Ihr Körper macht sich also ganz flach, als ob Sie zwischen zwei Wänden stehen würden.**

8. **Halten Sie die Dreieckshaltung und atmen Sie. Kehren Sie dann in Tadasana zurück, indem Sie zuerst die Haltung der Arme lösen, sich aufrichten und dann die Beine wieder zusammennehmen. Nachdem Sie auf einer Seite mehrere Male geübt haben, wechseln Sie die Seite.**

Was Sie bei dieser Haltung vermeiden sollten:

✔ Das Gesäß nach hinten schieben

✔ Ellbogen und Hand ohne Spannung halten

✔ Den Nacken strapazieren

Die Heldenhaltung – Virabhadrasana

Die Helden- oder Kriegerhaltung, wie in Abbildung 6.6 gezeigt, ist ein traditionelles Asana, das in den meisten Yoga-Kursen gern praktiziert wird. Das Schöne an dieser Haltung ist, dass sie vielfach variiert werden kann, sodass Anfänger wie Fortgeschrittene das Kraftvolle dieser Haltung spüren können. Wer bereits geübt ist, wird zum Beispiel die Beine stärker absenken und dadurch die Muskeln etwas mehr fordern. In der Heldenhaltung wird der gesamte Hüft- und Leistenbereich gedehnt, ebenso die Innenseiten der Schenkel, die Arme, der Rücken und die Schultern, ganz zu schweigen von der inneren Haltung und dem Selbstbewusstsein, das gestärkt wird!

Versuchen Sie zu spüren, wie die anmutige Kraft und Stärke der Heldenhaltung sich auf Ihre innere Befindlichkeit überträgt. Brustraum und Herzgegend sind weit geöffnet, doch die Beine stehen fest auf dem Boden. Lassen Sie den Blick nicht durch den Raum wandern, sondern fixieren Sie einen Punkt vor sich.

1. **Stehen Sie in Tadasana, der Berghaltung. Treten Sie dann mit dem linken Bein zurück, etwa eine Beinlänge.**

2. **Drehen Sie den linken Fuß etwas nach außen, sodass die Zehen nach links zeigen. Achten Sie jedoch darauf, dass das Bein insgesamt hinter dem Rumpf ist und nicht nach links ausweicht. Der Fuß des rechten Beins zeigt geradeaus nach vorn.**

3. **Drehen Sie die Hüften so, dass beide Beckenknochen wie zwei Scheinwerfer nach vorn zeigen. Setzen Sie die Bauch- und Rumpfmuskulatur ein, vielleicht müssen Sie dafür den linken Fuß etwas näher heranholen.**

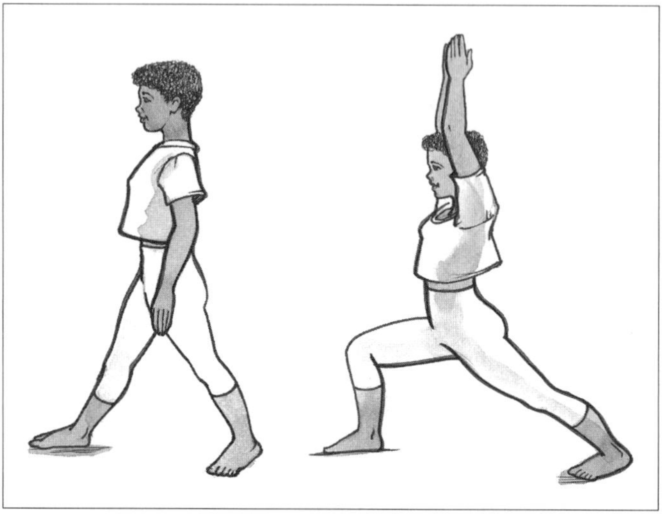

Abbildung 6.6: Die Heldenhaltung

4. **Atmen Sie erst ein, dann aus und strecken Sie die Arme gerade aus vor sich, Handflächen zusammen. Heben Sie die geschlossenen Hände und beugen Sie gleichzeitig das vordere Knie.**

Achten Sie darauf, dass das gebeugte Knie sich genau über dem Fuß befindet und nicht über die Zehen hinausragt! Wenn dies der Fall ist, heben Sie entweder das Knie oder verlängern den Ausfallschritt.

5. **Halten Sie die Stellung und atmen Sie. Wenn Sie bereits fortgeschritten sind, können Sie versuchen, im Stand noch etwas tiefer zu gehen.**
6. **Halten Sie die Stellung einige Atemzüge lang, strecken Sie dann das vordere Knie und senken Sie die Arme. Kehren Sie in die Berghaltung zurück.**
7. **Wiederholen Sie die Stellung auf der anderen Seite.**

Was Sie bei dieser Haltung vermeiden sollten:

- ✔ Ins Hohlkreuz fallen und die Schultern nach hinten neigen
- ✔ Hände und Ellenbogen ohne Spannung halten

Der Hund mit dem Gesicht nach unten – Adho muka shvanasana

Wie ein Hund, der am Boden schnüffelt, so sieht dieses Asana ein bisschen aus, weil Sie das Gesicht möglichst nahe zum Boden bringen (siehe Abbildung 6.7). Mit der Haltung des Hundes dehnen Sie den Rücken, die Rückseiten der Beine, die Achillessehnen, Schultern, Arme und Handgelenke. Der Oberkörper wird gestärkt und durch die Umkehr wird das Gehirn besser durchblutet.

Wer Rückenprobleme hat, sollte zunächst seinen Arzt um Rat fragen. Wie bei allen Umkehrhaltungen sollten Sie auch hier vorsichtig sein, wenn Sie Augenprobleme oder erhöhten Blutdruck haben.

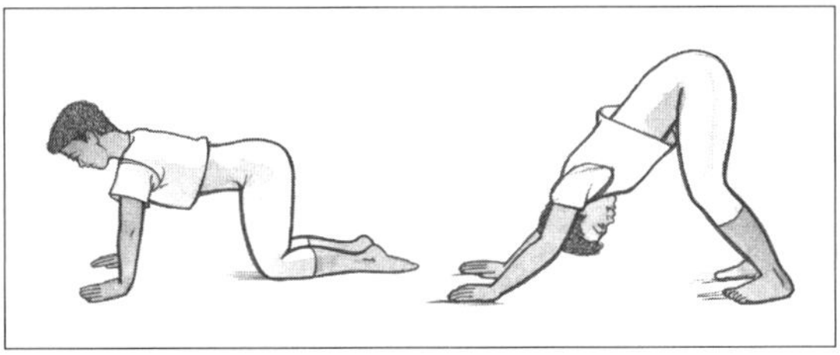

Abbildung 6.7: Der Hund mit dem Gesicht nach unten

Für Yogis ist der Hund eine Haltung zum Ausruhen. Ich würde eher sagen, dass sie einem erst nach einer anstrengenden Stunde Power Yoga wie Ausruhen vorkommt! Für diejenigen, die Yoga eher zur Entspannung üben, bedeutet die Haltung des Hundes doch einige Körperarbeit. Machen Sie sich also keine Sorgen, wenn Sie bei dieser Haltung außer Atem kommen und danach eine Ausgleichshaltung brauchen. Mehr dazu später.

Den Hund kann man aus verschiedenen anderen Stellungen beginnen: aus der Vorbeuge, aus dem Vierfüßlerstand (am leichtesten) und sogar aus der sogenannten Bretthaltung (dazu weiter hinten in diesem Kapitel mehr). Ich zeige Ihnen hier, wie Sie aus dem Vierfüßlerstand in den Hund kommen. In Kapitel 7 kombiniere ich den Hund mit der Kobra sowie mit der Bretthaltung und der Heldenhaltung.

1. **Beginnen Sie im Vierfüßlerstand.**
2. **Atmen Sie ein und stellen Sie die Zehen auf.**
3. **Im Ausatmen heben Sie das Becken und den Rücken, sodass Ihr Körper nun ein umgekehrtes V zeigt. Die Arme sind gestreckt. Versuchen Sie mit den Fersen auf den Boden zu kommen.**
4. **Halten Sie den Kopf zwischen den Oberarmen, sodass der Nacken entspannt ist.**

5. **Wenn Sie in der Haltung angekommen sind, verlagern Sie das Gewicht auf die Füße, die Sitzbeine streben nach oben und hinten. Dadurch machen Sie die Taille und den Rücken lang. Das Brustbein strebt zum Boden.**

Lassen Sie sich Zeit! Sie können die Knie zunächst auch etwas gebeugt halten, damit Sie an der Rückenstreckung arbeiten können.

6. **Wenn Sie die Haltung auflösen wollen, gehen Sie wieder in den Vierfüßlerstand zurück.**

   Zum Ausgleich wollen Sie vielleicht in die sogenannte Kind- oder Embryostellung gehen, die weiter hinten in diesem Kapitel erläutert wird.

Wenn Ihnen in der Haltung die Handgelenke wehtun, können Sie die Hände auch zur Faust formen und Ihr Gewicht bei geraden Handgelenken auf den Knöcheln ruhen lassen. Oder Sie legen sich etwas unter die Handteller, sodass die Handgelenke nicht so stark gebogen werden müssen.

Was Sie bei dieser Haltung vermeiden sollten:

- ✔ Beim ersten Mal zu lange in der Haltung verweilen
- ✔ Die Bauchmuskeln durchhängen lassen

Sein Gleichgewicht finden

In den Lehren des Yoga geht es um die richtige Balance im Leben, um das Gleichgewicht von Arbeit und Geist, von Himmel und Erde. Die Gleichgewichtshaltungen im Yoga lehren den Übenden, fest geerdet auf dem Boden zu stehen und innerlich wie äußerlich so stabil zu werden, dass einen nicht jeder Windhauch umwerfen kann.

Das Yoga kennt viele Gleichgewichtsübungen, ich zeige Ihnen hier nur die geläufigste: den Baum. Die anderen Balancehaltungen erfordern zum Teil sehr viel Kraft, sowohl geistige Kraft als auch Muskelkraft. Diese Stellungen halten zu können, ist eine wundervolle Erfahrung.

Der Baum – Vrikshasana

Fühlen Sie sich so, als würden aus Ihren Fußsohlen Wurzeln in den Boden wachsen. Je größer und stärker Sie sich Ihr eigenes Selbst vorstellen und je klarer Sie im Geist sind, desto einfacher wird Ihnen die Baumhaltung fallen. Sie stärken damit den unteren Körper, also Füße, Fußgelenke und Beinmuskeln, aber auch der Rumpf mit Bauch und Rücken wird gestärkt. Abhängig von der Armhaltung können Sie auch Schultern und Arme stärken. Abbildung 6.8 zeigt eine Variante der Baumhaltung, zwei weitere Varianten erläutere ich Ihnen.

1. **Beginnen Sie in Tadasana, der Berghaltung.**
2. **Atmen Sie ein und heben Sie im Ausatmen den linken Fuß leicht, Zehen nach unten. Drehen Sie das Bein aus und legen Sie die Fußsohle an der Innenseite des rechten**

Beins ab, dort, wo es Ihnen angenehm ist. Wenn Sie die Haltung das erste Mal ausprobieren, genügt es, die Fußsohle an das Fußgelenk des rechten Beins zu legen. Ihr Ziel ist es aber, den Fuß an der Oberschenkelinnenseite abzulegen, so wie in Abbildung 6.8 gezeigt.

Sie sollten den Fuß nie gegen das Knie drücken – das Kniegelenk sollten Sie immer schützen.

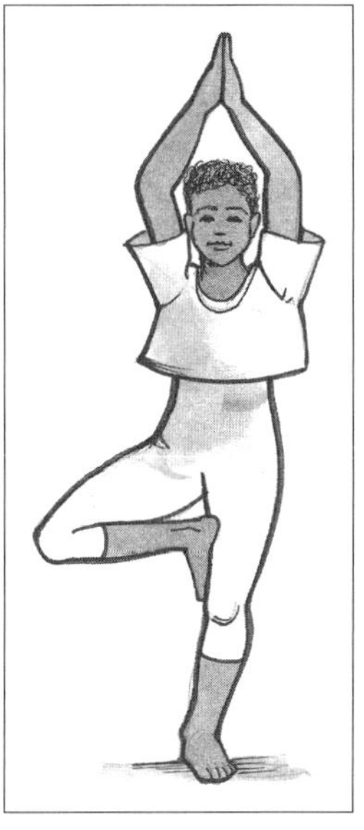

Abbildung 6.8: Der Baum

3. **Fixieren Sie einen Punkt vor sich. Werden Sie groß und heben Sie das Brustbein. Ruhig atmen.**

4. **Wenn Sie das Gleichgewicht gefunden haben, atmen Sie ein und beim Ausatmen heben Sie die Arme über den Kopf, die Handflächen zeigen nach oben. Bringen Sie die Handflächen über dem Kopf zueinander.**

5. **Sie sind jetzt ein Baum. Stellen Sie sich vor, wie tief verwurzelt Sie sind. Wie groß. In sich ruhend. Atmen Sie.**

6. **Wenn Sie die Haltung wieder auflösen wollen, senken Sie zuerst die Arme, dann das erhobene Bein – alles ganz langsam, bitte! – und kehren Sie in die Berghaltung zurück.**

7. **Wiederholen Sie die Haltung mit dem anderen Bein.**

Vielleicht fühlt sich die andere Seite wackliger an. Jeder Mensch hat seine Schokoladenseite. Üben Sie die schwächere Seite zuerst.

Was Sie bei dieser Haltung vermeiden sollten:

- ✔ Eine Hüfte hochziehen oder seitlich schief werden
- ✔ Die Schultern hochziehen
- ✔ Das Atmen vergessen!

Als Anfänger können Sie die Hände auch seitlich halten oder in die Hüften stützen. Versuchen Sie einmal, die Arme nur bis in Schulterhöhe zu heben. Oder eine andere Variante: Nehmen Sie die Arme über den Kopf, versuchen Sie, die Ellenbogen zu strecken und die Arme etwas hinter den Kopf zu führen. Die Hände berühren sich dabei nicht.

Gemütlich ist anders – Asanas im Sitzen

Sie können einfach dasitzen, oder Sie können sitzen und sich zugleich dehnen und biegsam werden. Die beiden folgenden Abschnitte präsentieren Sitzhaltungen, die als Dehnung wirken.

Schmetterling – Baddha Konasana

Wenn Ihre Muskulatur an den Hüften und Oberschenkeln verkürzt ist, wird Ihnen dieses Asana ziemlich schwierig vorkommen. Manche Menschen fühlen sich in dieser Winkelhaltung jedoch vom ersten Augenblick an pudelwohl, auch wenn sie ihre Beweglichkeit dort nie trainiert haben. Das kommt daher, dass die Hüftgelenke bei jedem Menschen etwas anders ausgerichtet sind – eher nach vorn oder etwas seitlich. Die anatomischen Voraussetzungen sind also einfach unterschiedlich.

Benutzen Sie eventuell eine gefaltete Decke oder ein Polster als Sitzunterlage, sodass die Wirbelsäule leichter aufgerichtet wird. Die Schmetterlingshaltung, wie in Abbildung 6.9 gezeigt, dehnt die Hüftmuskulatur, den Beckenboden und die Oberschenkelinnenseite. Der Rücken wird gekräftigt. Wenn Sie sich nach vorn beugen, wird der Rücken zusätzlich gedehnt.

1. **Sitzen Sie aufrecht und beugen Sie die Knie, sodass die Fußsohlen vor dem Becken zusammenkommen. Bringen Sie die Fersen möglichst nahe an die Leisten heran, doch nur so weit, wie Sie noch aufrecht sitzen können.**

   Fangen Sie nicht damit an, in dieser Position mit den Knien auf und ab zu wippen, wie man das früher gemacht hat! Für die Beweglichkeit bringt das nichts, Sie sehen damit nur aus wie ein hilfloser Vogel, der mit den Flügeln flattert und es nicht schafft abzuheben.

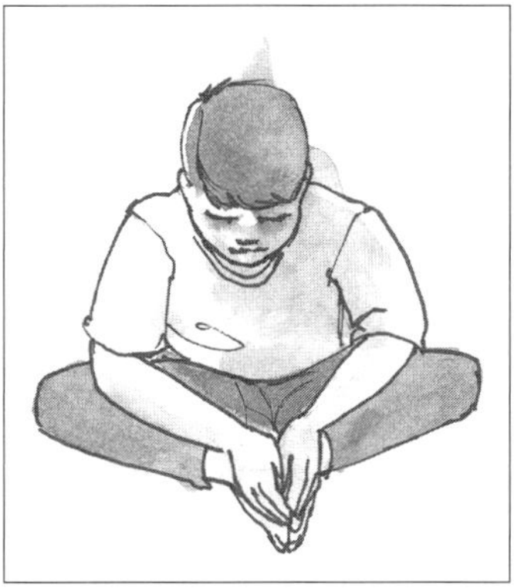

Abbildung 6.9: Der Schmetterling

2. **Atmen Sie ein; beim Ausatmen bringen Sie die Wirbelsäule in die Länge; versuchen Sie, vor allem im unteren Rücken zu wachsen. Vielleicht können Sie sich leicht nach vorn beugen, doch Sie sollten nicht in sich zusammensinken, der Brustkorb ist erhoben. Für Anfänger ist es ausreichend, aufrecht zu sitzen.**
3. **Bei jedem Ausatmen entspannen Sie Ihre Muskeln, die Knie können noch weiter nach unten sinken.**

Was Sie bei dieser Haltung vermeiden sollten:

✔ In sich zusammensinken, um mit der Brust in Richtung Füße zu kommen

✔ Den Atem anhalten

Die Vorbeuge über beide Beine – Pashcimottasana

Wer schon einmal herkömmliche Fitnessgymnastik gemacht hat, dem wird diese Haltung bekannt vorkommen. Doch mit Achtsamkeit und Bewusstheit ausgeführt, bekommt dieses Asana eine ganz andere Qualität. Sie dehnen damit die gesamte Rückseite des Körpers. Abbildung 6.10 zeigt, wie die Haltung aussieht.

Wenn Sie im Langsitz, das heißt mit ausgestreckten Beinen, nicht bequem aufrecht sitzen können, legen Sie sich bitte ein Polster oder eine gefaltete Decke unter das Gesäß.

1. **Sitzen Sie aufrecht mit langen Beinen auf dem Boden. Die Wirbelsäule ist aufgerichtet und die Arme liegen seitlich an.**
2. **Atmen Sie ein und heben Sie die Arme über den Kopf, die Handflächen zeigen zueinander.**

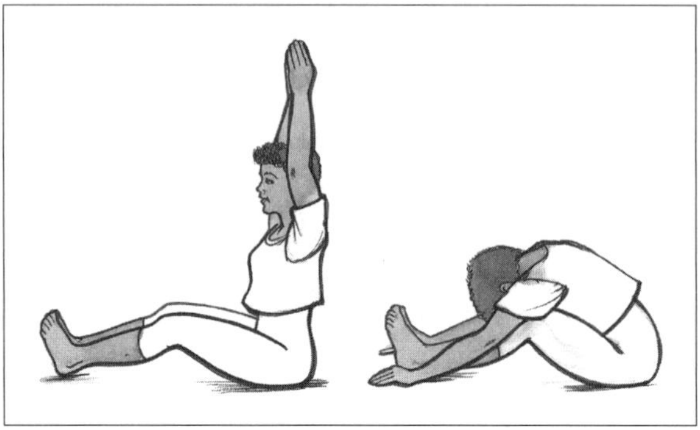

Abbildung 6.10: Die Vorbeuge über beide Beine

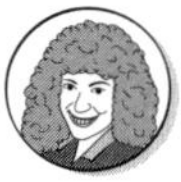

Sie können die Arme sowohl über vorn als auch seitlich nach oben führen. Wählen Sie die Variante, die Ihnen am besten gefällt und die Sie kontrolliert ausführen können.

3. **Strecken Sie die Arme und das Brustbein nach vorn, indem Sie sich aus der Hüfte heraus langsam nach vorn beugen.**

   Solange Ihr Rücken noch nicht dehnbar genug ist, können Sie die Beine leicht gebeugt halten. Wenn Sie mit den Händen nur seitlich bis zu den Schenkeln kommen, ist das in Ordnung. Wichtig ist der gerade Rücken.

4. **Atmen Sie bewusst und nutzen Sie das Ausatmen, um die Muskeln in Ihrer Vorstellung zu entspannen, sodass Sie weiter nach vorn kommen.**

5. **Kehren Sie zurück in die Sitzposition.**

6. **Beugen Sie die Knie und schütteln Sie die Beine etwas aus. Wiederholen Sie die Übung dann noch einmal.**

Was Sie bei dieser Haltung vermeiden sollten:

- ✔ Einen runden Rücken machen und über der Brust zusammensinken
- ✔ Über die Schultern und nicht aus dem Becken heraus nach vorn kommen

Im Liegen üben – Asanas auf dem Boden

In diesem Abschnitt zeige ich Ihnen einige Haltungen, bei denen Sie nahe am Boden üben. Nein, zum Ausruhen hinlegen dürfen Sie sich noch nicht, das kommt später. Diese Übungen sind ziemlich harte Arbeit! In Kapitel 7 werden sie Ihnen als Teil der Vinyasa-Übungsreihen noch einmal begegnen.

Die Bretthaltung

Der Begriff »Brett« beschreibt sehr genau, was Sie in dieser Haltung machen: Sie verharren starr und steif wie ein Brett in einer Liegestützposition, wie in Abbildung 6.11 zu sehen ist. Klingt einfach? Warten Sie ab, bis Sie selbst einige Minuten in der schiefen Ebene stabil bleiben! Die Bretthaltung ist besonders anspruchsvoll, sie kräftigt den gesamten Körper, vom Oberkörper bis zu den Zehen.

Die Bretthaltung wird üblicherweise als Teil einer fließenden Yoga-Reihe praktiziert (obwohl in keiner alten Yoga-Schrift steht, dass man dieses Asana nicht isoliert üben darf!), so zum Beispiel als Teil des Sonnengrußes. Die Bretthaltung ist nichts für den Anfang einer Yoga-Sitzung, doch zum Ende der Aufwärmphase oder zur gründlichen Vorbereitung auf eine intensive Dehnungsübung während der Stunde eignet sie sich sehr gut.

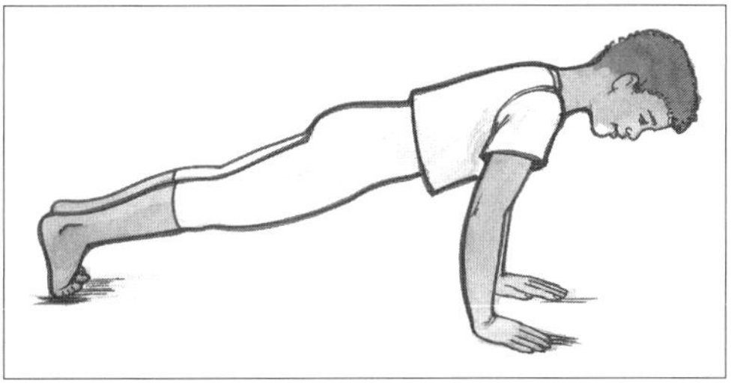

Abbildung 6.11: Die Bretthaltung

Ich zeige Ihnen, wie Sie aus einer Standhaltung in die Bretthaltung kommen, sodass Sie das Gefühl dafür bekommen. Normalerweise gelangen Sie aus einer anderen Stellung in das Brett, wie in Kapitel 7 gezeigt wird.

1. **Beginnen Sie in Tadasana, der Berghaltung.**
2. **Folgen Sie der Anleitung für die Vorbeuge aus dem Stand (Uttanasana), weiter vorn in diesem Kapitel. Beugen Sie die Knie, sodass Sie die Hände bequem vor den Füßen ablegen können.**
3. **Wandern Sie mit den Händen Schritt für Schritt nach vorn, bis der Körper lang und die Hände unter den Schultern sind. Halten Sie dabei die Bauchmuskeln gespannt. Die Arme sind gestreckt, die Finger zeigen gerade nach vorn. Nacken und Schultern sind entspannt, der Nacken bildet die Verlängerung der Wirbelsäule. Jetzt sind Sie ein Brett.**
4. **Halten Sie diese Stellung einige Sekunden lang. (Atmen nicht vergessen.)**
5. **Lösen Sie das Brett, indem Sie die Knie beugen und dann den ganzen Körper ablegen. Oder als Variante: Atmen Sie zur Vorbereitung ein und beim Ausatmen heben Sie das Becken nach oben und hinten. Sie kommen so in die Haltung des Hundes. Von da aus gehen Sie in die Vorbeuge aus dem Stand, indem Sie mit den Füßen auf die Hände zugehen.**

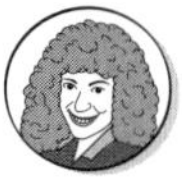

Die Bretthaltung hat viele Varianten, ebenso viele Varianten gibt es, um die Haltung aufzulösen, mit einem Bein oder beiden Beinen, nach unten, nach vorn oder zurück. Ich liebe die Bretthaltung wegen ihres kraftvollen Gleichgewichts und der Verbindung zwischen Erde und Sonne. Versuchen Sie in der Bretthaltung ein Gefühl dafür zu entwickeln, den oberen Rücken zu weiten. Spreizen Sie den Bereich zwischen Ihren Schulterblättern, anstatt dort einzusinken. Schieben Sie die Fersen nach hinten und strecken Sie die Knie.

Wer anfangs noch nicht genügend Kraft hat, kann die Knie auf dem Boden ablegen und die Körperpartien von den Knien bis zum Kopf wie ein steifes Brett halten.

Was Sie bei dieser Haltung vermeiden sollten:

- ✔ Den Kopf hängen lassen
- ✔ In der vollständigen Bretthaltung die Knie beugen
- ✔ Die Schultern anspannen

Die Raupe

Diese Stellung wird normalerweise nicht separat gelehrt. Ich finde sie jedoch eher schwierig zu erfassen, weil sie für den westlichen, im Yoga ungeübten Menschen sehr ungewohnt ist. Das Gesäß zeigt dabei nach oben, während Brust und Stirn – wie bei einer kriechenden Raupe – unten sind. Ich gehe Schritt für Schritt durch die Bewegungsabfolge; Abbildung 6.12 illustriert die Bewegung. Bei den Übungsreihen wird die Raupe oft nach der Bretthaltung praktiziert. Dabei stärken Sie auch den ganzen Oberkörper.

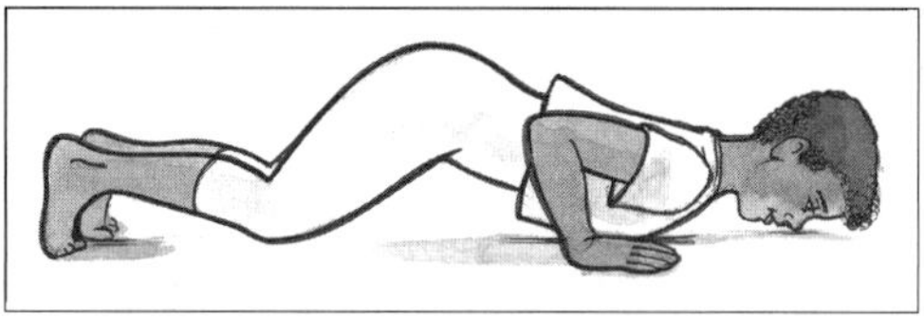

Abbildung 6.12: Die Raupe

1. **Beginnen Sie in der vollständigen Bretthaltung, die Knie sind vom Boden gelöst.**
2. **Legen Sie die Knie auf dem Boden ab, ohne die Position der Füße oder Hände zu verändern.**
3. **Halten Sie die Ellenbogen nahe bei den Rippen, beugen Sie die Ellenbogen, indem Sie Brust, Kinn und Nase zum Boden führen. Das Gesäß bleibt weiter in der Luft.**

   Die Haltung fühlt sich ungefähr so an, als müssten Sie unter eine Kommode kriechen, um nach einem verlorenen Gegenstand zu suchen.

4. **Halten Sie die Stellung und atmen Sie ruhig. (In der Haltung können Sie sich auch von der Bretthaltung ausruhen.) Lösen Sie die Haltung auf, indem Sie sich einfach auf den Boden sinken lassen oder das Gesäß zurückschieben und in die Kindstellung gehen (siehe dazu den Abschnitt »In Ausgleichshaltungen Ruhe finden« weiter hinten in diesem Kapitel).**

Als einfache Variante können Sie die Knie ganz absenken, Brust, Kinn und Nase jedoch leicht über dem Boden schweben lassen.

Eine fortgeschrittene Variante ist es, wenn Sie die Knie gestreckt lassen und die Ellenbogen so weit beugen, dass Sie die Brust brettähnlich ein paar Zentimeter über dem Boden halten. Das Gesäß ist leicht erhoben, wird aber nicht hoch in die Luft gestreckt.

Was Sie bei dieser Haltung vermeiden sollten:

- ✔ Kopf und Kinn fallen lassen
- ✔ Bauchmuskeln hängen lassen
- ✔ Die Finger nach innen oder außen legen

Die Kobra – Bhujangasana

❗ Die Kobra ist eine schöne Stellung, die jeder zu kennen scheint oder vielleicht sogar als Teil eines traditionellen Trainings bereits praktiziert. Doch mit der Rückbeuge der Kobrahaltung sollte man sehr vorsichtig umgehen – vor allem, wenn Sie Rückenbeschwerden haben. Mit der Kobra wird der Rücken gedehnt und der Brustraum wird geöffnet, wie in Abbildung 6.13 zu sehen ist.

Wer viel am Schreibtisch arbeitet oder viel im Auto am Steuer sitzt (oder auf der Couch lümmelt), sitzt oft eingefallen und mit gerundetem Rücken. Yoga-Stellungen mit Rückbeugen sollten deshalb langsam und mit Geduld erarbeitet werden.

Ich beginne mit der einfachen Kobra und zeige Ihnen auch eine anspruchsvollere Variante. Entscheiden Sie, welche Ihnen gut tut, vielleicht können Sie die Stellungen auch abwechseln.

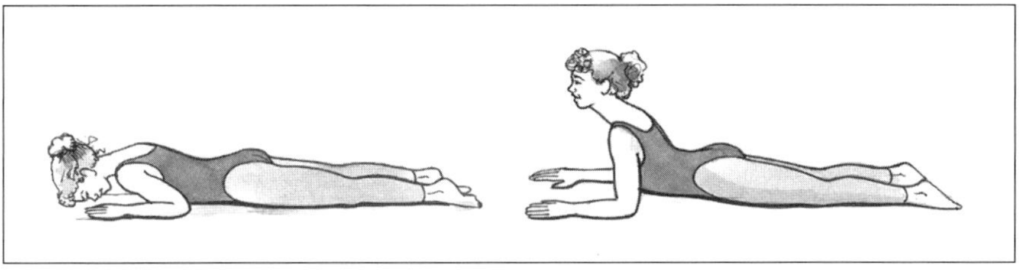

Abbildung 6.13: Die Kobra

1. **Legen Sie sich in die Bauchlage, die Stirn auf den Boden.**

Auch in der Bauchlage sind die Bauch- und Beckenbodenmuskeln aktiv. Niemand kann sie sehen, deshalb liegt es ganz an Ihnen, die Muskeln zur Unterstützung der Rückenmuskulatur einzusetzen.

2. **Legen Sie die Hände neben dem Gesicht in Höhe der Schläfen auf den Boden.**
3. **Atmen Sie ein und drücken Sie sich ausatmend mit den Unterarmen vom Boden ab, sodass sich der Oberkörper hebt. Heben Sie sich nur so weit, dass die Ellenbogen und Hüftknochen noch am Boden bleiben. Machen Sie Ihren Rücken lang, im Brustraum entsteht Weite.**

Achten Sie darauf, den Kopf nicht in den Nacken zu legen. Spüren Sie vielmehr, wie der Nacken lang wird, und schauen Sie lieber geradeaus.

4. **Halten Sie die Stellung kurz und atmen Sie ruhig. Mit dem Ausatmen lösen Sie die Haltung wieder auf und senken den Oberkörper ab.**

   Die Kindstellung ist auch hier der ideale Ausgleich (siehe dazu den Abschnitt »In Ausgleichshaltungen Ruhe finden« weiter hinten in diesem Kapitel).

Probieren Sie auch mal folgende Varianten aus:

- ✔ Heben Sie den Kopf und die Brust, wie oben beschrieben, doch gehen Sie etwas weiter, sodass sich die Ellenbogen vom Boden lösen. Die Hüftknochen bleiben jedoch unten.
- ✔ Platzieren Sie die Hände näher an den Schultern und heben Sie Kopf und Brust wie oben beschrieben. Die Ellenbogen bleiben ein wenig gebeugt, die Hüftknochen sind wieder wie am Boden festgeklebt!

Versuchen Sie, die Gesäßmuskeln bei der Aufwärtsbewegung des Rumpfes zu entspannen. Nach neuesten Studien kann das bewusste Loslassen einer Überanstrengung des unteren Rückens vorbeugen.

Was Sie bei dieser Haltung vermeiden sollten:

- ✔ Den Rücken überdehnen und die Hüften vom Boden lösen
- ✔ Den Kopf nach hinten legen
- ✔ Die Bauchmuskeln entspannen

Den Dreh raushaben – Drehhaltungen

Drehhaltungen sind etwas Ungewohntes für die blockierten Wirbelsäulen der Büromenschen von heute. Deshalb zeige ich Ihnen hier zwei einfache Übungen, mit denen Sie die Drehbewegungen erst einmal ausprobieren können.

Wer akute Rückenbeschwerden oder Probleme mit dem Ischiasnerv hat, sollte erst einmal mit seinem Arzt sprechen. Hören Sie wie immer auf Ihren Körper und gehen Sie nur so weit in die Bewegung, wie sie sich gut anfühlt.

Der einfache Drehsitz – Marichyasana

Vielleicht machen Sie diese Art Drehbewegung bereits unwillkürlich, wenn Sie das Bedürfnis haben, den Rücken etwas zu entspannen. Sie entspannt die Muskeln entlang des Rückgrats, öffnet den Brustraum und stärkt die Bauchmuskeln, wenn Sie die Haltung korrekt ausführen (siehe Abbildung 6.14).

1. **Sitzen Sie im Langsitz auf dem Boden wie für die Vorbeuge über beide Beine. (Vergleichen Sie dazu Abbildung 6.10.)**

   Sie können auch hier eine gefaltete Decke unter das Gesäß legen, damit Sie leichter aufrecht sitzen können.

2. **Ziehen Sie das linke Bein heran, sodass der Oberschenkel sich möglichst nahe an die Bauchdecke schmiegt. Der linke Fuß bleibt am Boden. Gehen Sie aber nur so weit, dass Sie nicht krumm sitzen. Versuchen Sie das ausgestreckte rechte Bein gestreckt zu halten.**

Entspannen Sie das rechte Knie etwas, wenn es Ihnen dabei hilft, aufrecht zu sitzen.

3. **Halten Sie das linke Knie mit der rechten Hand an die Brust. Die linke Hand ruht auf dem Boden hinter dem linken Gesäß.**

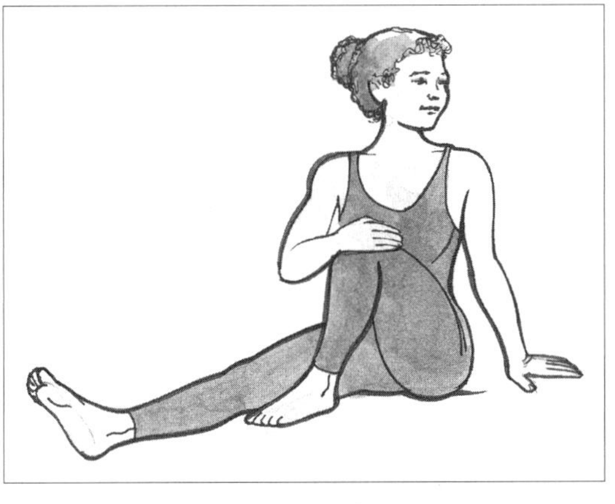

Abbildung 6.14: Der einfache Drehsitz

4. **Atmen Sie ein und im Ausatmen drehen Sie die rechte Schulter in Richtung des aufgestellten Knies. Achten Sie darauf, den Brustraum dabei zu öffnen. Wichtig ist die Aufrichtung des Beckens, sodass Oberschenkel und Bauchmuskeln Kontakt haben. Drehen Sie den Kopf sanft mit, schauen Sie über die linke Schulter, soweit es geht.**
5. **Halten Sie die Stellung und atmen Sie ruhig. Lösen Sie den Drehsitz langsam auf, indem Sie sich zurückdrehen und das aufgestellte Bein wieder lang machen.**
6. **Wiederholen Sie die Übung auf der anderen Seite.**

Es gibt viele Variationsmöglichkeiten:

- ✔ **Drehsitz fürs Büro:** Setzen Sie sich rittlings auf einen Stuhl. Machen Sie dieselbe Drehbewegung, indem Sie sich nicht am Knie, sondern an der Lehne festhalten.
- ✔ **Drehsitz für Fortgeschrittene:** Machen Sie die Drehbewegung wie oben beschrieben, aber schlagen Sie die Beine übereinander. Die Fußsohle des aufgestellten linken Beins ruht also rechts neben dem rechten Knie.

Was Sie bei dieser Haltung vermeiden sollten:

- ✔ Den Rücken krümmen und sich hängen lassen
- ✔ Nur den Kopf drehen und nicht den Rumpf und die Wirbelsäule

Das Krokodil – Makarasana

Die Krokodilhaltung ist eine sanfte Drehbewegung für die Wirbelsäule im Liegen. Es gibt viele Variationsmöglichkeiten, je nach Beweglichkeit. Sie dehnen damit den Lendenbereich, den Rücken und die Wirbelsäule, außerdem die Brustmuskulatur und den Schultergürtel. Abbildung 6.15 veranschaulicht die Bewegung.

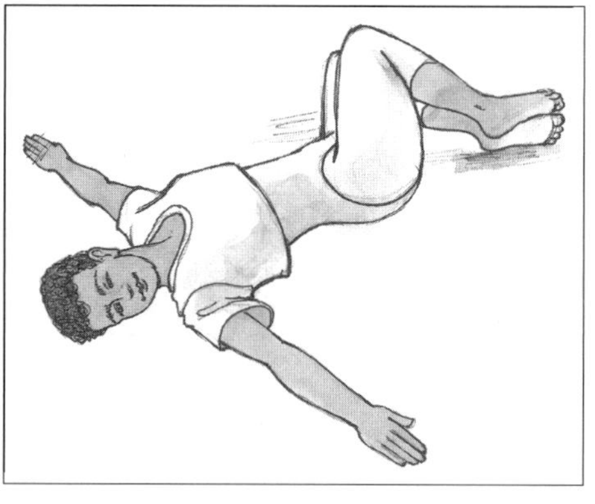

Abbildung 6.15: Das Krokodil

1. **Sie liegen auf dem Rücken mit gebeugten Knien, die Füße sind vor dem Gesäß aufgestellt.**
2. **Breiten Sie die Arme in Schulterhöhe seitlich aus, die Handflächen zeigen nach unten.**
3. **Atmen Sie ein und im Ausatmen neigen Sie beide Knie langsam zur linken Seite. Gleichzeitig drehen Sie Kopf und Nacken nach rechts. Neigen Sie die Knie nur so weit zur Seite, dass sich die Schulter nicht vom Boden abhebt.**
4. **Sie können einige Atemzüge in der Seitenposition bleiben oder die Übung dynamisch praktizieren und bei jedem Einatmen wieder zur Mitte zurückkehren.**
5. **Üben Sie dann auf der anderen Seite.**

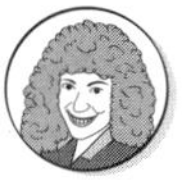

Ich halte die Position gerne auf der Seite, spüre in die Dehnung hinein und fühle, wie sich die Muskeln allmählich lockern, weil es zunehmend leichter wird, in der Drehposition zu bleiben.

Was Sie in dieser Haltung vermeiden sollten:

- ✔ Die Rippen und den Brustraum übertrieben nach oben wölben
- ✔ Die Schultern oder den Kopf vom Boden lösen
- ✔ Hände und Arme anspannen

In Ausgleichshaltungen Ruhe finden

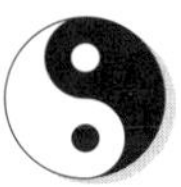

Ausgleichshaltungen sind ideal nach einer schwierigen Stellung, wenn Sie zum Beispiel den Rücken etwas ausruhen oder Ihren Geist nach innen kehren wollen. Nach einer Weile werden Ihnen die Haltungen zur zweiten Natur werden. Hören Sie einfach auf Ihren Körper und Sie werden spüren, welchen Ausgleich Sie brauchen. Praktizieren Sie diese Asanas, wann immer Sie das Bedürfnis nach einer Ruhepause haben.

Die Kindstellung – Balasana

Sie werden diese Stellung lieben – und ich könnte wetten, dass Sie sie bald abends zu Hause öfters machen werden. Diese Stellung ist wunderbar geeignet, den Rücken zu entspannen und die Durchblutung des Körpers anzuregen. Die Haltung der Arme kann variiert werden, eine Stellung sehen Sie in Abbildung 6.16.

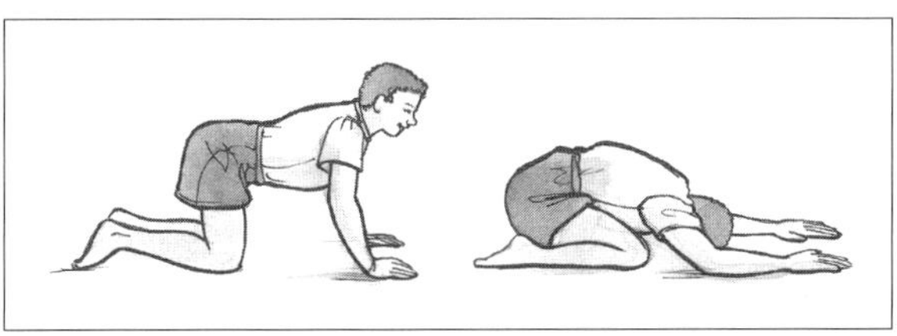

Abbildung 6.16: Die Kindstellung

1. **Beginnen Sie im Vierfüßlerstand, die Knie sind etwa hüftbreit auseinander.**
2. **Atmen Sie ein und im Ausatmen gehen Sie mit dem Gesäß zurück und setzen sich auf die Fersen. Den Rumpf legen Sie auf den Oberschenkeln ab.**

   Wenn sich der Fersensitz unangenehm anfühlt, können Sie eine Decke zwischen Waden und Oberschenkel schieben. Zur Unterstützung können Sie auch ein Kissen unter die Knie legen. Oder Sie öffnen die Knie etwas, sodass der Oberkörper zwischen den Schenkeln liegt.

3. **Legen Sie die Arme seitlich nah am Körper ab, die Handflächen nach oben. Entspannen Sie die Schultern und atmen Sie ruhig. Diese ganz in sich gekehrte Haltung wird auch Yoga Mudra genannt.**
4. **Schließen Sie die Augen.**

   Genießen Sie die Stellung so lange, wie Sie wollen oder es brauchen.

Als Variante können Sie auch die Arme lang nach vorn strecken, Handflächen nach unten. Auf diese Weise werden Rücken, Brust und Schultern zusätzlich gedehnt.

Knie an die Brust

Dies ist die Haltung, die ich weiter vorn in diesem Kapitel im Abschnitt »Aufwärmen« vorgestellt habe. Schauen Sie sich Abbildung 6.3 an, doch dieses Mal bringen Sie beide Knie an die Brust, halten sie dort einige Atemzüge lang und entspannen damit den Rücken und die Hüften.

Berghaltung

Die Berghaltung Tadasana finden Sie als Bild auf der Schummelseite. Der aufrechte Stand ist eine schöne Möglichkeit, um zwischen aktiven Stellungen zu entspannen. Worauf es in der Berghaltung ankommt, ist weiter vorn in diesem Kapitel im Abschnitt »Aufwärmen« beschrieben.

Entspannung und Meditation integrieren

Nachdem Sie verschiedene Asanas praktiziert haben, ist es ein besonderes Vergnügen, Ihrem Körper einige Minuten Ruhe zu gönnen. Sie sind nun auch innerlich gut darauf vorbereitet, etwas zu meditieren.

Die Totenstellung – Shavasana

Wie Sie in Abbildung 6.17 sehen, ist die sogenannte Toten- oder Leichenstellung nicht nur eine entspannende Haltung zum Abschluss einer Sitzung, sondern auch eine gute Möglichkeit, eine Yoga-Stunde zu beginnen, wenn Sie erst einmal ein paar Minuten zum Abschalten und Ankommen benötigen. Atmen Sie gleichmäßig und spüren Sie, wie Sie mit dem Boden verschmelzen. Sie können Ihre Yoga-Stunde also mit der Totenstellung beginnen und/oder beenden.

1. **Legen Sie sich auf einer bequemen Matte in die Rückenlage.**
2. **Die Arme liegen neben dem Körper, Handflächen nach oben, die Schultern sinken tief in die Unterlage ein.**
3. **Die Füße fallen leicht nach außen, sodass die Hüften entspannen.**

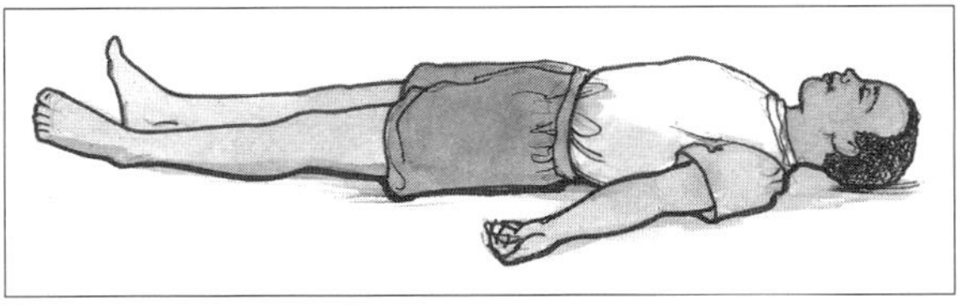

Abbildung 6.17: Die Totenstellung

4. **Schließen Sie die Augen und atmen Sie tief.**

Versuchen Sie, achtsam im Augenblick zu sein. Sobald die Gedanken abschweifen und die Sorgen des Tages den Geist wieder besetzen wollen, unterbrechen Sie den Gedankenfluss und kehren zum Sein des Augenblicks zurück.

Der einfache Schneidersitz – Sukhasana

Der einfache Schneidersitz soll also einfach sein, doch mit verspanntem Rücken oder verkürzten Muskeln im Leistenbereich kann auch diese Sitzhaltung eine Herausforderung darstellen. Die Abbildung 6.18 zeigt den einfachen Schneidersitz, die klassische Sitzposition mit gekreuzten Beinen. Sie ist die Vorübung für den klassischen (und sehr fortgeschrittenen!) Lotussitz. Sie können sich den Sitz erleichtern, indem Sie eine gefaltete Decke unter das Gesäß schieben und Knien, Hüften und Beinen etwas mehr Freiheit geben. Die Dehnung wirkt dennoch und auf diese Weise können Sie sich gut auf andere Yoga-Stellungen vorbereiten oder auch meditieren.

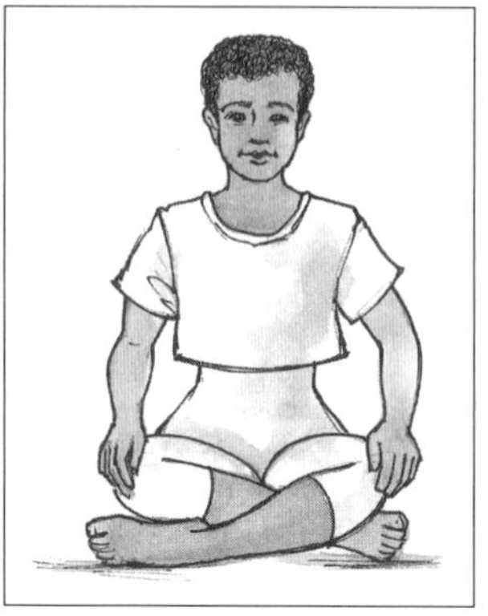

Abbildung 6.18: Der einfache Schneidersitz

1. **Sie sitzen im Langsitz auf dem Boden, das heißt die Beine sind ausgestreckt.**
2. **Ziehen Sie zuerst das rechte Bein heran, dann das linke Bein, sodass eine Ferse am anderen Schienbein ruht oder Knöchel an Knöchel.**
3. **Legen Sie die Hände auf den Knien ab, richten Sie sich im Oberkörper auf, Brustbein erhoben. Atmen Sie leicht.**

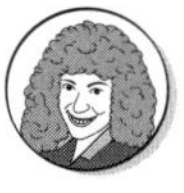

Stellen Sie sich vor, jemand zieht Sie an einer Schnur, die an Ihrem Scheitel befestigt ist, nach oben. Sie sollten sich groß und leicht fühlen, nicht schwer und eingesunken.

4. **Nun wechseln Sie die Beine und ziehen zuerst das linke Bein heran. Fühlen Sie, welche Seite (also welche Hüfte) steifer und schwieriger heranzuziehen ist.**

   Merken Sie sich, welches die schwache Seite ist, und trainieren Sie diese öfter, um die Muskeln zu lockern.

Was Sie bei dieser Haltung vermeiden sollten:

- ✔ Mit Rundrücken sitzen
- ✔ Die Bauchmuskeln schlaff lassen
- ✔ Das Kinn nach vorn recken

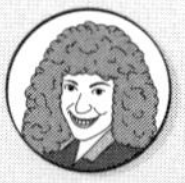

Mit »Ommm« zur Ruhe kommen

Jetzt komme ich endlich zu dem »Ommm«, von dem so viel die Rede ist. Suchen Sie sich eine möglichst ungestörte Ecke und schließen Sie die Tür, wenn Sie selbstbewusst genug sind, dass Ihnen die Anwesenheit anderer nichts ausmacht. Ansonsten warten Sie lieber, bis niemand zu Hause ist. Nehmen Sie eine bequeme Haltung ein. Geeignet sind die Totenstellung, der Schneidersitz oder auch die Berghaltung.

Atmen Sie zur Vorbereitung ein, mit der Ausatmung sprechen Sie zuerst ein langgezogenes und durch die Bauchatmung eher tiefes »Ooh«, die Lippen sind leicht geöffnet. Dann schließen Sie die Lippen und lassen den Atem beim Ausatmen weiter durch die Nase strömen. Dabei verändert sich der Ton zu einem leicht nasalen »mmm«. Die Schwingung dieses Tons können Sie eventuell im ganzen Körper spüren.

Versuchen Sie, die gesamte Silbe etwa 30 Sekunden lang zu halten. Nehmen Sie wahr, was die Schwingung für den Körper bedeutet.

Wiederholen Sie das »Ommm« mehrere Male, bleiben Sie einfach in der gewählten Stellung und fühlen Sie. Ihre Energie fließt wieder frei, der ideale Zeitpunkt, um zu meditieren und Geist und Seele zu entspannen.

Das eigene Yoga-Programm zusammenstellen

7

In diesem Kapitel

- Die Sonne grüßen
- Übungsreihen für Kräftigung und Dehnung
- Yoga-Kurzprogramme für zwischendurch

Da es sehr viele Yoga-Stellungen gibt, sind die Möglichkeiten für die eigene Yoga-Praxis sehr vielfältig. Welchen Weg Sie auch immer einschlagen, Sie sollten auf alle Fälle langsam und aufmerksam üben, sich selbst vertrauen und genau auf Ihren Körper hören. Bleiben Sie offen für neue Erfahrungen.

Eine dynamische Yoga-Praxis, bei der die Stellungen zu einer fließenden Reihe verknüpft werden, wird *Vinyasa* genannt. In diesem Kapitel zeige ich Ihnen den bekanntesten Bewegungsablauf: den Sonnengruß. Wenn Sie bereits an einem Yoga-Kurs teilnehmen, werden Sie vielleicht feststellen, dass dort der Sonnengruß anders gelehrt wird. Die Abfolge ist nicht in Stein gemeißelt – es gibt viele Varianten.

Deshalb zeige ich Ihnen auch zwei Varianten, die Sie gern ausprobieren können. Eine legt mehr Wert auf die Muskelstärkung, die andere auf die Dehnung. Und wenn Sie nur bestimmte Körperpartien bearbeiten wollen oder wenig Zeit haben, sind vielleicht die drei kleinen Workouts, die ich vorbereitet habe, das Richtige für Sie. Seien Sie experimentierfreudig und stellen Sie sich Ihr eigenes kleines Programm zusammen.

Warten Sie nach dem Essen ein bis zwei Stunden ab, bis Sie mit Yoga beginnen.

Fast alle Yoga-Stellungen, die in diesem Kapitel besprochen werden, sind in Kapitel 6 ausführlich erläutert. Schauen Sie dort nach, um sie korrekt auszuführen.

Aufwärmen – der wichtigste Schritt

Zu Beginn eines Yoga-Programms sollten Sie sich immer aufwärmen. Der Sonnengruß kann auch als Aufwärmübung dienen, Sie sollten allerdings die Dehnungen bei den ersten Durchläufen nicht zu stark praktizieren.

Vergessen Sie die Ausgleichshaltungen und die Ruhestellungen nicht! Es liegt an Ihnen, sie jederzeit einzusetzen, wann immer Ihnen danach ist. Sobald Sie etwas Übungspraxis haben, werden Sie wie von selbst spüren, was Sie brauchen.

Die Übungsreihen, die Sie selbst gestalten, sollten ausgewogen sein: Vorbeugen und Rückbeugen, kräftigende und entspannende Haltungen. Die Reihenfolge der in Kapitel 6 vorgestellten Haltungen – Aufwärmen, Standhaltungen, Vorbeugen, Gleichgewicht, Sitzhaltungen und Entspannung – entspricht der Abfolge in einer typischen Yoga-Sitzung. Praktizieren Sie zum Beispiel zuerst Haltungen im Stehen, bevor Sie sich auf die Matte setzen, um mehr Dehnungsübungen zu machen. Nach anstrengenden Standhaltungen tut das Sitzen erst einmal gut.

Dynamisches Yoga mit fließenden Bewegungsabläufen

Die folgenden Reihen (Vinyasas) können Sie wie vorgestellt praktizieren oder Sie verwenden die Vorschläge als Muster, um Ihre eigene Bewegungsabfolge zusammenzustellen. Geben Sie Ihrer Reihe doch einen eigenen Namen: »Stefanies sanfte Sieben« ... was immer Ihnen einfallen mag!

Manchmal ist es auch hilfreich, sich ein bestimmtes Thema – zum Beispiel Balance oder Dehnung – vorzunehmen, um davon ausgehend verschiedene Yoga-Haltungen miteinander zu verknüpfen.

Der Sonnengruß

Der Sonnengruß ist die bekannteste Bewegungsabfolge des Hatha Yoga. Praktizieren Sie die Stellungen in der Reihenfolge, in der ich Sie Ihnen vorstelle, und versuchen Sie, die Stellungen möglichst fließend und harmonisch aneinanderzureihen. Wird die Stellung nicht bereits in Kapitel 6 besprochen, leite ich Sie genau an. Schauen Sie sich zur Einprägung die Reihenfolge bitte Abbildung 7.1 an. Ich gebe Ihnen genaue Hinweise, wie Sie von einer Stellung in die andere gelangen.

1. **Berghaltung (Tadasana): Beginnen Sie mit den Armen seitlich und bringen Sie dann die Hände langsam vor Ihrem Herzen zur Namaste Mudra zusammen. Sie halten die Handflächen also vor dem Brustbein aneinandergelegt.**

2. **Rückbeuge im Stehen: Aus der Namaste-Haltung heben Sie die Hände einatmend nach oben hinter den Kopf und biegen die Brustwirbelsäule dazu leicht nach hinten (nicht übertreiben!). Richten Sie den Blick nach oben, jedoch ohne den Nacken zu verspannen.**

3. **Vorbeuge im Stehen (Uttanasana): Ausatmend führen Sie die Arme nach unten und kommen über das Becken gebeugt in die Vorbeuge. Stellen Sie die Hände neben den Füßen auf, die Knie sind eventuell etwas gebeugt.**

4. **Ausfallschritt rechts: Machen Sie einatmend mit dem linken Bein einen weiten Schritt nach hinten, während Sie das rechte vordere Bein beugen. Die Hände bleiben auf dem Boden.**

   Diese Stellung ähnelt der Heldenhaltung, doch der Rumpf ruht auf dem rechten Oberschenkel.

5. **Bretthaltung: Ausatmend bringen Sie auch das rechte Bein nach hinten.**

Wenn die Haltung zu anstrengend ist, können Sie sie, wie in Kapitel 6 beschrieben, gerne Ihren Bedürfnissen entsprechend anpassen.

6. **Raupe: Bringen Sie Brust, Kinn und Nase in Richtung Boden, das Gesäß bleibt erhoben, wie in Kapitel 6 beschrieben.**

7. **Kobra: Atmen Sie ein und legen Sie sich ganz auf den Boden ab. Dann richten Sie sich in die Kobra auf.**

   Nach dieser Stellung können Sie gerne eine Pause einlegen und in die Kindstellung gehen, wenn Sie möchten.

8. **Hund: Stellen Sie ausatmend die Zehen auf und schieben Sie das Becken nach oben und hinten in die Haltung des Hundes. Sie können die Knie auch etwas beugen.**

   Nach dieser Bewegung können Sie ebenfalls gerne in der Kindstellung ausruhen.

9. **Ausfallschritt links: Beim Einatmen führen Sie das linke Bein in einem großen Schritt nach vorn (siehe Schritt 4).**

10. **Vorbeuge im Stehen: Beim Ausatmen bringen Sie das rechte Bein nach vorn. Halten Sie die Knie gebeugt, um den Rücken zu dehnen.**

11. **Rückbeuge im Stehen: Einatmend richten Sie sich auf und bringen die Arme über den Kopf nach hinten. Richten Sie den Blick nach oben.**

12. **Berghaltung mit Namaste: Ausatmend führen Sie die Arme zur Grußhaltung zurück. Sie stehen aufrecht und groß, die Bauchmuskeln sind aktiv.**

13. **Wiederholen Sie den Ablauf zwei bis sechs Mal (oder öfter, wenn Sie geübter sind). Denken Sie daran, die Beine im Ausfallschritt abzuwechseln. Einmal geht das linke Bein zuerst zurück, beim nächsten Mal das rechte Bein.**

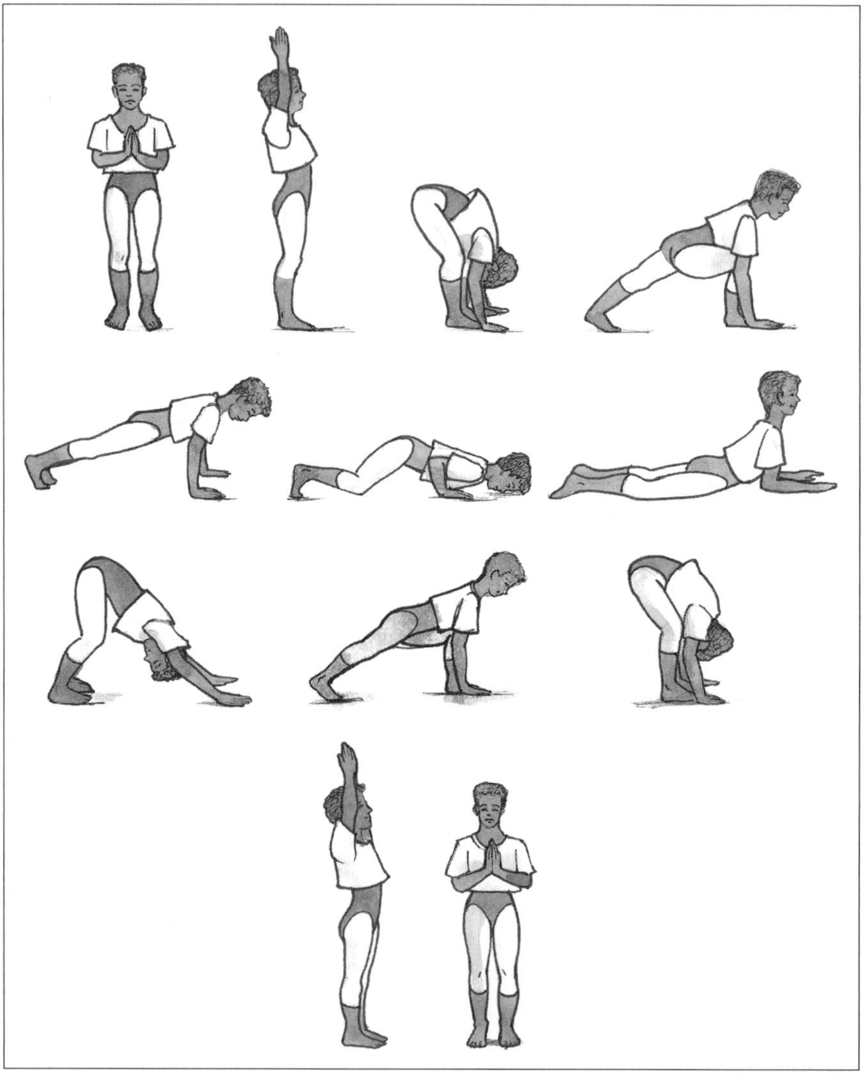

Abbildung 7.1: Der Sonnengruß

Wenn Sie Kraft aufnehmen wollen: Die kräftigende Übungsreihe

Wiederholen Sie die folgende Sequenz mehrere Male, probieren Sie dabei verschiedene Intensitäten aus, wie in Kapitel 6 erläutert. Denken Sie daran, dass bei Vinyasa Yoga der Fluss der Bewegung im Vordergrund steht *(Flow Yoga)*.

Wärmen Sie sich vorher mit einigen Übungen aus Kapitel 6 auf!

1. **Hund mit dem Gesicht nach unten**

   Beginnen Sie eventuell mit einer Standhaltung und gehen Sie dann in den Hund.

2. **Bretthaltung**

   Versuchen Sie die vollständige oder die moderate Bretthaltung.

3. **Raupe**

   Die Haltung gönnt Ihnen eine klitzekleine Pause.

4. **Hund mit dem Gesicht nach unten**

   Schieben Sie Becken und Gesäß wieder nach hinten und oben.

Die Schritte 2 bis 4 können Sie beliebig oft wiederholen, bis Sie zu Schritt 5 weitergehen.

5. **Heldenhaltung**

   In der Heldenhaltung können Sie besonders auf den Atem achten.

   Zur zusätzlichen Kräftigung können Sie danach die Baumhaltung üben.

6. **Hund mit dem Gesicht nach unten**

   Die Haltung des Hundes wird häufig als Übergang in die folgende Stellung praktiziert.

7. **Kindstellung**

   So, und nach dieser anstrengenden Reihe dürfen Sie jetzt aufatmen!

Wenn Sie beweglicher sein wollen: Die dehnende Übungsreihe

Selbstverständlich geht es bei allen Asanas um die Beweglichkeit, doch die folgende Reihe legt besonderen Schwerpunkt auf dieses Thema.

Auch hier sollte das Aufwärmen nicht vergessen werden. Außerdem sollte die Reihe mindestens zwei Mal praktiziert werden, einmal zu jeder Seite.

1. **Berghaltung**

   Die Berghaltung ist ein ausgezeichnetes Asana, um mit einer Reihe zu beginnen. Körper und Seele kommen ins Gleichgewicht.

2. **Vorbeuge im Stehen**

   Uttanasana bearbeitet die gesamte Rückseite des Körpers und ermöglicht tiefes und vollständiges Atmen.

3. **Heldenhaltung**

   Setzen Sie einen Fuß nach hinten und heben Sie den Oberkörper.

4. **Ausfallschritt**

   Senken Sie den Oberkörper auf den Schenkel des vorderen Beins ab, wie beim Sonnengruß beschrieben.

   Sie können die Oberschenkelrückseite des vorderen Beins noch besonders dehnen, wenn Sie das hintere Knie auf den Boden absenken und das Becken nach hinten schieben, bis Sie die Dehnung spüren. Beugen und strecken Sie das Knie mehrmals sanft. Kehren Sie in den Ausfallschritt zurück, bevor Sie mit dem nächsten Schritt fortfahren.

5. **Dreieckshaltung**

   Achten Sie sorgfältig auf die Stellung der Füße, wie in Kapitel 6 beschrieben.

6. **Berghaltung**

   Was für den Anfang gut ist, ist auch für den Schluss gut!

Fünf-Minuten-Yoga

Wer behauptet, dass man nicht drei, vier Stellungen miteinander zu einem großartigen Yoga-Quickie verknüpfen kann, das nur fünf Minuten dauert? Wenn Sie zwischendurch das Bedürfnis haben, etwas für Körper und Geist zu tun, ist so ein Kurzprogramm genau das Richtige.

Doch auch hier sollten Sie sich ganz kurz etwas Zeit fürs Aufwärmen gönnen; siehe dazu Kapitel 6.

Den Rücken entspannen

Die verspannte Rückenmuskulatur zu dehnen tut immer gut, oder?

1. **Drehsitz**
2. **Kobra**
3. **Vorbeuge über beide Beine**

Die Rückseite der Beine dehnen

Wenn die Muskeln der Oberschenkelrückseite und der Waden locker und dehnfähig sind, werden Sie sich insgesamt wohler fühlen. Auch dem Rücken kommt das zugute!

1. **Oberschenkeldehnung im Liegen**
2. **Vorbeuge aus dem Stand**
3. **Hund mit dem Gesicht nach unten**

Den Brustraum weiten

Wenn Sie die Brustwirbelsäule beweglich halten und den Brustraum öffnen, werden Sie freier und tiefer atmen können. Und wenn ich schon davon spreche: Vergessen Sie nicht, sich bei allen Übungsreihen auf Ihre Atmung zu konzentrieren.

1. **Krokodil**
2. **Kobra**
3. **Hund mit dem Gesicht nach unten**
4. **Dreieckshaltung**

Teil III

Die alten chinesischen Kampfkünste: Tai Chi und Qigong

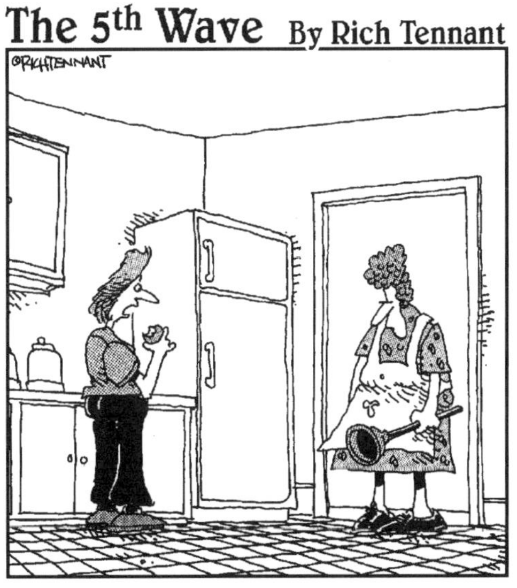

»Du solltest Qigong machen. Wenn du deine eigenen Energiekanäle nicht frei bekommst, wird das mit dem Abfluss in der Küche und dem verstopften Toilettenrohr auch nichts werden.«

In diesem Teil ...

In der chinesischen Kultur werden Körper und Geist schon immer als miteinander verbunden betrachtet. Das abendländische Denken hat hier eine andere Tradition. Für Chinesen ist bereits das dualistische Begriffspaar Körper-Geist etwas lächerlich – Körper und Geist sind eine untrennbare Einheit, bei allem, was man tut. Von daher ist es nicht verwunderlich, dass zwei der wichtigsten jahrhundertealten meditativen Bewegungslehren aus China kommen: Tai Chi Chuan und Qigong.

Bei beiden Lehren – einschließlich der vielen Schulen und Stilrichtungen – geht es darum, wie wir durch Bewegung unsere Energie wahrnehmen und beeinflussen können. Die Bewegungen selbst sind nur der Prozess, damit wir die allmächtige und allgegenwärtige Energie, die frei durch den gesamten Körper fließen soll, tatsächlich zum Fließen bringen. Und wenn die Energie frei fließen kann – so die Chinesen –, hilft dies, gesünder und glücklicher zu sein – und friedlicher.

Die ruhigen Bewegungen des Tai Chi Chuan

8

In diesem Kapitel

- Die Vorteile von Tai Chi Chuan kennenlernen
- Die verschiedenen Stile unterscheiden
- Die Prinzipien des Tai Chi verinnerlichen
- Verschiedene Bewegungen zu Formen zusammenstellen

Für westliche Menschen ist Sport etwas, das mit Anstrengung und Schwitzen zu tun hat. Für manche gehört es sogar dazu, dass die Muskeln etwas schmerzen. Wer in China die Menschen morgens im Park beim Tai Chi Chuan beobachtet, könnte das Ganze zunächst für einen Witz halten. Doch es ist Wirklichkeit. Tai Chi fühlt sich für uns zunächst so ungewohnt an, weil dessen Grundauffassung sich so grundsätzlich von dem traditionellen westlichen Verständnis unterscheidet.

Das Credo des Tai Chi Chuan lautet: Mach langsam. Mach noch langsamer. Mach so langsam, wie du kannst. Wenn du glaubst, du bist so langsam, wie es geht, bist du noch nicht langsam genug. Tai Chi ist also das glatte Gegenteil unserer Sportarten, bei denen es wie im Hamsterrad zugeht. Wir erklimmen lieber die Berge im Eiltempo und trainieren hektisch auf dem Laufband, um Kalorien zu verbrennen.

Denken Sie langsam, laaangsamer und noch laaaangsamer. Sie sind die Schildkröte und nicht der Hase. Kennen Sie die Fabel? Die Schildkröte hat gewonnen.

Die Langsamkeit der Bewegungen im Tai Chi zwingt Sie gewissermaßen dazu, Ihren Körper genau wahrzunehmen und auf Ihren Geist zu hören. Beide sind in der Bewegung tatsächlich miteinander eins. Während Sie die Bewegungsabläufe formen, kann Ihr Gehirn einfach nicht das Programm für das nächste Wochenende planen. Tai Chi Chuan erfordert Ihre volle geistige wie körperliche Aufmerksamkeit.

Zuerst werden Sie beim Üben vielleicht eine gewisse Unruhe verspüren – man braucht sehr viel Geduld, um sich so langsam zu bewegen. Doch das Gefühl der Unruhe verliert sich mit der Zeit. Sie werden sich selbst die Ruhe gönnen und den inneren Frieden finden, der Sie dazu befähigt, sich mit Freude zu bewegen und zu atmen. Und genau so sollte es sein.

Warum eigentlich »Kampfkunst«?

Wenn es hier um körperliche und geistige Entspannung gehen soll, warum ist dann von »Kampfkunst« die Rede? Bei diesem Begriff entstehen vor dem geistigen Auge eher Bilder von Brutalität.

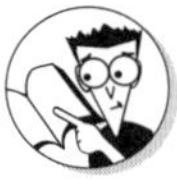

Der einfache Grund dafür ist, dass Tai Chi als sogenannte »innere Kampfkunst« derselben großen Familie der Kampfkünste entstammt wie die wirklich kämpferischen Formen. Der Sammelbegriff für alle Kampfkünste ist *Wushu.* Wushu ist traditionellerweise eine Form der Selbstverteidigung, die mit oder ohne Waffen ausgeführt wird. Sie ist tatsächlich älter als Tai Chi. Wenn Sie die Bewegungsformen, die in diesem Buch vorgestellt werden, genau anschauen (zum Beispiel die Drehbewegungen, die Abwehrhand oder den Fersenstoß), werden Sie feststellen, dass Sie mit den Bewegungen, schneller ausgeführt, einen Gegner, der Ihnen gerade die Zähne ausschlagen will, durchaus zu Fall bringen oder ihm den Arm verdrehen könnten.

Tai Chi ist tatsächlich eine Kampfkunst, mit allen Wendungen, Drehungen und Stößen – allerdings eine langsame und meditative Version. Sie können damit Ruhe und Konzentration erfahren, bevor Sie sich für eine schnellere Bewegung entscheiden.

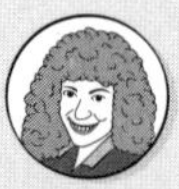

Tai Chi oder Tai Chi Chuan oder Tai Chi Chih oder ...

Vielleicht haben Sie schon alle drei Namen gelesen. Manchmal liest man auch eine andere Schreibweise: Táijiquán. Das ist zwar die korrektere Umschrift aus dem Chinesischen, doch sie ist noch nicht so sehr verbreitet. Die eingeführte Schreibweise Tai Chi Chuan ist für unsere Augen leichter lesbar. Deshalb bleiben wir der Einfachheit halber dabei.

Tai Chi ist nur die Abkürzung für Tai Chi Chuan. Das hat weiter nichts zu bedeuten (vielleicht haben Sie ja selbst einen langen Namen, zum Beispiel Marie Sophie, werden aber meist nur Marie gerufen).

Der Begriff »Tai Chi« wird unterschiedlich übersetzt und bedeutet in etwa »das oberste Prinzip« oder »das Höchste«, manchmal auch etwas esoterischer »ungeschiedene Einheit«. Auf alle Fälle geht es um das größte und höchste Ganze. »Chuan« bedeutet einfach »Faust«. Da zeigt sich wieder die Kampfkunst.

Tai Chi Chih hingegen ist eine zeitgenössische Methode, die die Bewegungen der frühen klassischen Form des Tai Chi Chuan variiert.

Das Ziel beim Tai Chi ist es nicht unbedingt, einen Trainingseffekt zu erreichen. Fitness ergibt sich eher nebenbei durch die sanfte Bewegung. Es liegt an Ihnen, ob Sie nur wenige Minuten üben oder sehr komplizierte, festgelegte Abfolgen verschiedener Bewegungsbilder praktizieren, die leicht eine halbe Stunde oder länger dauern. Alle Bewegungen werden in

Zeitlupe ausgeführt. Ich zeige Ihnen Auszüge aus der einfachsten und am meisten gebräuchlichen Form, der sogenannten Kurzform 24 im Yang-Stil. Aber das ist nur ein kleiner Ausschnitt, es gibt im Tai Chi viele verschiedene Stile, Schulen und Bewegungsbilder. Bevor ich Ihnen die Bewegungen beschreibe, gebe ich Ihnen noch eine Einführung in den Hintergrund.

Langsam und gesund ist die Devise

Obwohl Tai Chi in China als eine Art Volkssport betrieben wird, hat es überhaupt nichts mit »Sport« im westlichen Sinne zu tun. Doch der gesundheitliche Nutzen für Körper und Geist ist unbestritten und außerdem gut erforscht.

Die medizinisch gesicherten positiven Wirkungen

Die folgenden Punkte vermerken die konkreten gesundheitlichen Faktoren, auf die Sportmediziner gerne Wert legen und die für das Tai Chi belegt sind.

- ✔ **Ausdauer:** Tai Chi kann man extrem langsam praktizieren oder einfach nur langsam, vor allem als Fortgeschrittener. Auf jeden Fall bewegt man sich genug, um seinen Pulsschlag zu erhöhen. Herz und Lungen werden sanft trainiert. Studien weisen darauf hin, dass auch Bewegungen mit geringer Intensität langfristig die Kondition und Gesundheit des Kreislaufsystems verbessern.

- ✔ **Kraft:** Je nach Ihren individuellen Voraussetzungen können Sie Tai Chi mit fast gestreckten Knien – nur leicht gebeugt – üben oder die Muskulatur von Rücken, Gesäß und Beinen durch einen tieferen Schritt mehr fordern. Bei den Übungen werden Sie außerdem bald feststellen, dass es ganz schön anstrengend ist, seine Arme gegen die Schwerkraft zu halten und langsam und gleichmäßig zu bewegen.

- ✔ **Beweglichkeit:** Wenn Sie nicht sehr beweglich sind, sollten Sie mit den Armen oder Beinen keine groß ausgreifenden oder absenkenden Bewegungen ausführen. Mit dem Fortschreiten können Sie beispielsweise bei Kickbewegungen die Beine höher heben oder bei anderen Bewegungen tiefer in die Knie gehen.

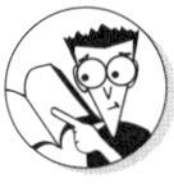

Gleichgewicht: Tai Chi ist eine hervorragende Methode zur Schulung des Gleichgewichtssinns, vor allem durch die verbesserte Tiefenwahrnehmung *(Propriozeption)* der Nerven und Muskeln im unteren Bein. Sie werden weniger wacklig stehen und die Fußknöchel werden stabiler. In vielen Wettkampfsportarten ist dies ein wichtiger Leistungsvorteil und für viele ältere Menschen kann es sogar lebensrettend sein. Denn ein Sturz mit den Folgen eines Oberschenkelhalsbruchs ist im Alter keine Kleinigkeit.

Die seelisch wahrnehmbaren positiven Nebenwirkungen

Was Sportmediziner in der Regel weniger interessiert, sind die allerdings genauso elementaren positiven Nebenwirkungen des Tai Chi. Und vor allem um diese geht es ja bei den meditativen Bewegungsmethoden in diesem Buch. Tai Chi ist eine wirklich ganzheitliche und gut abgerundete Methode, obwohl es im Gegensatz zum Hatha Yoga weniger Wert auf Kräftigung und Gesamtbeweglichkeit legt. In Kapitel 2, Tabelle 2.1, finden Sie eine Gegenüberstellung beider Bewegungslehren.

Entspannung: Gibt es überhaupt jemanden, der sich nicht mehr Entspannung wünscht? Wer Tai Chi übt, kann nicht total gestresst bleiben. Wenn Sie sich langsam bewegen und dabei ruhig atmen, fällt der Stress einfach von Ihnen ab. Sie sind am Ende erfrischt und erholt. Mit der Zeit finden Sie heraus, wie Sie auch im Alltag den Stress von sich abstreifen können, sei es, weil Sie im Stau stecken oder in einer meterlangen Schlange vor einem Schalter anstehen. Sie trainieren für sich und werden – von den Umstehenden ganz unbemerkt – bewusst entspannt atmen und jeden Augenblick zum »Tai-Chi-Augenblick« machen.

- ✔ **Körperwahrnehmung:** Sind Sie schon öfter über eine Stufe gestolpert, die Sie einfach übersehen haben? Haben Sie schon versehentlich Leute angerempelt, an denen Sie vorbei wollten? Hatten Sie schon einmal Schmerzen in Ihrem Fuß und wussten beim besten Willen nicht mehr, wann und warum der Schmerz eigentlich angefangen hat? Viele Menschen treiben durchs Leben, ohne sich ihres Körpers richtig bewusst zu sein. Als wäre unsere körperliche Existenz von unserer geistigen vollkommen getrennt. Entweder denken wir oder wir bewegen uns. Doch über die Bewegung selbst denken wir nicht nach, oder wir bewegen uns, während wir an etwas ganz anderes denken. Das ist so, als wäre das Verbindungstor zwischen unserem Kopf und dem Rest des Körpers verschlossen und verrammelt.

  Wenn Sie Tai Chi praktizieren, müssen Sie über Ihren Körper nachdenken und ihn kennenlernen. Sie werden erfahren, welche Muskeln schwach, welche verkürzt und welche sich kräftig anfühlen, welche Gelenke locker oder verspannt sind, wie sich linke und rechte Körperhälfte unterscheiden (jeder ist irgendwie unsymmetrisch). Sie werden die Verbindung von Fußgelenk zu Schienbein, von Schienbein zu Kniegelenk, von Kniegelenk zu Oberschenkelknochen ... spüren und erfahren, wie alle Teile des Körpers zusammenwirken. Sie werden Ihr Selbst in der Gesamtheit wahrnehmen, jeden Tag, immer.

- ✔ **Energie:** Mehr Energie kann jeder brauchen, nicht wahr? Wenn Sie fleißig und regelmäßig Tai Chi praktizieren, werden Sie nach chinesischer Vorstellung die blockierten Energiebahnen im Körper lösen, sodass die Energie frei und ungehindert durch den gesamten Körper pulsieren kann. Das Ergebnis ist mehr Vitalität, Schwung und letztlich Gesundheit. Das können Sie etwa so übersetzen: Sie werden seltener krank und die Krankheiten werden weniger gravierend sein. In Kapitel 3 lesen Sie mehr über das Thema »Energiebahnen«. Mehr Einzelheiten finden Sie auch in Kapitel 9 über Qigong.

Die Wissenschaft beginnt allmählich genauer hinzusehen und sich für die gesundheitsfördernden Aspekte der meditativen Entspannungs- und Bewegungsmethoden zu interessieren.

Welchen Stil hätten Sie gern?

Wenn Sie sagen: »Ich möchte Tai Chi lernen«, ist das so, als wenn Sie zum Eisverkäufer sagen: »Ich möchte ein Eis.« Welche Sorte Eiskrem wollen Sie denn?

Als Anfänger haben Sie allerdings zumeist nicht wirklich eine Wahl, weil es von den Kursleitern abhängt, welcher Tai-Chi-Stil gelehrt wird. (Der Eisverkäufer hat nur Schokoladeneis im Angebot.) Sie nehmen also, was Sie bekommen können, weil Sie auch noch gar nicht das Wissen haben, um unterscheiden zu können. Der Yang-Stil ist am weitesten verbreitet, deshalb kommen die Bewegungsbeispiele weiter hinten in diesem Kapitel aus dieser Tradition.

Damit Sie jedoch ungefähr wissen, worum es geht, wenn jemand Ihnen gegenüber von der Yang-Form, der Kurzform oder dem Chen-Stil spricht, verschaffe ich Ihnen im Folgenden ein wenig Überblick.

Der explosive Chen-Stil

Der Chen-Stil ist für das Tai Chi was Shakespeare für das zeitgenössische Theater ist. Vieles, was später kam (wenn nicht sogar alles), geht auf den Chen-Stil zurück. Obwohl der Chen-Stil heute nicht mehr so häufig praktiziert wird, rangiert er immer noch auf Platz zwei oder drei der Bekanntheitsliste. Chen Wangtin, der Entwickler dieses Stils, lebte um 1600. Er war Soldat und Bauer und in den Kampfkünsten versiert. Die Formen, die er entwickelte, wurden über Generationen innerhalb der Familie weitergegeben. Erst Anfang des 19. Jahrhunderts wurden die Chen-Bewegungen erstmals öffentlich vorgeführt.

Manche Bewegungen im Chen-Stil sind explosiver und schneller, als man beim Tai Chi gewohnt ist. Aus der langsam fließenden Bewegung brechen manche Bilder richtig heraus. Die Haltungen sind näher am Boden und fordern den ganzen Körper.

Der fließende Yang-Stil

Yang Luchan war ein Schüler der Chen-Familie. Er lebte im 19. Jahrhundert. Yang wurde ein sehr angesehener und berühmter Tai-Chi-Anhänger und -Lehrer. Doch erst sein Sohn Yang Jianhou und Enkel Yang Chengfu entwickelten den Stil zur vollen Reife und gaben ihm den Namen.

Der Yang-Stil hat im Gegensatz zum Chen-Stil ein gleichmäßiges Tempo mit weiten, eher kreisförmigen Bewegungen. Die Formen umfassen sehr umfangreiche Bewegungen, die für ihre weichen und fließenden Übergänge bekannt sind. Sie sind auch einfacher als andere Formen. Die Haltungen sind insgesamt moderat, weder zu hoch noch zu tief, obwohl man sie je nach Bedürfnis und Fähigkeit auch verändern kann.

Kurz, lang, noch länger: Tai Chi für ein ganzes Leben

Wenn Sie sich intensiver mit Tai Chi beschäftigen, werden Sie über die enorme Anzahl der Formen verblüfft sein. Der traditionelle Yang-Stil ist eine Langform mit 108 Bewegungen oder sogenannten Bildern. Eine vereinfachte Version (die Charakterisierung stammt von Tai-Chi-Lehrern, nicht von mir!) umfasst noch 88 Bewegungen! Und das soll »einfach« sein? Am geläufigsten ist die Kurzform mit 24 Bildern. Keine Sorge! Dieser Stil kann Sie Ihr ganzes Tai-Chi-Leben lang beschäftigen. Die Kurzform wurde 1956 vom Nationalen Sportkomitee der Volksrepublik China erarbeitet. Sie wird auch Pekingform genannt. Das Ziel war, das kulturelle Erbe zu bewahren und Tai Chi für die Massen zugänglich zu machen. Wenn Sie die Pekingform beherrschen, brauchen Sie für einen Durchgang etwa vier bis fünf Minuten.

Außerhalb Chinas ist die Kurzform 24 im Yang-Stil die gebräuchlichste Form. Sie ist die gekürzte Version der klassischen 108 Bilder und ist als eine Art »Volksform« selbstverständlich leichter zu lernen.

Der schnelle Wu-Stil

Anscheinend muss sich jeder Schüler einen Namen machen. Wu Yuxiang war jedenfalls im 19. Jahrhundert ein Schüler von Yang, dem Vater. Er arbeitete schwer, um eine hohe Perfektion zu erreichen und seine eigene Schule zu entwickeln.

Die Stellungen im Wu-Stil sind aufrechter, die Kreisbewegungen sind kompakter als im Chen- und Yang-Stil. Man lehnt sich leicht nach vorn, als würde man sich aus der Taille strecken. Die Bewegungen sind etwas rascher und gehen locker ineinander über. Der Wu-Stil steht heute hinsichtlich der Popularität an zweiter oder dritter Stelle.

Der Sun-Stil und andere

Der Sun-Stil ist eine Kombination der Stile verschiedener Lehrer. Außerdem kann Ihnen der Hao-Stil begegnen oder ein anderer Wu-Stil, der etwas jünger ist als der im vorigen Abschnitt beschriebene. Offen gesagt ist es im Tai Chi ähnlich wie im Yoga: Jeder Lehrer hat seine eigenen Vorlieben, die er seinen Schülern zu vermitteln sucht. Jeder Stil hat seine eigene Wahrheit, aber alle beschreiben den Weg zu einem höheren Bewusstsein.

Die Grundprinzipien des Tai Chi

Um Tai Chi richtig praktizieren zu können, sollten Sie einige Grundprinzipien beherzigen. Diese sind im Grunde identisch mit denen jeder meditativen Körperarbeit. Die Denkrichtung ist dieselbe, ob es nun um Asanas, Bilder, Formen oder andere Bewegungen geht. Die folgenden Prinzipien habe ich aus verschiedenen Quellen zusammengetragen und beziehe mich auf verschiedene Lehrer, darunter die Tai-Chi-Lehrer Manny Fuentes und David-Dorian Ross. Hinzu kommt meine Einführung zu den verschiedenen Konzepten. Viel Spaß!

Langsamer werden

Die Entdeckung der Langsamkeit ist das Wichtigste im Tai Chi. Stellen Sie sich bei den Bewegungen vor, Sie wären die Schildkröte, die den Hasen im Rennen besiegt. Auch wenn Sie vom Tai Chi sonst nichts mitnehmen, das eine sollten Sie verstanden haben: Eile und Hast bringen den Menschen nirgendwo hin, vor allem nicht zu einem ausgeglichenen Leben. Beim Tai Chi geht es nicht darum, seinen Körper in irgendwelche lustige Stellungen zu bringen. Beim langsamen Üben können Sie auf das Detail achten, darüber nachdenken, was Ihr Körper tut, und sich auf die nachfolgende Bewegung konzentrieren. Davon abgesehen werden Sie eine achtsame Ruhe erleben.

Das Leben leichter nehmen

Wir sind daran gewohnt, vieles erzwingen zu wollen. Das Glas lässt sich nicht öffnen? Dreh den Deckel kräftiger. Du kriegst keinen Job? Bewirb dich öfter. Das Regal passt nicht in die Lücke? Drück stärker. Vergessen Sie Gewalt und Zwang, wenn es um Tai Chi geht. Take it easy! Entspannen Sie. Betrachten Sie Ihre Hände. Entspannen Sie die Finger. Denken Sie an die Schultern. Schütteln Sie sie aus. Wer seinen Körper unnötig anspannt, verbraucht dabei zusätzliche Energie, genau das will man im Tai Chi vermeiden. Bewahren Sie Ihre Energie für die Bewegungen, dort, wo Sie sie wirklich brauchen.

Rund und harmonisch denken

Aus der Perspektive der Kampfkunst dienen die runden Bewegungen dazu, vor dem Gegner zu verschleiern, wo eine Bewegung beginnt und wo sie endet. Dadurch kann man den anderen leichter abschütteln und den Kampf gewinnen. Aus der Perspektive der Achtsamkeit fördert eine runde oder spiralförmige Bewegung den freien Energiefluss durch den gesamten Körper. Die Gelenke sollten möglichst nicht blockiert werden, halten Sie sie leicht gebeugt, sodass die Bewegung sanfte Kurven beschreibt.

Einfach und natürlich sein

Tun Sie beim Üben nur das, was sich für den Körper natürlich anfühlt. Wenn der Übergang von einem Bild zu einem anderen sich seltsam oder verdreht anfühlt, ist er es wahrscheinlich auch. Stopp! Nicht denken. Schütteln Sie die Gedanken ab. Dann versuchen Sie es noch einmal und konzentrieren sich auf die Endhaltung der Bewegung. Lassen Sie Ihren Körper von selbst auf natürliche Weise in diese Haltung gelangen – damit liegen Sie meistens richtig!

Tiefer sinken

Die Haltungen im Tai Chi sind ziemlich leicht an den gebeugten Knien zu erkennen. Haben Sie keine Scheu, ein bisschen mehr nach unten zu sinken. Na, geht es noch ein bisschen tiefer? Die Bewegungen werden weicher fließen, weil Sie mit gebeugten Knien sanftere Übergänge gestalten können. Und die Muskeln haben auch etwas davon!

Als Anfänger im Tai Chi werden Sie die Knie fast gestreckt halten. Wenn Sie einige Fortschritte gemacht haben oder von Anfang an ziemlich trainiert sind, können Sie die Knie stärker beugen. Ein erfahrener Praktiker bewegt sich manchmal nur knapp über dem Boden!

Wer Knieprobleme hat, sollte vorsichtig sein und nicht über seine Grenzen gehen. Schmerzen sollten nicht entstehen! Finden Sie ein Niveau, das Sie gerade noch herausfordert, aber nicht zu schwierig ist.

Im Fluss sein

Bei manchen meditativen Bewegungslehren werden die einzelnen Übungen eher zusammenhanglos aneinandergereiht. Beim Tai Chi ist das völlig anders: Kontinuität und fließende Bewegung sind alles. Räumliche wie zeitliche Unterbrechung gibt es nicht. Tai Chi ist wie eine Sprache ohne Punkt und Komma. Wenn Sie glauben, am Ende einer Bewegung angekommen zu sein, ist dies nur der fließende Übergang zur nächsten Bewegung.

In der Balance bleiben

Alle Tai-Chi-Formen und -Bilder sind eine Kombination von Gegensätzen – vorwärts und rückwärts, belasten und entlasten, hoch und tief, strecken und zurückziehen. Diese Gegensätze oder ausgleichenden Bewegungen veranschaulichen das alte chinesische Gesetz von Yin und Yang. Die höheren, leichteren, entlastenden Bewegungen gehören zum *Yin* und haben mehr emotionale Energie. Die Bewegungen des *Yang* sind tiefer und schwerer. Sie sind als Streckbewegungen eher für den Angriff und haben mehr muskuläre Energie in sich. In der chinesischen Philosophie repräsentiert Yin das Weibliche und Yang das Männliche. Im Tai Chi versuchen Sie ein harmonisches Gleichgewicht zwischen Yin und Yang herzustellen, indem Sie einen fließenden, rhythmischen Tanz beider Prinzipien miteinander erschaffen.

Den ganzen Körper bewegen

Wer Tai Chi praktiziert, bewegt nicht nur einen bestimmten Körperteil, schaut anschließend, ob alles in Ordnung ist, und geht dann zum nächsten Teil über. Ihr Körper ist eins und bewegt sich in seiner Gesamtheit, ähnlich einer Schlange, die sich mit Ihrem langen Körper in gleichmäßigen Bewegungen durch das Gras schlängelt. Die Hände und Arme bewegen sich nicht unabhängig, während der restliche Körper untätig ist. Vielmehr vollenden die oberen Gliedmaßen eine Bewegung, die in den Füßen und Beinen beginnt und gewissermaßen durch den Rumpf fließt. Die Bewegung durchwandert also den gesamten Körper.

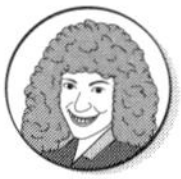

Können Sie sich noch daran erinnern, wie Sie als Kind ein nasses Handtuch ausgewrungen und nach Ihrem kleinen Bruder geworfen haben? Die Drehbewegung von Arm und Handgelenk hat sich nach und nach auf das ganze Handtuch übertragen, bis es ganz eingerollt war und die Energie wieder abgegeben hat. Etwas Vergleichbares passiert beim Tai Chi mit dem Körper. Die Bewegung beginnt an einer Stelle (den fest auf dem Boden stehenden Füßen) und steigt über die Beine und den Rumpf bis in die Arme und Hände.

Die Wurzeln spüren

Wenn Sie mit beiden Beinen auf dem Boden stehen, fühlen Sie den Kontakt der Füße zum Untergrund. Spüren Sie die gleichmäßige Verteilung des Gewichts auf Ballen, Fersen und Außenkanten der Füße. Ballen oder Fersen sollen kein Übergewicht tragen. Sich zu weit nach vorn oder nach hinten zu lehnen, ist gar nicht so selten, die Haltung ist aber unstabil. Beim Gehen sollten die Füße nicht über die Außen- oder Innenkante abgerollt werden, sondern über die Mitte der Fersen.

Wer gut verwurzelt auf dem Boden steht, hat nicht nur eine bessere Haltung, sondern kann auch die Energie der Erde, das Chi, besser in sich aufnehmen, und zwar über die Akupunkturpunkte an den Fußsohlen. In Kapitel 9 und Abbildung 9.1 erhalten Sie mehr Informationen über das Chi.

Eine Grundauswahl verschiedener Bewegungen

Jetzt aber endlich ran an die praktischen Grundlagen. Der Spaß beginnt. In diesem Abschnitt führe ich Sie durch einige Tai-Chi-Bewegungen. Die Bilder sind der Yang-Kurzform entnommen, damit Sie für den Anfang eher leichtere, heute weitverbreitete Bewegungen lernen. Sie können tatsächlich monatelang daran arbeiten und werden vollkommen ausgelastet sein. Ich versuche Ihnen auch zu zeigen, wie Sie die Bilder zu Formen verbinden können. Wenn Sie sich im Internet umschauen, können Sie auch Videos dazu finden.

Damit Sie über die Fachbegriffe vollends verwirrt sind: Die einzelnen Tai-Chi-Bewegungen werden *Bilder* oder *Figuren* genannt. Mehrere durch fließende Übergänge verbundene Figuren werden *Formen* genannt. Jede meditative Bewegungsmethode hat ihre eigene Begrifflichkeit. Beim Pilates spricht man einfach von *Übungen*, die Stellungen oder Haltungen im Yoga heißen *Asanas*, miteinander verbundene Haltungen werden *Reihe* genannt, die manchmal sogar eigene Namen erhalten (»Sonnengruß«). Manche Lehrer sind vielleicht sogar beleidigt, wenn Sie von Übungen statt von Formen oder Haltungen sprechen. Achten Sie also etwas auf Ihre Wortwahl! Die Sprache zeigt auch die innere Haltung und den kulturellen Hintergrund einer Bewegungslehre.

Wenn Sie nicht mehr weiterwissen, sprechen Sie doch einfach von *Bewegungen*. Der Begriff ist so neutral, dass Sie damit niemandem zu nahe treten und sich auch keine Blöße geben!

Ebbe und Flut der Bewegungen

Was ist die Quintessenz der Figuren im Tai Chi? Hier das Wesentliche in aller Kürze:

- ✔ Sie verlagern Ihr Gewicht abwechselnd nach vorn und nach hinten.
- ✔ Die Arme werden nach außen und nach innen geführt.
- ✔ Die Beine wechseln beständig zwischen einem weiten Schritt und einem geschlossenen Stand.

Wenn Sie bei einer Bewegung nicht mehr weiterwissen, bewegen Sie sich einfach in die entgegengesetzte Richtung, dann finden Sie wieder hinein. Tai Chi ist wie das Meer: Die Flut kommt nicht zweimal hintereinander. Flut, Ebbe, Flut, Ebbe, Flut ... Das ist Tai Chi!

Aufwärmen

Wenn Sie sich nur kurz für Tai Chi Zeit nehmen können, brauchen Sie sich nicht extra aufzuwärmen. Doch als Neuling fühlen Sie sich wahrscheinlich besser, wenn Sie vorab zwei oder drei Aufwärmübungen machen.

Davon abgesehen, dass Sie Muskeln und Gelenke auf die Bewegungen vorbereiten, dient das Aufwärmen auch dazu, seine Gedanken zur Ruhe kommen zu lassen. Sie machen sich innerlich wie äußerlich bereit für das Kommende. Konzentrieren Sie sich, vergessen Sie allen Ärger und lassen Sie die Spannungen von sich abfallen.

Wiederholen Sie die folgenden Aufwärmübungen jeweils eine halbe bis eine Minute lang.

Körperdrehung um die innere Achse

Probieren Sie zur Lockerung der Muskulatur einmal diese einfache Drehbewegung. Ich habe sie immer vor einem Rennen gemacht, um meine Rückenmuskeln zu entspannen. Außerdem bekommen Sie dadurch einen festen Stand und fühlen sich geerdet.

1. **Stehen Sie aufrecht, die Füße parallel und etwa schulterbreit auseinander. Die Knie sind leicht gebeugt. Die Arme hängen seitlich herab.**

2. **Nun schwingen Sie Ihren Körper, ohne jeden Krafteinsatz, um Ihre innere Achse von einer Seite zur anderen, die Arme baumeln dabei (wie gekochte Spaghetti) unwillkürlich mit. Je nach Schwung fliegen die Arme sogar ziemlich fest um Ihren Körper und schlagen auf die Hüften. Vergessen Sie dabei nicht, gleichmäßig zu atmen.**

3. **Halten Sie den Blick geradeaus, auch wenn Ihr Körper zur Seite schwingt.**

Wenn Sie Rückenbeschwerden oder -verletzungen haben, sollten Sie vorher einen Arzt um Rat fragen. Wenn der Arzt Ihnen grünes Licht gegeben hat, sollten Sie die Seitbewegung auf alle Fälle sanfter und kontrolliert ausführen.

Arme schwingen

Bei dieser Übung können Sie sich vorstellen, Sie liegen bäuchlings auf einer Luftmatratze, gleiten paddelnd durchs Wasser – nur dass Sie nirgendwohin kommen!

1. **Stehen Sie aufrecht, die Füße parallel und etwa schulterbreit auseinander. Die Knie sind leicht gebeugt. Die Arme hängen seitlich herab.**
2. **Heben Sie die Arme etwa in Schulterhöhe vor den Körper. Denken Sie an eine runde und harmonische Bewegung, wie weiter vorn in diesem Kapitel im Abschnitt »Die Grundprinzipien des Tai Chi« beschrieben.**
3. **Lassen Sie die Arme in einem weiten Bogen zurückschwingen, so als ob Sie durchs Wasser paddeln würden. Forcieren Sie nichts, gehen Sie nur so weit, wie sich die Bewegung natürlich anfühlt.**
4. **Lassen Sie die Arme ganz passiv wieder nach vorn schwingen, der Impuls des Rückschwungs reicht dazu aus. Auch hier gilt: Die Bewegung soll natürlich bleiben. Atmen Sie dabei tief und im natürlichen Gleichmaß.**

Schulterzucken

Bei dieser Bewegung kommen Sie sich bald vor wie jemand, der ständig wiederholt: »Weiß nicht, weiß nicht«. Doch Sie wissen, was Sie tun – nämlich die Schulterpartie aufwärmen.

1. **Stehen Sie aufrecht, die Füße parallel und etwa schulterbreit auseinander. Die Knie sind leicht gebeugt. Die Arme hängen locker von den Schultern herab. Die Arme selbst sind bei dieser Übung ganz passiv.**
2. **Einatmend ziehen Sie eine Schulter so weit wie möglich hoch zu den Ohren; mit dem tiefen Ausatmen lassen Sie sie wieder fallen.**
3. **Einatmend ziehen Sie die andere Schulter hoch und lassen auch diese ausatmend wieder fallen.**
4. **Wiederholen Sie jede Seite acht bis zehn Mal. Und jetzt ist das »Weiß nicht« dran.**
5. **Sie ziehen beide Schultern einatmend hoch, halten die Spannung einen Moment und lassen beide Schultern ausatmend fallen. Spüren Sie nach, wie die Entspannung sich ausbreitet.**

Schulterkreisen

Die Schultergelenke werden im Tai Chi häufig beansprucht, deshalb ist dies eine sehr hilfreiche Aufwärmübung.

1. **Stehen Sie aufrecht, die Füße parallel und etwa schulterbreit auseinander. Die Knie sind leicht gebeugt. Die Arme hängen locker von den Schultern herab. Ziehen Sie beide Schultern gleichzeitig hoch und halten Sie die Spannung einen Moment. Atmen Sie dabei ein.**
2. **Drehen Sie aus dieser Position beide Schultern nach hinten und weiter nach unten. Spüren Sie die Dehnung im Brustraum. Atmen Sie nun langsam aus.**
3. **Ausatmend lassen Sie die Schultern ganz nach unten fallen, als ob Sie zwei schwere Eimer in Händen hielten.**
4. **Beenden Sie die Bewegung, indem Sie die Schultern nach vorn ziehen, so als ob Ihnen kalt wäre und Sie sich etwas schützen wollten. Beenden Sie das Ausatmen, atmen Sie ein und wieder aus. Nach diesem Zwischenatmen beginnt die Kreisbewegung von vorn.**
5. **Wiederholen Sie das Schulterkreisen zehn bis zwölf Mal. Konzentrieren Sie sich dabei auf das Öffnen der Brust und das Loslassen der Spannung in den Schultern. Der Atem unterstützt Sie dabei.**

Hula-Hoop

Vielleicht fühlen Sie sich wohler, wenn Ihnen bei dieser Übung zur Lockerung der Hüften niemand zusieht!

1. **Stehen Sie in einem etwas breiteren Stand, die Füße mehr als schulterbreit auseinander, die Hände an den Hüften.**
2. **Beugen Sie die Knie etwas und kreisen Sie langsam mit den Hüften, so als ob Sie einen Hula-Hoop-Reifen oben halten wollten (die Bewegung ist nur viel langsamer).**
3. **Wiederholen Sie die Bewegung zehn bis fünfzehn Mal in beide Richtungen. Gleichmäßiges Aus- und Einatmen nicht vergessen!**

Kreise zeichnen

Stellen Sie sich vor, Sie malen mit den Zehen große Kreise vor sich in die Luft.

1. **Stehen Sie auf einem Bein und halten Sie sich, wenn nötig, an der Wand oder einer Stuhllehne fest.**
2. **Zeichnen Sie mit den Zehen des erhobenen Beins große Kreise in die Luft, etwa acht bis zehn Mal in jede Richtung.**
3. **Wechseln Sie das Bein und wiederholen Sie die Übung. Passen Sie auf, dass Sie nicht den Atem anhalten!**

Die Füße sind das Fundament

Obwohl die meisten Tai-Chi-Lehrer einfach sagen: »Machen Sie mir alles nach«, und los geht's, will ich doch einige grundlegenden Fußstellungen beschreiben. Denn Sie werden sie wirklich immer wieder brauchen. Sie sind die Grundlage für die Figuren, die dann folgen. Wenn Sie die Fußstellungen einmal verinnerlicht haben, wird es Ihnen auch insgesamt leichter fallen, dem Programm des Lehrers zu folgen.

Die Fußstellungen heißen *Schritte* oder *Stellungen*, ganz wie es Ihnen beliebt.

Welcher Name ist der richtige?

Wie bei allen ganzheitlich orientierten Bewegungs- und Entspannungstechniken gibt es für bestimmte Bewegungen unterschiedliche Bezeichnungen, abhängig von der jeweiligen Traditionsrichtung. Besonders gilt dies für die aus dem Chinesischen übertragenen Namen im Tai Chi und Qigong. Ich versuche, die jeweils gängigen Namen zu verwenden. Doch bleiben Sie aufgeschlossen und versuchen Sie, sich die Bewegungen bildlich vorzustellen – denn alle Namen sollen ein inneres Bild der Bewegung erzeugen.

Bogenschritt (auch Pfeil-und-Bogen-Stellung)

Der Bogenschritt ist wirklich das Fundament für viele weitere Bewegungen. Ihn sollten Sie üben, bis er wirklich sitzt. Das vordere Bein ist wie ein gespannter Bogen, das heißt, das Knie ist gebeugt, und das hintere Bein ist wie der Pfeil, der zum Fliegen bereit lang und gerade in den Bogen eingespannt ist.

Abbildung 8.1 zeigt die drei grundlegenden Fußstellungen: Bogenschritt, zentrierender Schritt und leerer Schritt.

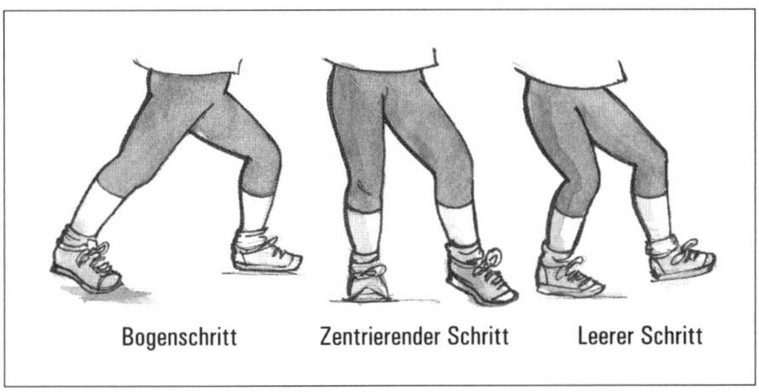

Abbildung 8.1: Zeigt her eure Füße: Bogenschritt, zentrierender Schritt und leerer Schritt

1. **Stehen Sie mit beiden Füßen parallel und etwa hüftbreit auseinander. Beugen Sie die Knie leicht, das Gewicht ruht auf beiden Füßen, das Steißbein zeigt leicht nach unten.**

   Diese Haltung mit parallelen Füßen ist typisch für den Beginn und das Ende einer Tai-Chi-Stunde. Stehmeditationen finden ebenfalls in dieser Haltung statt; mehr dazu in Kapitel 9.

2. **Drehen Sie den rechten Fuß über die Ferse leicht auswärts (etwa 45 Grad). Die Zehen zeigen nun also etwas nach außen.**

   Diese Bewegung erlaubt es Ihnen, die Hüften gesenkt und die Wirbelsäule aufrecht zu halten. Sie sollten sich also nicht nach hinten neigen. Ansonsten verlagern Sie bitte das Gewicht leicht auf den linken Fuß, bevor Sie den rechten auswärts drehen.

3. **Fast gleichzeitig mit der Fersendrehung beugen Sie das rechte Knie etwas und verlagern das Gewicht auf den rechten Fuß. Gleichzeitig heben Sie das linke Knie und lösen die linken Zehen vom Boden. Machen Sie einen Schritt nach vorn mit der Ferse voran. Zuerst soll die Ferse auf dem Boden (sanft) aufkommen. Rollen Sie dann den Fuß ab. Stellen Sie sich vor, Sie schleichen sich an jemanden heran und wollen mucksmäuschenstill sein ...**

4. **Wenn der linke Fuß vor Ihnen auf dem Boden angekommen ist, sollte das rechte Bein beinahe gestreckt sein. 60 bis 70 Prozent Ihres Gewichts ruht nun auf dem vorderen, linken Bein, dessen Knie gebeugt ist. Ihre Stellung gleicht nun einem Ausfallschritt.**

   Der Fuß des vorderen Beins sollte in der Stellung direkt geradeaus gerichtet sein. Die Zehen des hinteren Beins zeigen leicht nach außen. Außerdem sollte zwischen beiden Füßen genügend Abstand sein, so als ob die Fersen an zwei entgegengesetzten Ecken eines imaginären Quadrats stehen.

Zentrierender Schritt (auch T-Schritt)

Der zentrierende Schritt ist eigentlich bloß ein Moment der Gewichtsverlagerung. Doch wenn Sie ihn bewusst und voller Achtsamkeit ausführen, werden Sie sich wie im Himmel fühlen. Sie können spüren, wie Sie einen Augenblick über dem Boden schweben, aufrecht in Ihrer Körpermitte, im Herzen wach und aufmerksam, die Bewegung vollkommen kontrolliert. Die vollkommene Balance schenkt Ihnen diese kleine Sekunde der Glückseligkeit.

Der zentrierende Schritt dient zur Überleitung in eine andere Haltung und ist für sich genommen keine Stellung, in der man verharrt. Damit können Sie also Ihren Gleichgewichtssinn und die Wahrnehmung der Bewegungen im Raum trainieren.

1. **Stehen Sie zunächst mit beiden Füßen parallel und etwa hüftbreit auseinander. Beugen Sie die Knie leicht (damit die Gelenke weich gelagert sind). Das Gewicht ruht auf beiden Füßen, das Steißbein zeigt leicht nach unten. So stehen Sie zentriert.**

2. **Verlagern Sie nun das Gewicht mit den Hüften aus dieser zentrierten Stellung leicht auf den rechten Fuß. Dabei sollten Sie aber aufrecht bleiben. Das rechte Knie ist nun ein bisschen mehr gebeugt.**
3. **Gleichzeitig heben Sie den linken Fuß an und setzen die Zehen neben dem Fußgewölbe des rechten Fußes ab.**
4. **Öffnen Sie das linke Knie und die linke Hüfte leicht. Setzen Sie die Gesäßmuskeln und Hüftbeuger ein, um das Knie auswärts zu drehen. Sie sollten in der Hüfte nicht abknicken.**

Sie sollten in diesem Gleichgewicht stehen können, ohne dass auf dem erhobenen Knie Gewicht lastet. Versuchen Sie, den aufgestellten Zeh vom Boden zu lösen. – Dabei sollten Sie nicht umfallen! Fortgeschrittene Schüler bewegen sich durch diesen Schritt, ohne mit dem entsprechenden Fuß den Boden zu berühren.

Leerer Schritt

Dieser Schritt hat eigentlich keinen Namen, doch Lehrer nennen ihn häufig den leeren Schritt, weil der hintere Fuß das ganze Gewicht des Körpers trägt, während der vordere Fuß »leer« ist und kein Gewicht trägt. Das ausgleichende Prinzip von Yin und Yang – perfekte Harmonie durch die Ergänzung von Gegensätzen – kommt hier ins Spiel.

Der leere Schritt dient ebenfalls zur Überleitung und wird nicht als eigenständige Figur geübt. Die schrittweise Anleitung soll Ihnen jedoch das nötige Bewusstsein für die richtige Ausführung schaffen.

Der leere Schritt ähnelt dem zentrierenden Schritt, außer dass die Hüfte des »leeren« Beins, das kein Gewicht trägt, nach innen gedreht ist und die Zehen vor dem Standbein ruhen.

1. **Stehen Sie mit beiden Füßen parallel und etwa hüftbreit auseinander. Beugen Sie die Knie leicht, das Gewicht ruht auf beiden Füßen, das Steißbein zeigt leicht nach unten. Achten Sie darauf, dass die Zehen beider Füße entlang einer imaginären Linie auf gleicher Höhe sind.**
2. **Machen Sie mit dem linken Fuß einen Schritt nach vorn, platzieren Sie die Ferse jenseits der imaginären Linie.**
3. **Verlagern Sie das Gewicht nach hinten, beugen Sie beide Knie und heben Sie Ferse und Mittelfuß des vorderen linken Fußes vom Boden ab.**

   Sie sollten so fest und ausbalanciert auf dem rechten Standbein stehen, dass Sie die Zehen des vorderen Fußes vom Boden lösen können, ohne ins Wackeln zu geraten.

Um ein Gefühl für die Gewichtsverlagerung zu bekommen, können Sie in einer Schaukelbewegung nach vorn und nach hinten abwechselnd den linken und den rechten Fuß belasten. Spüren Sie aufmerksam, wie sich das Gleichgewicht jeweils verschiebt. Denken Sie daran, die Beine abzuwechseln – die beiden Körperseiten eines Menschen sind nie genau gleich kräftig.

Die Hände sind weich und rund

Wie die Fußstellungen sind auch die verschiedenen Handhaltungen selten Gegenstand ausführlicher Erörterung. Doch genau das will ich tun, damit Sie sensibilisiert werden für die Bedeutung der Hände beim Tai Chi. In Abbildung 8.2 sehen Sie zwei verschiedene Handhaltungen: die Grundstellung und die Figur »Den Ballon halten«.

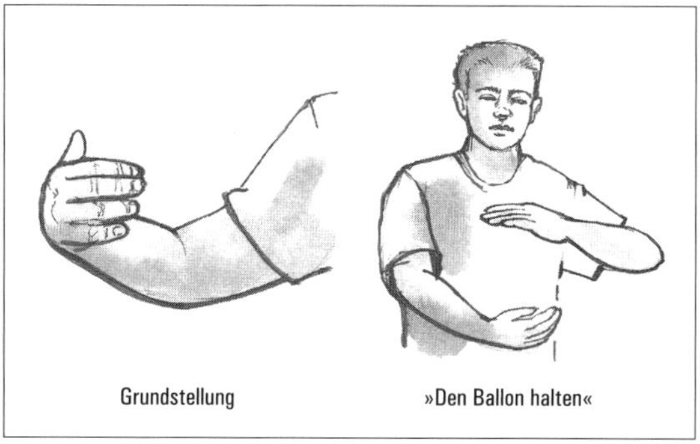

Abbildung 8.2: Und die Hände? Die Grundstellung und »Den Ballon halten«

Die Grundstellung der Hand

Das Ziel besteht darin, die Arme und Hände biegsam und weich zu halten, doch nicht schlaff. Sie stecken vielmehr voller Energie. Spreizen Sie den Mittelfinger bitte *nicht* von den anderen Fingern ab, wie das Balletttänzer tun.

1. **Halten Sie Arme in Schulterhöhe vor sich, die Handflächen zeigen zueinander, Hände und Finger sind ausgestreckt.**
2. **Lassen Sie Daumen und Finger weich werden, sodass die Hände eine Schale bilden.**
3. **Gleichzeitig winkeln Sie die Ellenbogen etwas an und lassen die Arme nach außen gleiten. Das geschieht von ganz allein, wenn Sie die Hände zur Schale öffnen.**

   Sie haben nun eine sanft gerundete Linie. (Erinnern Sie sich? Runde und harmonische Bewegungen sind ein Grundprinzip im Tai Chi.) Die Linie führt von Ihrer Schulter, über den äußeren Ellenbogen und die Handgelenke bis zu den Fingerspitzen. Die Handgelenke sind locker, Sie sollen sie nicht so stark biegen, dass sich ein unnatürlicher Winkel zwischen Handrücken und Unterarm bildet.

Die Bewegungen des Körpers reichen also bis in die Fingerspitzen. Achten Sie darauf, die Hände weder lasch noch geziert zu halten.

Den Ballon halten (auch: »Den Mond umarmen« oder »Den Ball halten«)

Die verschiedenen Namen sind von der bildlichen Kraft dieser Haltung inspiriert. Ich habe eine Schwäche für die Variante »Den Ballon halten«, weil sich dies in meiner Vorstellung besonders weich und leicht anfühlt. Stellen Sie sich vor, Sie halten einen Ballon vor Ihrem Körper. Die Hände und Arme formen die Kugel eines großen aufgeblasenen Luftballons nach.

Beginnen Sie zunächst in der Grundstellung mit parallelen Füßen. Später können Sie die Figur auch mit einem zentrierenden Schritt üben.

1. **Bringen Sie die linke Hand mit der Handfläche nach oben in Hüfthöhe vor den Körper. Die Hand sollte jedoch nicht seitlich rechts neben dem Körper herausragen.**
2. **Bringen Sie die rechte Hand mit der Handfläche nach unten in Brusthöhe vor den Körper. Auch diese Hand sollte nicht seitlich neben dem Körper herausragen.**
3. **Winkeln Sie die Arme leicht an und denken Sie an die Grundstellung der Tai-Chi-Hand! Sie halten nun einen Ballon zwischen Armen und Händen.**
4. **Formen Sie dieselbe Haltung mit der anderen Hand oben.**

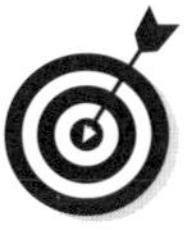

Die genaue Haltung der Hände variiert etwas mit dem Bild, aus dem Sie kommen oder das Sie danach ausführen. Der Unterrichtsstil Ihres Lehrers spielt ebenfalls eine Rolle.

Tai Chi für alle: Eine Einführung

Die folgenden sechs Bilder oder Figuren sind Teil der Yang-Kurzform. Ich ergänze einfache Eröffnungs- und Abschlussbilder, die nach Auffassung von Tai-Chi-Experten zum Aufnehmen und Halten der Energie wichtig sind. Mit ihnen beginnt und endet die Yang-Form.

Diese sechs grundlegenden Bewegungen werden Ihnen die Entscheidung erleichtern, ob Sie künftig weiter Tai Chi lernen wollen. Sie helfen Ihnen, sich zu zentrieren und das Grundmuster zu erkennen, wenn Sie in Kapitel 10 verschiedene Methoden miteinander kombinieren. In den meisten Fällen habe ich die Bilder in die Blickrichtung ausgelegt, die sie auch in der Yang-Kurzform haben. Doch wenn Sie wollen, können Sie sie zuerst auch in eine andere Richtung üben.

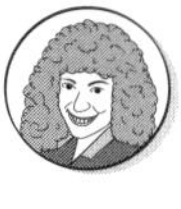

Denken Sie immer daran, dass die Bewegung fließend sein soll. Und wie eine nörgelnde Tante werde ich Ihnen das noch öfter sagen! *Flow* ist das alles überragende Stichwort. Flow, Flow, Flow …

Den Vogel am Schwanz fassen (auch: »Den Spatz am Schwanz fassen«)

Dieses Bild besteht aus vier Teilen und umfasst, was besonders schön ist, alle wichtigen Bewegungen des Tai Chi. Die vier Teile sind: Abwehren, Zurückziehen, Drücken und Stoßen. Manche sind wiederum selbst unterteilt. Ich leite Sie durch das gesamte Bild, wie Sie es auf einer Seite ausführen. Doch Sie sollten auf alle Fälle beide Seiten üben. Sie könnten zum Beispiel mehrmals auf einer Seite üben und nach einem zentrierenden Schritt als Überleitung auf der anderen Seite üben. Sie könnten eine ganze Übungsstunde damit verbringen, das Bild auf beiden Seiten zu üben! Abbildung 8.3 zeigt Ihnen den Bewegungsablauf im Überblick.

Go West! Oder doch eher nach Norden?

Im klassischen Tai Chi werden die Bewegungen auf zweierlei Art verortet: nach der Himmelsrichtung (Nord, Süd, West, Ost) oder nach dem Ziffernblatt einer Uhr (12 Uhr, 6 Uhr, 9 Uhr, 3 Uhr). Das erfordert etwas Denkarbeit, während bei herkömmlichen Fitnesskursen zur Orientierung einfach die Blickrichtung als Maßstab genommen wird, von da aus geht es nach links oder rechts. Das Einfachste ist, wenn man die Blickrichtung als 12 Uhr definiert. (Meistens ist das so. Doch auch hier gibt es Ausnahmen. Bei manchen ist der *Rücken* 12 Uhr! Auch das ist nicht falsch, es ist einfach nur anders und ebenso in sich stimmig.) Ist die Vorderseite 12 Uhr, liegt auf der rechten Seite 3 Uhr, links 9 Uhr und hinten 6 Uhr. Und wenn ein Lehrer sagt: »Blicken Sie nach Norden«, muss das nicht unbedingt bedeuten, dass er tatsächlich die Himmelsrichtung meint. »Norden« symbolisiert oft auch die Richtung geradeaus nach vorn.

1. **Beginnen Sie im Bogenschritt (siehe Abbildung 8.1), das linke Bein macht einen Ausfallschritt nach vorn. Der Fuß zeigt 8 Uhr und Ihr Körper zeigt mit dem offenen Schritt in Richtung 12 Uhr.**

2. **Abwehren: Führen Sie die linke Hand in Brusthöhe vor sich, die Handfläche zeigt zum Körper und ist zu einer Höhle geformt. Der Daumen zeigt nach oben, sodass der Ellenbogen leicht angewinkelt ist. Die rechte Hand ruht, Handfläche zum Körper, an der rechten Hüfte, der Ellenbogen ist leicht angewinkelt. (Dort wird sozusagen der Vogel am Schwanz gepackt.)**

   Wenn Sie besonders trickreich sein wollen, können aus dem zentrierenden Schritt mit der Handstellung »Einen Ballon halten« in diese Haltung kommen. Atmen Sie ein und ausatmend beginnen Sie die Bewegung. Und wie immer gilt: Atmen nicht vergessen.

3. **Zurückziehen: Drehen Sie gleichzeitig die linke Handfläche nach unten und die rechte nach oben, während Sie die rechte Hand nach vorn führen, bis beide Handflächen auf derselben Ebene etwa in Brusthöhe sind (immer noch Richtung 8 Uhr). Die rechte Handfläche ist nahe dem linken Ellenbogen.**

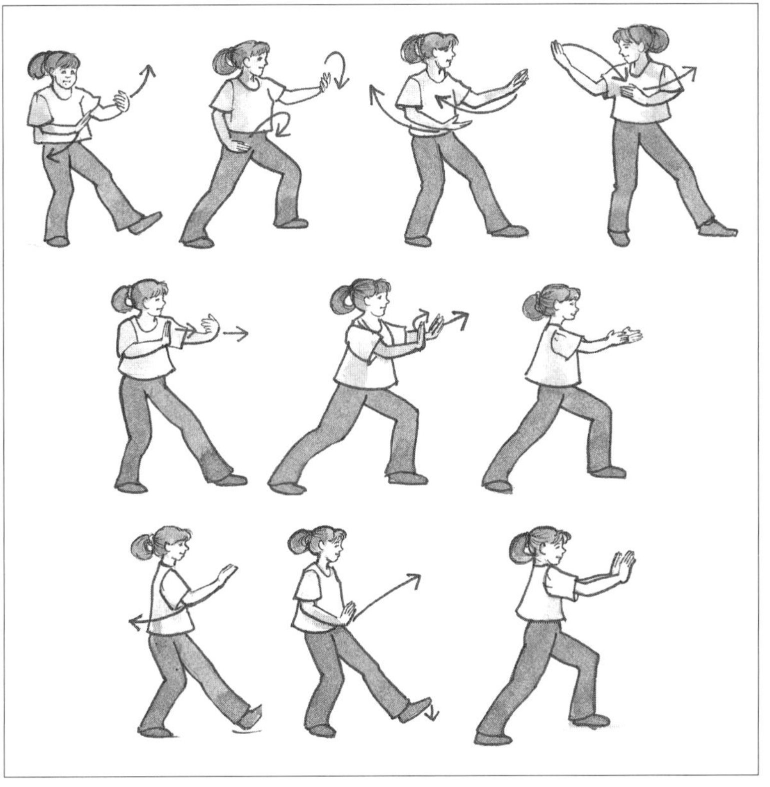

Abbildung 8.3: Den Vogel am Schwanz fassen

4. **Wenden Sie den Oberkörper nach rechts, als wollten Sie einen Scheinwerfer, der an Ihrem Brustbein befestigt ist, Richtung 2 Uhr drehen. Gleichzeitig verlagern Sie das Gewicht aufs rechte Bein, führen beide Hände vor sich nach unten, bis beide ebenfalls Richtung 2 Uhr zeigen. Die rechte Handfläche zeigt immer noch nach oben und die linke nach unten.**

5. **Drücken: Drehen Sie sich aus der Taille zurück nach links. Gleichzeitig runden Sie den linken Arm, während Sie ihn nach außen in Richtung 8 Uhr bewegen, Handfläche innen. Drücken Sie mit der rechten Hand sanft gegen das linke Handgelenk, so als würden Sie es leicht streifen.**

6. **Verlagern Sie jetzt das Gewicht aufs linke Bein, bis Sie in den Bogenschritt zurückgekehrt sind, und schieben Sie die Hände vorwärts.**

7. **Stoßen: Drehen Sie die Hände, sodass Sie die rechte Handfläche von oben über das linke Handgelenk gleitet (bei manchen Lehrern über den Unterarm). Verlagern Sie das Gewicht wieder auf das rechte Bein und führen Sie die Hände gleichzeitig in Bauchnabelhöhe etwa schulterbreit auseinander, die Handflächen zeigen nach unten. Wenn Sie das Gewicht auf das hintere Bein verlagert haben, lösen Sie die linken Zehen vom Boden.**

8. **Zum Schluss schaukeln Sie nach vorn und belasten wieder das linke Bein. Gleichzeitig schieben Sie die Handfläche in einer leichten Aufwärtsbewegung von sich weg. Stellen Sie sich vor, Sie schieben einen großen, schweren Gegenstand von sich weg. Die Bewegung kommt aus den Schultern, die Ellenbogen werden dabei nicht wirklich gebeugt oder ausgestreckt.**

»Den Vogel am Schwanz fassen« ist eines der längsten Bilder, die ich Ihnen vorstelle. Denken Sie am besten nicht allzu viel nach, sondern lassen Sie sich von Ihrem Körper führen, dann wird Ihnen eine fließende Bewegung gelingen.

Die Mähne des Wildpferds teilen

Dieses Bild ist nach der Eröffnung das erste in der Yang-Kurzform. Die Bewegung der Hände ist auf den ersten Blick dem Bild »Den Vogel am Schwanz fassen« ähnlich, doch wenn Sie aufmerksam sind, können Sie den Unterschied fühlen. In Abbildung 8.4 sind die Unterschiede anschaulich zu sehen.

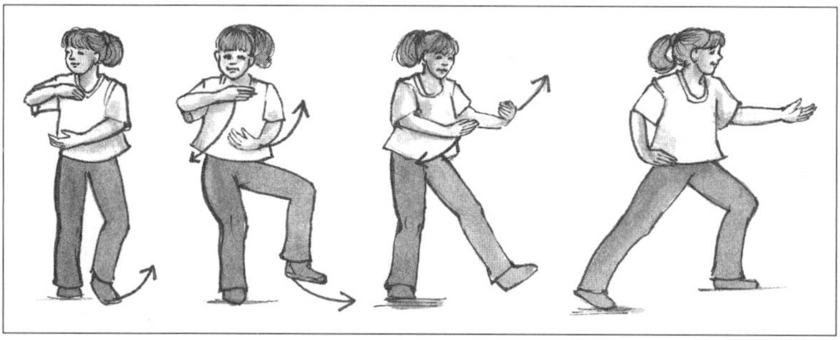

Abbildung 8.4: Die Mähne des Wildpferds teilen

1. **Beginnen Sie im zentrierenden Schritt, der linke Vorderfuß trägt fast kein Gewicht. Die Hände sind in der Stellung »Den Ballon halten«. Der linke Arm ist dabei unten, sodass Sie ihn leicht nach außen zur offenen Seite bewegen können.**

   Schauen Sie sich den zentrierenden Schritt in Abbildung 8.1 oder auf der Schummelseite vorn im Buch an.

2. **Atmen Sie ein und ausatmend gehen Sie mit dem linken Fuß in den Bogenschritt. Führen Sie gleichzeitig die linke Hand diagonal nach außen und oben. Drücken Sie die Handfläche des oberen rechten Arms nach unten zur Innenseite des linken Arms. Die Bewegung der rechten Hand geht weiter, bis die Handfläche an der rechten Hüfte ankommt.**

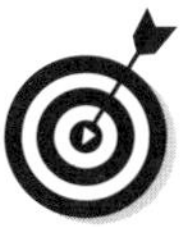

Die nach außen führende Bewegung des linken Arms fühlt sich ein bisschen so an, als ob Sie ein Frisbee werfen wollten. Bei der Drehung holen Sie etwas weiter aus als bei der Abwehrbewegung im Bild »Den Vogel beim Schwanz fassen«.

3. *Gleichzeitig* **mit Erreichen der Endposition des linken Arms machen Sie einen Schritt nach vorn in den Bogenschritt und verlagern das Gewicht, sodass der Körper in eine 8-Uhr-Position kommt. Die Finger zeigen nun nach oben und die Handfläche zeigt zu Ihrem Herzen.**

4. **Um diese Bewegung wiederholt auszuführen, verlagern Sie das Gewicht nach hinten auf das linke Bein, während Sie mit den Armen wieder den Ballon halten. Dazu können Sie die linke Hand nach unten drehen, den Arm zu den Hüftknochen bewegen und dort die Handfläche nach oben drehen. Die Bewegung der rechten Hand ist gegengleich: Drehen Sie den Arm mit der Handfläche nach oben, schieben Sie ihn nach hinten hoch und dann zurück mit einer Drehung der Handfläche, sodass Sie den Ballon nun oben halten.**

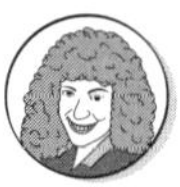

Kommt Ihnen das zu einfach vor? Versuchen Sie das Bild so auszuführen, dass Sie im Rhythmus des Zurückweichens und Nach-vorn-Gehens einatmen und ausatmen, im Ausfallschritt dabei aber tiefer gehen. Nur wenige Minuten auf jeder Seite und Sie werden sehen, wie sehr Sie geistig zur Konzentration herausgefordert sind und die körperliche Anstrengung in den Beinen und dem Oberkörper spüren werden.

Die Laute spielen (auch: »Die Pipa spielen«, »Die Gitarre spielen«)

Dies ist eine einfache Bewegung, bei der Sie den leeren Schritt üben können. Wenn Sie die verschiedenen Bilder in diesem Kapitel miteinander verbinden wollen, können Sie diese Bewegung als Überleitung einsetzen. In der Yang-Kurzform ist »Die Laute spielen« das fünfte Bild. Stellen Sie sich vor, Sie halten ein Saiteninstrument in den Händen, so wie es Abbildung 8.5 veranschaulicht.

1. **Stehen Sie in der Grundstellung mit den Füßen hüftbreit auseinander, die Arme locker seitlich hängend. Das Gesicht zeigt in Richtung 9 Uhr.**

2. **Verlagern Sie das Gewicht auf das rechte Bein und beugen Sie dabei das rechte Knie. Gleichzeitig heben Sie den linken Vorderfuß und legen ihn eine Fußlänge weiter vorn wieder im leeren Schritt ab.**

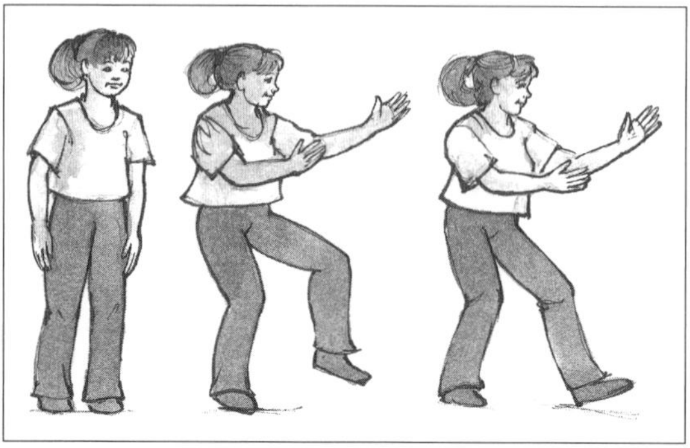

Abbildung 8.5: Die Laute spielen

3. **Während sich der Fuß bewegt, heben Sie den linken Arm aus der Schulter nach vorn, die Handfläche zeigt nach innen, der Ellenbogen ist fast gerade, doch noch leicht gebeugt, so als würden Sie jemandem die Hand reichen. Der rechte Arm bewegt sich gleichfalls nach vorn, doch bleibt etwas unterhalb des linken Arms.**
4. **Wiederholen Sie die Bewegung auf der anderen Seite, indem Sie zuerst in die Grundstellung zurückkehren, Füße hüftbreit auseinander. Dann machen Sie einen Schritt zurück nach außen zur anderen Seite.**
5. **Beenden Sie das Bild, indem Sie den vorderen Fuß zurück auf den Boden senken, Ferse unten, Vorderfuß nach oben.**

Eine aufrechte und dabei entspannte Haltung mit festem Beckenboden hilft dabei, das Gleichgewicht zu halten. Ziehen Sie dafür das Steißbein leicht nach unten und innen.

Den Affen abwehren

Sie können mehrere leere Schritte wie eine Kette aneinanderreihen, wenn Sie die Laute spielen und sich rückwärts bewegen, um den Affen abzuwehren – als ob einer in Ihrem Wohnzimmer wäre. (Glauben Sie mir, ich habe die Bezeichnungen nicht erfunden!) Diese Bewegung folgt in der Yang-Kurzform auch direkt auf das Spielen der Laute. Nachdem Sie beide Bilder unabhängig voneinander geübt haben, können Sie sie also verbinden. Abbildung 8.6 zeigt wie.

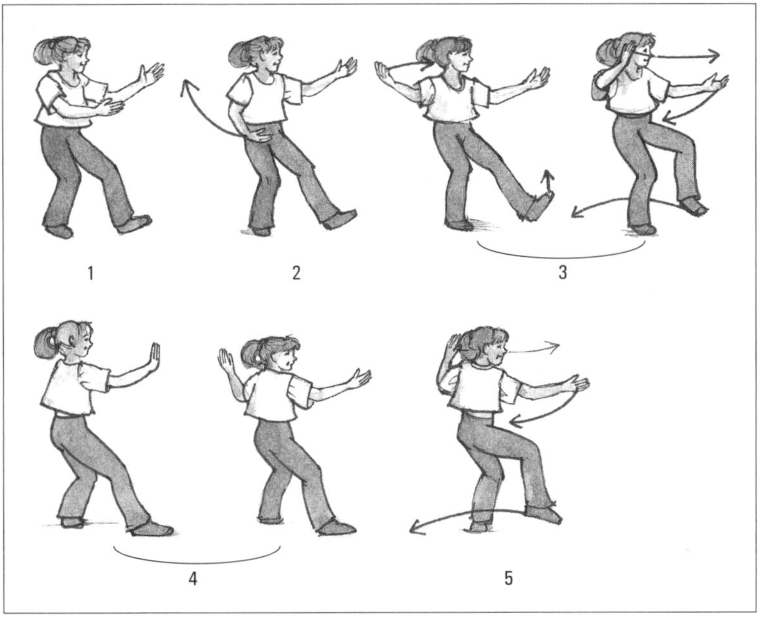

Abbildung 8.6: Den Affen abwehren

1. **Beginnen Sie in der Schlussposition von »Die Laute spielen«, bei der das Gewicht auf dem rechten hinteren Fuß ruht und die Hände erhoben sind, als würden Sie ein Saiteninstrument spielen. Der ganze Körper zeigt nach 9 Uhr.**
2. **Drehen Sie die rechte Hand mit der Handfläche nach oben und führen Sie sie in einem großen Bogen nach unten und hinter sich in Richtung 2 Uhr. Drehen Sie die Taille mit dem Arm in Richtung 12 Uhr. Die Augen folgen der Bewegung der Hand.**
3. **Sobald die Hand etwa in Schulterhöhe hinten Ihnen angekommen ist, führen Sie die Handfläche gerade zu Ihrer Wange, so als ob Sie sich etwas zur Stirn streichen wollten. Der Ellenbogen ist dieses Mal stark angewinkelt. Der Rumpf dreht sich mit der kreisenden Bewegung des Arms nach hinten in Richtung 9 Uhr.**

Die hohle Hand streicht auf ihrem Weg nach vorn an Ihrem Ohr entlang, so als würden Sie versuchen, besser zu hören.

4. **Sobald die rechte Hand am Ohr vorbeistreicht, machen Sie mit dem linken Fuß einen Schritt zurück. Zuerst treten Sie mit dem Vorderfuß auf, rollen dann den ganzen Fuß**

ab und belasten ihn. So können Sie mit dem rechten vorderen Fuß einen weiteren leeren Schritt machen. Richten Sie den neuen vorderen Fuß wieder so aus, dass die Zehen nach vorn zeigen.

Wohin schaue ich?

Sie können nach innen schauen, aber auch nach außen. (Oh nein, jetzt spricht sie schon wieder in Rätseln, werden Sie vielleicht denken.) Während der ganzen Bewegungsfolgen sollten Sie Ihren Blick ganz sanft ruhen lassen, die Augen sind geöffnet, fixieren jedoch nichts. Sie richten Ihren Blick gewissermaßen nach innen und konzentrieren sich auf den Atem und die Entspannung.

Sie können die Augen sogar schließen oder nur halb öffnen, mit den Augen den Fingerspitzen folgen, auch wenn Sie sie nicht wirklich anschauen. Die Augäpfel bewegen sich nur in diese Richtung.

5. **Die rechte Hand strebt weiter nach vorn, drehen Sie die Handfläche nach unten, während die linke Handfläche jetzt nach oben geht. Beide Handflächen gleiten aneinander vorbei, während die rechte Hand weiter nach vorn geht, tritt die linke Hand nun ihre Reise nach hinten an, damit der ganze Bewegungsablauf ab Schritt 2 wiederholt werden kann, nur dieses Mal auf der anderen Seite.**
6. **Wiederholen Sie den Ablauf, so oft Sie wollen. Mit jedem Schritt wandern Sie ein Stück zurück.**

Die Arme wie einen Fächer ausbreiten

Stellen Sie sich bei diesem Schritt eine ausgreifende Fächerbewegung vor, wie in Abbildung 8.7 gezeigt. Sie können sich auch vorstellen, zwei Gegnern gleichzeitig gegenüberzustehen: einer direkt vor Ihnen und ein zweiter links neben Ihnen, sodass Sie mit jeder Hand einen abwehren müssen. Die Vorstellung wäre echt filmreif!

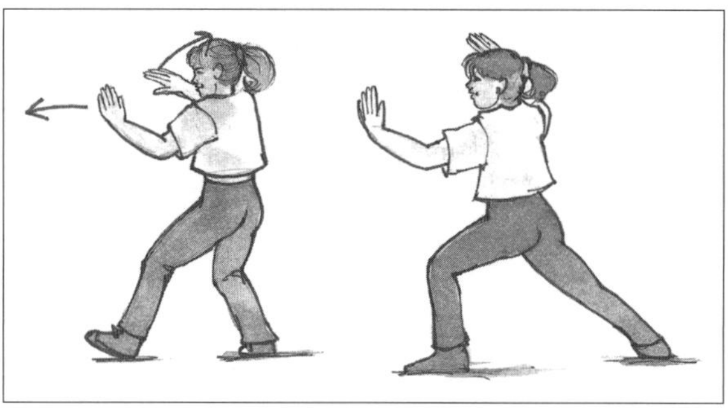

Abbildung 8.7: Die Arme wie einen Fächer ausbreiten

1. **Beginnen Sie im zentrierenden Schritt, der linke Vorderfuß berührt den Boden und zeigt auf 12 Uhr. Die Hände halten den Ballon, der linke Arm ist dabei unten.**

   Schauen Sie die Stellungen auf der Schummelseite nach.

2. **Machen Sie mit dem linken Fuß einen Ausfallschritt in Richtung 9 Uhr und kommen Sie in den Bogenschritt.**
3. **Gleichzeitig führen Sie den rechten Arm mit ausgedrehter Handfläche in einer sanften Kreisbewegung vor der Stirn entlang, bis die Hand etwa neben der rechten Schläfe angekommen ist, so als ob Sie Ihren Kopf schützen wollen.**
4. **Gleichzeitig mit dem rechten Arm bewegt sich auch der linke Arm, und zwar nach oben und außen. Der Körper dreht sich dabei in Richtung 9 Uhr. Die linke Handfläche ist ebenfalls vom Körper abgewandt und endet etwa in Nasenhöhe, bei 9 Uhr.**

Der Blick folgt wie absichtslos der nach vorn fächernden Hand, in diesem Beispiel die linke.

Fersenstoß

Bei den meisten Bildern steht man mit beiden Füßen fest verwurzelt auf dem Boden (nun ja, fast), doch beim Fersenstoß dürfen Sie die Beine in einer Art Kickbewegung richtig nach oben bringen – natürlich jeweils nur ein Bein! Doch warten Sie, der »Kick« geschieht eher langsam, wir sind ja beim Tai Chi (und nicht beim Fußball). Es ist eher so, dass Sie das Knie heben, gefolgt vom Unterschenkel, wie Sie in Abbildung 8.8 sehen können. Und das ist um einiges schwieriger als eine richtige Kickbewegung, weil Sie ja ohne Schwung auskommen müssen!

1. **Beginnen Sie in einem zentrierenden Schritt (siehe Abbildung 8.1) mit dem Gewicht auf dem linken Bein, das linke Knie leicht gebeugt und der rechte Vorderfuß auf dem Boden. Sie schauen nach 9 Uhr.**
2. **Verschränken Sie die Hände an den Handgelenken, die Handflächen nach oben, die linke Hand über der rechten. Die Hände sind auf Bauchnabelhöhe, etwa 15 Zentimeter vom Körper entfernt.**

Alles gleichzeitig

Nun haben Sie in meine Anleitungen zum Tai Chi schon mehrmals gelesen, dass Sie dieses und jenes »gleichzeitig« machen sollen. Denn darum geht es im Tai Chi: die fließende Bewegung, der *Flow* ... Das bedeutet, dass sich die Bewegung leicht und kontinuierlich vollzieht, wie ein Gebirgsbach, der durch die Wiesen sanft dahinplätschert. Die einzeln beschriebenen Bewegungsteile sollten also gleichzeitig zu einem »Ende« kommen, auch wenn die verschiedenen Gliedmaßen unterschiedlich lange Wege beschreiben. Der Haken bei der Sache ist allerdings, dass es eigentlich gar kein Ende gibt, sondern dass sofort das nächste Bild beginnt. Der Bachlauf führt also ohne Unterbrechung durch verschiedene Wiesen und Felder.

Denken Sie daran, dass das linke Handgelenk oben ist, wenn das rechte Bein stößt. Und umgekehrt: Wenn das linke Bein stößt, ist das rechte Handgelenk oben.

3. **Das rechte Knie wird diagonal zur Seite gehoben, jedoch ohne dass sich der Körper mit dreht. Halten Sie das Knie hoch in der Luft und strecken Sie nun das untere Bein aus. Spüren Sie die Bewegung des Kniegelenks. Drücken Sie die Ferse nach vorn. (Stellen Sie sich vor, ein Gegner stünde dort!)**
4. **Während sich das Bein bewegt, gehen die Arme nach oben. Die Bewegung geschieht aus den Schultern, sodass die Handgelenke sich nun nach außen drehen und etwa in Nasenhöhe haltmachen. Die Hände zeigen nun in Richtung 7 Uhr und 11 Uhr. Die Position ähnelt etwas der Fächerform im vorherigen Bild. Folgen Sie der rechten Hand mit den Augen.**

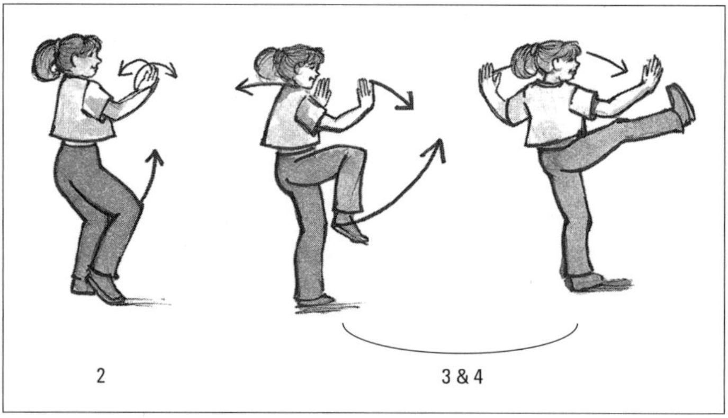

Abbildung 8.8: Der Fersenstoß

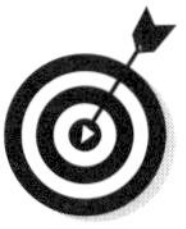

Heben Sie das stoßende Bein nur so hoch, dass Sie die Wirbelsäule noch aufrecht halten können (nicht die Rippen einsinken lassen oder einen Rundrücken machen!). Sie sollten in der Lage sein, das untere Bein zu strecken, ohne dass das Knie wieder nach unten nachgibt. Denken Sie daran, wenn Sie nachlassen, offenbaren Sie eine Schwäche und zeigen sich für den Gegner verwundbar, der Sie vielleicht umhauen wird!

Anfang gut, Ende gut: Das Tor zum Tai Chi

Alle Formen im Tai Chi beginnen mit einer Eröffnung – damit meine ich nicht nur einen schnellen Wechselschritt quer durchs Wohnzimmer! – und sie enden mit einer abschließenden Bewegung. Diese Bewegungen dienen im Grunde dazu, sich zu konzentrieren, Energie zu sammeln und einige bewusste Atemzüge zu machen. Auch zum Abschluss brauchen Sie ein bestimmtes Ritual, um nicht einfach »irgendwie« aufzuhören und zur Tagesordnung überzugehen.

Die verschiedenen Schulen und Stile im Tai Chi variieren dieselben Eröffnungs- und Abschlussbewegungen, sie sehen zwar ähnlich aus, doch unterscheiden sie sich hinsichtlich der Länge, der Schrittfolge und der Kniebeugung. Die folgenden beiden Bewegungen sind die einfachsten und werden von den meisten Lehrern der Yang-Kurzform verwendet.

Das Tor öffnen (Der Anfang)

Verwenden Sie diese Haltung, wie in Abbildung 8.9 gezeigt, um sich mental auf das Üben einzustellen.

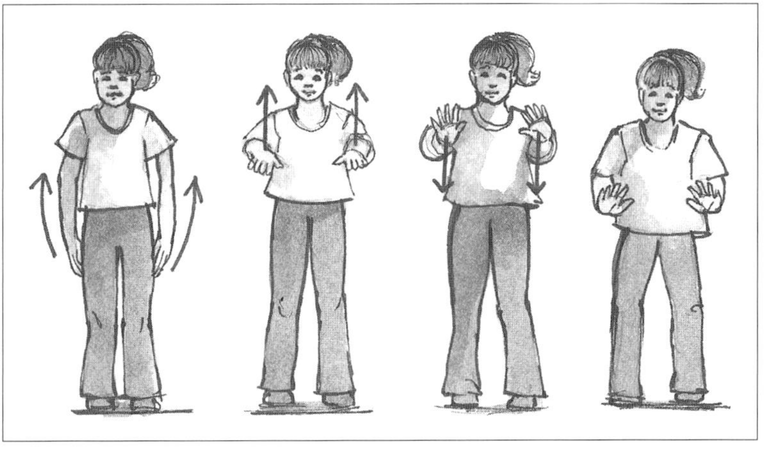

Abbildung 8.9: Das Tor öffnen

1. **Beginnen Sie in einer engen Grundstellung, die Füße sind nahe beieinander, die Knie entspannt, die Arme hängen locker an der Seite herab. Nehmen Sie sich einen Augenblick Zeit, um sich in der aufrechten Haltung zu spüren und unnötige Spannungen im Körper loszulassen.**
2. **Einatmend heben Sie die Arme aus den Schultern heraus über vorn in Schulterhöhe (an die Tai-Chi-Hand denken!). Gleichzeitig verlagern Sie das Gewicht leicht auf den linken Fuß.**
3. **Sobald die Hände in Schulterhöhe angekommen sind, atmen Sie aus und machen mit dem rechten Fuß einen kleinen Schritt zur Seite, sodass die Füße nun hüftbreit auseinander stehen. Lassen Sie die Arme langsam bis auf Nabelhöhe sinken. Die Handgelenke sind leicht geknickt, sodass die Handflächen nach unten blicken.**

Bleiben Sie einen Moment so stehen und atmen Sie bewusst. Sie können die Bewegung auch mehrere Male wiederholen.

Das Tor schließen (Der Abschluss)

Genießen Sie diese abschließende Bewegung als ein Ritual zur Beendigung der Übungszeit. Einfach davonrennen wäre unpassend! Bleiben Sie einige Sekunden in der Schlussstellung und atmen Sie tief und bewusst ein und aus. Abbildung 8.10 zeigt Ihnen die Stellung.

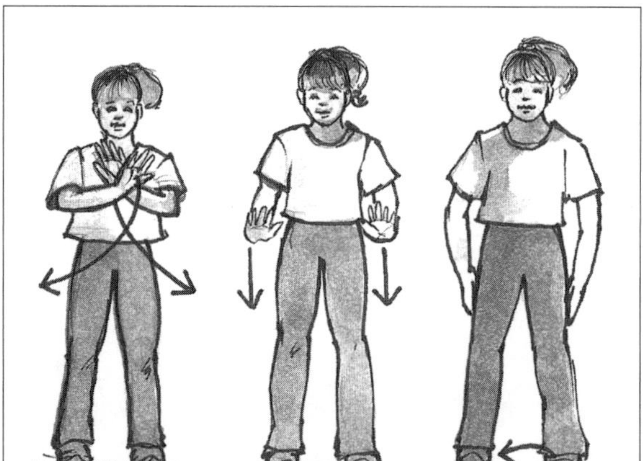

Abbildung 8.10: Das Tor schließen

1. **In welcher Position auch immer Sie vor dem Abschluss stehen: Stellen Sie sich in Richtung 12 Uhr auf, atmen Sie ein und stellen Sie die Füße etwa hüftbreit auseinander. Kreuzen Sie die Handgelenke vor der Brust, die Handflächen zeigen zum Herzen.**
2. **Ausatmend öffnen Sie die gekreuzten Handgelenke und führen die Hände zur Seite. Die Handflächen zeigen nach unten, bis die Arme ausgestreckt sind. Dann legen Sie die Hände an den Schenkeln seitlich ab.**

Mit Qigong die innere Energiequelle entdecken

9

In diesem Kapitel

- Der Hintergrund des Qigong
- Einen guten Stand entwickeln
- Der mikrokosmische Orbit

Mehr Energie zu haben ist ja eine gute Sache – die Idee gefällt mir. Aber Qigong klingt doch seltsam, oder?

Erst mal der Reihe nach: Sie wollen gerne wissen, was »Qigong« bedeutet und wie man es richtig ausspricht. *Qi* (gesprochen *Tschi*) ist die nicht latinisierte Schreibweise von *Chi* (»Energie« oder »Lebensenergie«), das Sie aus dem Tai Chi kennen. *Gong* bedeutet im Chinesischen »Arbeit«, »Übung« oder »Fähigkeit«, also etwas, wovon man einen Nutzen hat, wenn man sich ihm widmet. Qigong ist, frei übersetzt, die Arbeit an der eigenen Energie und die Fähigkeit, mit der Energie umzugehen und sie zu lenken.

Zusammengefasst: Qigong ist ein Bewegungskonzept, die sich auf den Fluss der Lebensenergie im Körper konzentriert. Es ist ein Übungsweg für Körper und Seele.

Die Lebensenergie spüren

Beim Qigong geht es um Energie. Mit der Energie arbeiten, das Chi wahrnehmen, stärken, bewegen. Und sich durch diese Energiearbeit gesünder und zufriedener fühlen. Dies ist zwar kein medizinisches Buch, doch Sie sollten wissen, dass Qigong als Bestandteil der Traditionellen Chinesischen Medizin (TCM) auch zur Heilung eingesetzt wird und nicht nur als energievolle und entspannende Ergänzung zu Fitnessprogrammen dient. In vielen Krankenhäusern und Praxen wird Qigong heute zur begleitenden Therapie eingesetzt, zunehmend auch im Westen. Wenn Sie sich einmal umhören, werden Sie Geschichten von Menschen erfahren, die Krebs oder andere Erkrankungen hatten und durch die meditative Körperarbeit des Qigong in Kombination mit Kräuterbehandlungen und Akupunktur geheilt werden konnten.

Die heilende Kraft der Energie ist ein Thema für sich und bietet sicher genügend Stoff für kritische Diskussion. In diesem Buch kann ich leider nicht genauer darauf eingehen. Wenn Sie tiefer in das Thema einsteigen möchten, können Sie im Internet erste Informationen sammeln. In Deutschland sind die führenden Tai-Chi- und Qigong-Institute in einem Dachverband organisiert, dort könnten Sie beispielsweise mit Ihrer Recherche beginnen.

Auch wenn Sie Qigong »nur« als Methode zur meditativen Entspannung nutzen, werden die Bewegungen Sie vielleicht tiefer und in einem spirituellen Sinn berühren, als dies Pilates oder Feldenkrais, die den Schwerpunkt auf die reine Körperwahrnehmung lenken, tun können. Die Grundlage von Qigong ist nicht nur die besondere Art der Bewegung, sondern das spirituelle »Qi-Gefühl«, denn Sie leiten und sammeln die Energie in Ihrem Körper. Dieses Erleben wird auch auf alle anderen Lebensbereiche positiv ausstrahlen.

Kennzeichen von Qigong sind die fließenden, tanzartigen Bewegungen, die nach einer Art Choreografie ablaufen. Es braucht Monate, wenn nicht Jahre, um die fortgeschrittenen Bewegungsabläufe sicher auszuführen. Die bekannteste Übungsreihe ist die sogenannte »Wildgans«, bei der sich 64 Teile aneinanderreihen. Solche langen Sequenzen entsprechen, was den »Fitnessfaktor« betrifft, etwa einer geringen bis moderaten Trainingsintensität beim Aerobic. Und dabei wird der ganze Körper bearbeitet, was Sie bei einem Kurs im Step-Aerobic nie erreichen. Allerdings ist es unmöglich, Ihnen eine solche Übungsreihe schriftlich zu erläutern. Deshalb habe ich Ihnen einige in sich geschlossene Bewegungen herausgesucht, die Sie zu Hause ausprobieren können. Wenn Sie intensiver einsteigen möchten, sollten Sie sich einen Qigong-Lehrer suchen.

Auch wenn ich in diesem Kapitel über Qigong nur an der Oberfläche kratzen kann, werden Ihnen manche Informationen vielleicht sehr ungewohnt und etwas esoterisch vorkommen. Lassen Sie sich davon bitte nicht abschrecken! Nehmen Sie, was Ihnen plausibel erscheint, den Rest vergessen Sie einfach. Vielleicht wird Ihnen unbehaglich, wenn ich über die aufsteigende Energie an der Wirbelsäule oder an den Fingerspitzen rede. Kein Problem. Betrachten Sie die Bewegung einfach als Chance zur Körperwahrnehmung. Schon bald werden Sie vielleicht überrascht feststellen, dass Sie den Energiefluss selbst spüren.

Dr. Bingkun Hu, ein Qigong-Meister aus Berkeley, Kalifornien, hat mir einmal gesagt, für den westlich geprägten Menschen könne man Qigong am ehesten noch mit Gedankenübertragung oder übersinnlicher Wahrnehmung vergleichen. Das scheint irgendwie gar nicht so falsch zu sein, denn unsere seelischen Fähigkeiten beruhen ja darauf, auf unser Bauchgefühl zu hören. Jeder versucht doch, seine Intuition zu verbessern und darauf zu vertrauen, oder? In gewissem Sinne ist Qigong wie Intuition. Sie üben sich darin, auf sich zu hören und zu vertrauen.

Fernöstliche Medizin und westliches Gesundheitswesen

Für Chinesen sind die Körperübungen des Qigong eine Form der Gesundheitsvorsorge. Krankheiten sollen damit gar nicht erst entstehen oder frühzeitig erkannt werden. Viel stärker als in der westlichen »Reparaturmedizin« ist in China die Idee der Prävention verankert. Doch ganz allmählich setzt sich der Präventionsgedanke auch im westlichen Gesundheitswesen durch. Der Nutzen von Alternativmedizin wird in umfangreichen Studien überprüft. Auch Qigong und Meditation sind bereits Gegenstand von Forschung. Die meisten Krankenkassen erstatten mittlerweile die Kosten für Qigong- oder auch Yoga-Kurse bei qualifizierten Lehrern. Auch Akupunktur als Teil der chinesischen Medizin ist mittlerweile für einige Krankheiten als Heilmethode anerkannt.

Die Vorteile von Qigong

Wer Qigong übt, kann weitaus mehr Vorteile daraus ziehen, als wenn man einen traditionellen Fitnesskurs besucht. Fitness ist in der Tat zweitrangig, wie auch in der anderen chinesischen Kampfkunst Tai Chi Chuan (siehe Kapitel 8). Fitness im traditionellen westlichen Verständnis ist eigentlich nur der angenehme und vielleicht überraschende Nebeneffekt beim Qigong.

Interessanterweise ist Qigong eine der am besten wissenschaftlich untersuchten Bewegungsformen in diesem Buch. Für den analytisch denkenden Menschen ist diese Tatsache vielleicht erstaunlich, weil Qigong auf den ersten Blick als die am wenigsten durch wissenschaftliche Kriterien erfassbare Bewegungsdisziplin erscheinen mag. Doch in China ist Qigong schon lange als Wissenschaft und als Kunst anerkannt, sodass dort niemand skeptisch die Augenbrauen hebt, wenn es um die gesundheitlichen Wirkungen einfachster Bewegungsformen geht.

»Nutze deinen Geist, um deine Gesundheit und deinen geistigen und seelischen Zustand zu verbessern«, sagt der Qigong-Meister Dr. Bingkun-Hu.

Die folgenden Abschnitte widmen sich den verschiedenen Vorteilen, die aus einer regelmäßigen Qigong-Praxis erwachsen.

Bewusstsein erarbeiten

Sie entwickeln eine bessere Wahrnehmung für das, was in Ihnen und um Sie herum geschieht, und werden spüren, wie beides miteinander zusammenhängt. Sie können sich öffnen, Ihr Geist und Ihre Sinne werden geschärft. Das kann im täglichen Leben vielerlei bedeuten: Bewusstsein für die eigene Gesundheit, eine bessere Körperwahrnehmung, das schnellere Wahrnehmen von Stressreaktionen oder bestimmten Gefühlen oder die Veränderung Ihrer Beziehung zur umgebenden Welt. Das Bewusstsein ist der erste Schritt zur Kontrolle über das, was vielleicht aktives Handeln erfordert, sei es gezielte Entspannung zum Stressabbau oder die Heilung einer Krankheit.

Konzentration und Ruhe finden

Der meditative Aspekt des Qigong mit seinen fließenden, friedlichen Bewegungen und seiner Ruhe bringt eine geistige Klarheit, die Ihr gesamtes Leben gründlich verändern kann. Hierfür gibt es selbstverständlich keine wissenschaftlichen Beweise, doch versuchen Sie es! Es ist gut möglich, dass Sie sich bei der Arbeit im Büro oder in der Schule besser konzentrieren können oder dass Ihre Beziehungen und überhaupt die Interaktionen mit Mitmenschen entspannter und besser werden. Vielleicht gehen Sie insgesamt gelassener mit den täglichen Herausforderungen des Lebens um, als Sie es sonst getan hätten.

Mehr Energie in sich spüren

Wer körperlich und geistig bewusst lebt und daher ausgeglichener ist, wird mehr Kraft und Energie in sich spüren. Und diese Energie ist eine andere als der Koffeinstoß nach einer Tasse Kaffee oder die Extraportion Adrenalin, die Ihr Körper als Stressreaktion selbst ausschüttet und wieder abbaut. Diese Energie ist immer in Ihnen, bei allem, was Sie tun, selbst wenn die Qigong-Stunde schon längst vorbei ist.

Sich fit fühlen

Doch, ja, Sie haben einen Trainingseffekt und werden viele der gesundheitsfördernden Vorteile, die ein sanftes Ausdauertraining mit sich bringt, ebenfalls haben. Mit den Körperübungen des Qigong werden Sie beweglicher und kräftiger sein und nicht mehr so schnell krank werden. Allerdings ist dieser Effekt etwas abhängig davon, wie intensiv Sie üben und welche Bewegungen Sie praktizieren. Die meisten Übungen in diesem Kapitel sind eher statisch und zielen darauf ab, das Bewusstsein für das Chi zu entwickeln. Entspannung und Klarheit der Gedanken sind hier die Hauptziele. Um Fitness geht es weniger.

Energie und Atem: Die grundlegenden Prinzipien im Qigong

Qigong-Übungen bestehen aus einer Reihe von Haltungen oder Formen, die wie in einem weichen, sehr langsamen Tanz miteinander verbunden werden. Zu den Übungen gehören auch einfache Standhaltungen, bei denen nur Ihr Geist arbeitet (so zum Beispiel bei Stehmeditationen), Selbstmassagen aus bestimmten Stand- oder Sitzhaltungen und Atemübungen. Als Training im westlichen Sinne kann Qigong bei diesen Übungen kaum bezeichnet werden.

Das Qigong kennt mindestens fünf Schulen: die daoistische, die buddhistische und die konfuzianische Richtung, außerdem das medizinische Qigong und Qigong als Kampfkunst. Jede verfolgt einen etwas anderen Ansatz. Wie Tai Chi kann auch Qigong als Kampfkunst gelehrt werden. Doch keine Sorge! So schnell werden Sie damit niemandem die Zähne ausschlagen können!

Was sind nun die grundlegenden Lehren des Qigong?

Die Atmung als Quelle des Glücks

Wenn bei anderen ganzheitlich orientierten Bewegungsmethoden in diesem Buch immer wieder darauf hingewiesen wird, das Atmen nicht zu vergessen, so gilt dies erst recht beim Qigong. Denn im Grunde geht es dabei *nur* um das Atmen. »Qigong ist Atmen, Atmen ist Qigong«, sagt Dr. Bingkun Hu, Qigong-Meister in Kalifornien. Wobei das nicht bedeutet, dass Sie bloß dasitzen und atmen (auch wenn Sie das selbstverständlich dürfen). Die Bewegung des Körpers ist die beste Art und Weise, sich des Atmens bewusst zu werden und eine vollständige Atmung zu trainieren. Die volle Atembewegung stabilisiert in der Folge die Energie in den Leitbahnen des Körpers (mehr dazu im nächsten Abschnitt). Wenn die Energie stabil und ausgeglichen ist, können Sie sie auch besser leiten.

Der mikrokosmische Orbit

Was ist denn das? Der Begriff klingt wie aus einer Science-Fiction-Serie entnommen. Doch Sie sollten ihn etwas ernster nehmen. Der mikrokosmische Orbit beschreibt zwei der größeren Energieleitbahnen in Ihrem Körper, durch die das Chi schnell fließen kann. Eine Bahn verläuft an der Vorderseite des Körpers, die andere entlang der Wirbelsäule. Wenn Sie sich vor den Spiegel stellen und sich von der Seite betrachten, können Sie sich eine Art ovale Achterbahn vorstellen, die von unterhalb des Dan Tien im Becken hoch bis zum Scheitel (Bai Hui) verläuft und entlang des Rückens wieder nach unten bis zum Dan Tien. Bei bestimmten Meditationen arbeiten Sie am freien Fluss der Lebensenergie entlang dieser Energiebahnen oder Kanäle *(Meridiane)*. Die in diesem Abschnitt vorgestellten Übungen dienen zur freien Zirkulation dieser inneren Energie. Dabei ist es wichtig, dass Sie frei und gleichmäßig atmen.

Was die Historiker dazu sagen

Die meisten Menschen haben zumindest schon einmal von Tai Chi gehört, während Qigong bei Weitem unbekannter ist. Und was noch weniger wissen: Qigong ist tatsächlich die ältere Bewegungslehre. Auf historischen Abbildungen, die auf Jahrhunderte vor Christi zurückdatieren, wurden bereits Qigong-Bewegungen veranschaulicht. Über die Jahrhunderte unterlagen die Übungen verschiedenen Einflüssen, unter anderem von daoistischen Meistern und auch von buddhistischen Mönchen. Viele verschiedene Stilrichtungen bildeten sich heraus. »Falsch« oder »richtig« sind hier nicht die passenden Kategorien, sie stammen alle von verschiedenen Lehrern. Das Ziel aller Richtungen ist die energetische Ausgeglichenheit für ein gesundes und zufriedenes Leben. Die Bewegungen in diesem Kapitel entstammen vor allem der daoistischen und buddhistischen Schule.

Doch warum haben so wenige Menschen von Qigong gehört, wenn das Konzept schon so altehrwürdig ist? Und warum praktizieren es noch viel weniger? Weil Qigong viele Jahrhunderte ein Geheimwissen blieb, das innerhalb bestimmter Familien (sogar königliche) von Generation zu Generation weitergegeben wurde. Geübt wurde hinter verschlossenen Türen. Mitte des 19. Jahrhunderts fand eine gewisse Öffnung statt, doch erst seit den 1970er-Jahren begann das Interesse stärker zu werden. Seitdem wird auch von staatlicher Seite in China das Qigong gefördert und in standardisierter Weise zur Gesunderhaltung verbreitet. Viele medizinische Untersuchungen wurden bereits unternommen und seit ein paar Jahren finden große internationale Konferenzen statt.

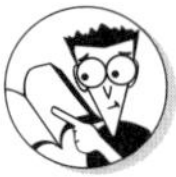

Die Lebensenergie fließt nach chinesischer Vorstellung in verschiedenen *Meridianen*, die man sich wie ein Geflecht von Energiekanälen vorstellen kann, das den ganzen Körper durchzieht. Jeder Meridian hat bestimmte Energiezentren oder Kreuzungspunkte (wie Autobahnkreuze) mit anderen Meridianen und Zugangspunkte (sozusagen die Auffahrten), in denen sich Energie wie in einem Gefäß sammeln und zirkulieren kann. Abbildung 9.1 zeigt einige der Punkte, die auch als *Akupunkturpunkte* wichtig sind. Die Anzahl und Lokalisierung der Akupunkturpunkte variiert je nach Schule, doch die Punkte dienen alle demselben Zweck.

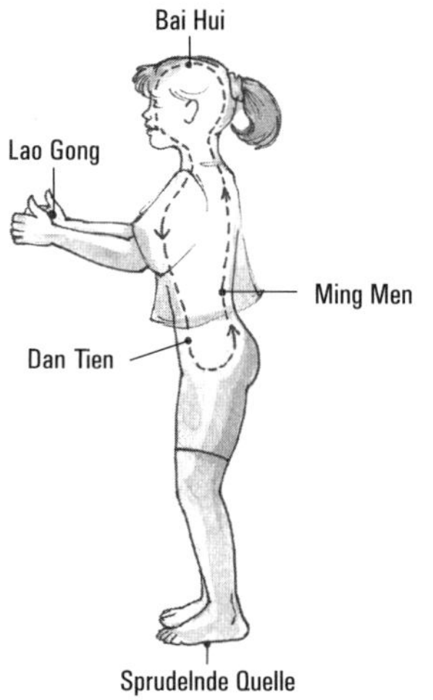

Abbildung 9.1: Der mikrokosmische Orbit

Im Qigong bearbeitet man eines der Hauptenergiezentren: das Dan Tien. Es liegt unterhalb des Bauchnabels und ist der Mittelpunkt des Körpers. Je nach Lehrer hat der Punkt auch einen anderen Namen oder wird auch an geringfügig unterschiedlichen Stellen lokalisiert.

Dan Tien

Bevor ich einen Qigong-Lehrer traf, der meine bohrenden Fragen beantworten konnte, hatte ich Unterricht bei einem asiatischen Lehrer, der kaum Englisch sprach und der Einfachheit halber auf seinen Bauch zeigte. Ich verstand nichts und machte einfach weiter mit meinen Übungen!

Das Dan Tien liegt zwischen dem Bauchnabel und dem Schambein in der Mitte des Bauchraums und ist so etwas wie das Speicherzentrum und die Pumpstation für die gesamte Körperenergie. Von dort aus wird das Chi dorthin geschickt, wo es gebraucht wird. Wer die Bewegungen richtig übt, stellt damit sicher, dass im Dan Tien einerseits genügend Energie verbleibt und sich andererseits kein Überschuss bildet. Doch die Pumpe darf nicht untätig sein. Wenn man sie ungenutzt lässt, trocknet sie aus. Körperübungen wie Qigong und andere meditative Entspannungs- und Bewegungsmethoden sorgen für einen ungehinderten und steten Kreislauf von Energie. Das Chi fließt frei.

Als Qigong-Schüler wird es Ihnen vielleicht so gehen, dass es zu einer Art Lebenseinstellung wird, das Energiezentrum unter Ihrer so unschuldig aussehenden Bauchdecke zu nähren, um für ein langes Leben in Gesundheit und Weisheit zu sorgen. Wörtlich übersetzt bedeutet Dan Tien etwa »purpurner Himmel« oder »Zinnoberfeld«. Darum sollte man sich doch wirklich kümmern, oder?

So, jetzt haben wir schon mal das geklärt. Deshalb nun noch etwas genauer, denn die Kommandozentrale des Dan Tien gibt es in der Tat dreifach:

- ✔ **Unteres Dan Tien:** Liegt im unteren Bauchraum und speichert die sexuelle Energie.
- ✔ **Mittleres Dan Tien:** Liegt in der Herzgegend und ist für die Gesundheit der inneren Organe zuständig.
- ✔ **Oberes Dan Tien:** Ist das, was die anderen fernöstlichen Lehren als das »dritte Auge« oder das *Stirnchakra* bezeichnen, nämlich der Punkt zwischen den Augenbrauen. Es wird dem Gehirn zugeordnet.

Wenn jemand nur allgemein vom Dan Tien spricht, ist in der Regel das untere Dan Tien im Bauchraum gemeint.

Ming Men

Wenn mein erster Qigong-Lehrer das Wort *Ming Men* aussprach, hat er sich immer über den unteren Rücken gerieben, um uns zu zeigen, wo dieser Energiepunkt liegt. Wörtlich übersetzt bedeutet Ming Men »Lebenstor«. Als Akupunkturpunkt ist er der Nierenfunktion zugeordnet. Richtig stimuliert sorgt diese Stelle dafür, dass die Nieren gut funktionieren und Sie voller Schwung und Elan sind. Man kann diese Gegend im unteren Rücken auch mit seinen Fäusten massieren, als wenn man sich nach langem, angestrengtem Sitzen dort dehnt und massiert und dabei versucht, die Stelle wieder zum Leben zu erwecken. Man kann das Ming Men auch vor oder nach Qigong-Übungen massieren, wenn man spürt, dass die Energie fehlt. Das ist besser als eine Tasse Kaffee!

Sprudelnde Quelle

Dieser Akupunkturpunkt wird auch Yong Quan genannt, er liegt unten an den Fußsohlen in der Mitte des Fußballens. Dort beginnt nach chinesischer Vorstellung der Nieren-Meridian.

Dieser Punkt erlaubt es, das Dan Tien und Ming Men mit Chi aus der Erde zu versorgen. Wird die sprudelnde Quelle richtig stimuliert, können Sie noch mehr Vitalität in das Dan Tien bringen, weil das Ming Men wiederum gut versorgt wird. Alles klar?

Stehen Sie jetzt bitte einmal für einen Moment auf. Bewegen Sie sich nicht. Spüren Sie einfach zu Ihren Fußsohlen hin, nehmen Sie wahr, wie Sie Kontakt zum Boden haben. Viele Menschen stehen unwillkürlich auf den Außenkanten der Fußsohlen oder neigen sich nach hinten und belasten hauptsächlich die Fersen. Versuchen Sie, sich wie eine Pflanze fest mit dem Boden zu verbinden; siehe dazu auch Kapitel 8 zum Tai Chi. Wenn auch der Fußballen festen Kontakt zum Erdboden hat, kann die sprudelnde Quelle Energie aufnehmen und sie zu den Speicherzentren weiterleiten.

Wohltuend ist es auch, die Fußballen mit den Händen kräftig zu massieren. Dadurch wird der Akupunkturpunkt ebenfalls stimuliert.

Lao Gong

Wenn Sie die Hände zu einer Schale formen, wie um Wasser zu schöpfen, liegt an der tiefsten Stelle der Handfläche der Akupunkturpunkt *Lao Gong* (übersetzt: Palast der Arbeit). Lao Gong ist ein Energiepunkt, den ich in diesem Buch oft verwende, wahrscheinlich ist er auch der Punkt, der für Anfänger, die erste Erfahrungen mit dem Fluss des Chi machen, am leichtesten zu finden ist. Freuen Sie sich auf ein kleines Experiment weiter hinten in diesem Kapitel.

Bai Hui

An der allerhöchsten Stelle Ihres Schädels liegt der Scheitelpunkt *Bai Hui*. Übersetzt bedeutet dies »Treffen der Hundert«, weil dort viele Energiebahnen zusammenlaufen beziehungsweise von dort ausgehen. In der Yoga-Philosophie wird dieser Punkt das *Kronenchakra* oder das Tausendfache genannt.

Qigong-Haltungen in Kraft und Stille

Das Wesen des Qigong liegt in seiner großen Stille – eine Stille, die auch in der Bewegung wirkt. Da es in diesem Kapitel nur um eine Einführung gehen kann, konzentriere ich mich vor allem auf Bewegungen im Stehen und ruhigen Gehen. Auch und gerade im Stehen kann man im Qigong meditieren. Die längeren Übungsreihen, wie zum Beispiel die *Wildgans*, bei denen Drehungen, Wendungen, Beugen und ausholende Bewegungen miteinander verknüpft werden, sind ziemlich kompliziert. Doch die Mühe lohnt sich, wenn Sie an einem gewissen Punkt des Übens angelangt sind. Bevor Sie allerdings aus längeren Übungsreihen einen Nutzen ziehen können, sollten Sie in der Lage sein, Ihr Chi zu fühlen. Deshalb sind eher statische Bewegungen oder weniger komplexe Abläufe besser geeignet, sich auf das Chi zu konzentrieren. Sonst sind Sie eher damit beschäftigt, Arme und Beine zu entwirren!

Am besten ist es vielleicht, man beginnt mit Qigong, indem man kleine Übungen in sein übliches Bewegungsprogramm einbaut oder einfach im Laufe des Tages immer wieder mal eine kleine Übung macht. Für viele ist Qigong aber selbstverständlich eine eigenständige Form, die sie intensiv üben.

Im Folgenden finden Sie meine Vorschläge, wie Sie Qigong in verschiedenen Zusammenhängen einsetzen können:

- ✔ **Zum (körperlichen oder geistigen) Aufwärmen:** Die sanften Bewegungen sind ideal für ein Aufwärmprogramm, weil damit Ruhe und Konzentration bei Ihnen einkehrt. Sie können sich auf die kommenden Übungen innerlich wie äußerlich vorbereiten und den Alltag hinter sich lassen.
- ✔ **Zum Abkühlen nach dem Training:** Es gilt das Gleiche wie für das Aufwärmen, nur umgekehrt. Die beanspruchten Muskeln, Sehnen und Gelenke brauchen sanfte Übungen zum Ausklang. Auch der Geist soll allmählich wieder zu seinen Pflichten und Aufgaben gestärkt zurückkehren.
- ✔ **Zur Entspannung:** Die meditativen Bewegungen des Qigong sind ein wunderbarer Weg zur Entspannung. Danach werden Sie gut schlafen können. Nach besonderen Stressphasen können Sie mit Qigong wieder zu sich kommen und Ruhe finden.
- ✔ **Zur mentalen Vorbereitung:** Ob Sie nun vor einem vollen Saal einen Vortrag halten müssen, sich auf einen wichtigen sportlichen Wettkampf vorbereiten oder ein Abendessen für ein Dutzend Gäste vorbereiten – ein bisschen Qigong kann Ihnen etwas von der Anspannung und dem nervösen Lampenfieber nehmen. Sie werden die Anforderung gelassener und unbesorgt bewältigen können.

Worauf kommt es an?

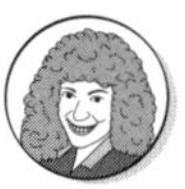

Sie sollen während des Qigong ja nicht denken, sondern abschalten. Deshalb mache ich es ganz einfach. Behalten Sie die folgenden Grundgedanken einfach im Hinterkopf, während Sie üben.

- ✔ **Seien Sie entspannt.** Vor allem sollten Sie sich keine Gedanken darüber machen, ob Sie auch ja alles richtig machen. Diese unnötige Angst bewirkt das Gegenteil dessen, was Sie eigentlich wollen. Sie machen damit nur einen dicken Knoten in die Energiebahnen!
- ✔ **Seien Sie ruhig.** Körper und Geist sollten ruhig werden. Wer zu viel nachdenkt und während des Übens noch über seine To-do-Liste grübelt, bringt sich selbst um die besten Erfahrungen. Haben Sie schon einmal gesehen, wie ruhig Yogis und andere meditationserfahrene Menschen sind? Versuchen Sie es. Atmen Sie tief. Lassen Sie Ihren Geist zur Ruhe kommen.

- **Seien Sie natürlich.** Bewegen Sie den Körper so, dass es sich richtig anfühlt. Überanstrengen Sie sich nicht, Verrenkungen müssen auch nicht sein. Qigong sollte Ihnen wie Ihre zweite Natur erscheinen. Doch Sie sollten auch geduldig sein und Übungen, die Ihnen beim ersten Mal seltsam vorkommen, vielleicht ein anderes Mal wieder probieren. Vielleicht stimmt dann die Bewegung auch für Sie.

Energie aufnehmen mit Qigong

Qigong ist schon etwas ganz Spezielles. Ob Sie durch ein Buch wirklich das Wesen dieser Bewegungsform verstehen können, hängt davon ab, wie Sie denken und wie Sie lernen. Jeder wird seine eigene Vorstellung davon entwickeln, worum es grundsätzlich geht und wie die Bewegungen aussehen und sich anfühlen. Doch beim Qigong geht es darum, das innere Energiezentrum tatsächlich zu finden und zu aktivieren. Viele Menschen haben sofort ein Gespür dafür, was dies bedeutet und können sich selbst anhand eines Buches anleiten. Andere machen diese und jene Bewegung und fragen sich, was das eigentlich soll. Umblättern und weiter.

Wenn Sie zu den Menschen gehören, die von der Sache fasziniert, aber unsicher sind, ob Sie etwas spüren, sollten Sie sich für einen Kurs oder einen Workshop anmelden. Das kann Wunder bewirken! Ein guter Lehrer kann Ihnen durch ganz kleine Hinweise sehr helfen. Beim gemeinsamen Üben hilft auch die Energie der Gruppe, Zugang zu seinem eigenen Chi zu finden.

Fazit: Versuchen Sie die folgenden Bewegungen erst einmal für sich allein, damit Sie eine Ahnung davon bekommen, wie sich Qigong anfühlt. Haben Sie Geduld. Auch in einem Kurs kann es vielleicht Wochen oder Monate dauern, bis Sie das Fließen der Energie spüren. Das geht nicht von heute auf morgen. Hier kochen Sie mit echten Zutaten und schieben kein Fertiggericht in die Mikrowelle.

Stehen macht den Meister

Beim Qigong gibt es keine Diskussionen über die richtige Anspannung der Bauchmuskeln und die korrekte Aufrichtung der Wirbelsäule. Eine perfekte Haltung bedeutet vielmehr, alles zu entspannen. Doch gemeint ist eine aktive Entspannung und das heißt nicht, dass Sie in den Seilen hängen. Sie zwingen sich also nicht in eine Haltung, aber Sie setzen trotzdem Ihre Muskeln ein. Abbildung 9.2 zeigt Ihnen die richtige Haltung.

Sie stehen korrekt, wenn Sie auf Folgendes achten:

- Der Kopf ist aufgerichtet, als würde Sie jemand mit einer Schnur am Scheitel nach oben ziehen.
- Die Schultern sind entspannt und unten.
- Die Brust ist leicht gewölbt.

✔ Der untere Rücken ist leicht gestreckt und erlaubt dem Kreuzbein, ein wenig nach unten zu rutschen. Sie sollten sich aber nicht krümmen, sondern nur das Becken aufrichten, sodass das Steißbein unter Ihnen ist.

✔ Arme und Hände hängen ganz entspannt seitlich herab und müssen überhaupt nichts tun.

✔ Die Füße stehen fest auf dem Boden, das Gewicht ist gleichmäßig verteilt, sodass der Akupunkturpunkt »Sprudelnde Quelle« (siehe Abbildung 9.1) vollen Kontakt zur Erde hat.

✔ Die Zahnreihen liegen locker aufeinander, der Kiefer ist nicht verkrampft. Der Unterkiefer hängt aber auch nicht herab.

✔ Die Zunge berührt leicht den oberen Gaumen direkt hinter den Vorderzähnen. Mit dieser Berührung verbinden Sie zwei Meridiane miteinander, sodass die Energie frei zirkulieren kann.

So, jetzt stehen Sie richtig – und können Ihr Chi bewegen.

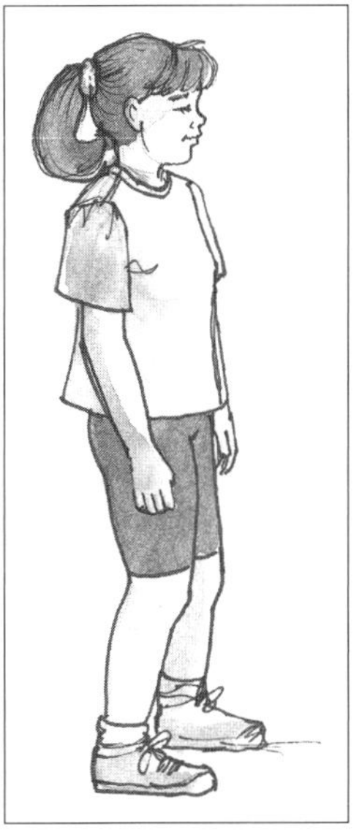

Abbildung 9.2: Stehen macht den Meister

Stehen wie ein Baum

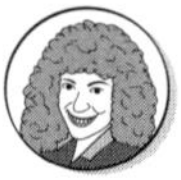

Für Anfänger sind Stehmeditation wie »Stehen wie ein Baum« manchmal schwierig, weil man leicht zappelig wird und die Gedanken abschweifen (»Ich muss nachher noch Wäsche aufhängen«). Doch das Stillstehen ist eine kraftvolle Übung, die Sie unbedingt am Anfang oder am Ende einer Übungsstunde ausprobieren sollten. Versuchen Sie es auch einmal mitten in Ihrem Alltag. Eine oder zwei Minuten genügen bereits. Abbildung 9.3 zeigt Ihnen die richtige Form, mit drei verschiedenen Handhaltungen. Es gibt in der Stehmeditation verschiedene Varianten für Hände, Arme und Füße. Drei davon zeige ich Ihnen weiter hinten in diesem Kapitel.

Falls Ihnen das Stehen wirklich unbequem ist, können Sie auch zunächst sitzen. Die Chinesen gehen allerdings davon aus, dass Sie im Stehen eher wach und aufmerksam bleiben, weil Sie nicht einschlafen können. (Sonst würden Sie nach vorn fallen und Bäume tun das üblicherweise nicht!)

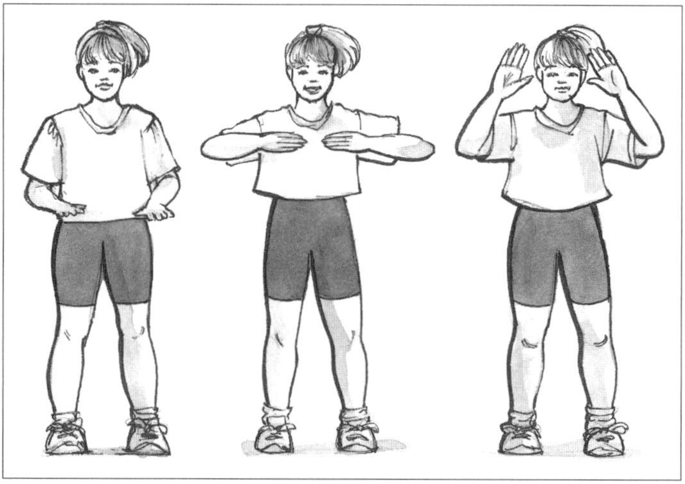

Abbildung 9.3: Stehen wie ein Baum

In unserer beschleunigten und hektischen Gesellschaft ist es erst einmal seltsam, einfach nur dazustehen. Nichts anderes zu tun. Qigong will nichts weiter, als dass Sie Ihren Körper spüren und sich des Chi und der Bewegungen bewusst werden ... oder auch nicht. Also, versuchen Sie, alle unnötigen Spannungen im Körper wahrzunehmen und loszulassen, indem Sie den Atem zu diesen Stellen schicken. Und wenn Ihnen merkwürdige Gedanken durch den Kopf gehen, registrieren Sie sie und lassen sie vorüberziehen.

Die Augen sind geöffnet, aber entspannt, richten Sie den Blick nach innen. Mehr zu diesem Thema lesen Sie in Kapitel 3 über die Grundlagen und in Kapitel 8 über den inneren Blick beim Tai Chi. Wenn Sie Musik mögen, können Sie sanfte Musik ohne Gesang abspielen.

Bleiben Sie am Anfang fünf Minuten in der Stehmeditation und weiten Sie die Zeit allmählich bis auf 20 bis 30 Minuten aus. Sie können die Handhaltung unverändert lassen oder alle paar Minuten wechseln. Experimentieren Sie, um herauszufinden, welche Handhaltung Ihnen am besten gefällt.

Hände seitlich hängend

Das ist natürlich die einfachste Haltung, da die Arme einfach seitlich hängen, wie im vorigen Abschnitt beschrieben. Stehen Sie still da, das ist alles.

Handflächen auf den Tisch

Die Hände werden vor den Hüften gehalten, die Handflächen zeigen nach unten. Die Ellenbogen sind leicht gebeugt und die Fingerspitzen zeigen nach vorn. Stellen Sie sich vor, Sie legen die Handflächen vor sich auf einen hüfthohen Tisch (siehe Abbildung 9.3).

Den Baum umarmen

Halten Sie die Arme mit weichen und runden Ellenbogen vor sich. Von den Schultern bis zu den Fingerspitzen bilden die Arme einen leichten Bogen. Stellen Sie sich vor, Sie umarmen ganz sanft einen Baum.

Hände in Brusthöhe

Heben Sie die Ellenbogen (nicht die Schultern!) seitlich an, sodass die Hände in Brusthöhe sind. Die Handflächen zeigen nach unten, die Finger zeigen in leichtem Abstand zueinander, berühren sich aber nicht (siehe Abbildung 9.3).

Das Gesicht einrahmen

Das ist die fortgeschrittene Position, denn Sie brauchen etwas Kraft und Ausdauer in den Armen, um sie eine Weile dort zu halten. Von der Haltung der Hände in Brusthöhe aus heben Sie die Hände, sodass die Finger in Augenhöhe sind. Das sieht ein bisschen so aus, als würden Sie ein großes Fernglas halten, nur dass die Hände leicht nach außen gedreht und die Finger leicht gestreckt sind (siehe Abbildung 9.3).

Das eigene Chi fühlen

Versuchen Sie dies im Sitzen oder Stehen. Sitzend sollten Sie darauf achten, dass der Fußballen mit dem Punkt der sprudelnden Quelle flach aufliegt. Es ist gleichgültig, ob Sie barfuß sind oder welche Schuhe Sie anhaben.

Dies ist zwar keine formelle Qigong-Bewegung, soll Ihnen aber ermöglichen, vielleicht das Fließen des Chi zu spüren und die Wärme in Ihrer Handmitte zu spüren – dem Lao Gong.

1. **Die Handflächen zeigen zueinander, spielen Sie mit einem Abstand zwischen 15, 30 oder auch 60 Zentimetern.**
2. **Lassen Sie die Energie zwischen den Handflächen fließen und durch Ihren Körper zirkulieren.**

   Visualisieren Sie etwas zwischen Ihren Händen, zum Beispiel einen leuchtenden Ball, einen Lichtstrahl oder elektrischen Strom. Oder Sie haben eine andere Vorstellung, die Ihnen hilft.
3. **Fühlen Sie Wärme in den sich aufeinander zu- und voneinander wegbewegenden Handflächen.**
4. **Öffnen und schließen Sie die Handflächen, um die Energie in Ihren Händen zu pumpen.**
5. **Versuchen Sie, die Handflächen leicht kreisen zu lassen, so als müssten Sie aus einem Klumpen Teig einen Ball formen.**

Sie werden vielleicht überrascht sein, welche Wärme aus Ihren Handflächen steigt. Prägen Sie sich dieses Gefühl ein und nutzen Sie es bei anderen Bewegungen.

Machen Sie dieses Experiment doch an verschiedenen Orten. Wenn Sie an der Kasse Schlange stehen oder vor einer Ampel warten müssen, wird sich niemand wundern, wenn Sie Ihre Hände etwas bewegen.

Schaukeln

Diese Bewegung massiert die *sprudelnde Quelle,* den Energiepunkt unten am Fußballen, und kann dazu dienen, sportliche Leistungen zu verbessern, weil dadurch Chi in den Körper geleitet wird. Doch abgesehen von der Leistung sollten Sie auch den Ming Men stimulieren und damit neuen Schwung aufnehmen. Abbildung 9.4 zeigt, wie das geht.

So massieren Sie den Energiepunkt an den Füßen:

1. **Der linke Fuß zeigt geradeaus, der rechte Fuß ist im 45-Grad-Winkel nach außen gedreht.**
2. **Der rechte Fuß steht eine halbe Fußlänge weiter hinten.**
3. **Die Hände ruhen auf den Oberschenkeln und gleiten etwas in Richtung Knie, sodass Sie sich etwas aus der Taille heraus nach vorn beugen müssen.**

Die Schultern sollten dabei hinten bleiben und der Rücken flach, sodass der Rücken eine gerade Linie bis zum Kreuzbein bildet. Die Hände sollten nicht auf den Knien aufliegen, weil sonst die Gelenke belastet werden.

4. **Schaukeln Sie sanft nach vorn, sodass sich die rechte Ferse vom Boden abhebt. Einatmen.**
5. **Schaukeln Sie zurück, sodass der linke Vorderfuß sich abhebt. Ausatmen.**
6. **Fahren Sie mit dieser sanften Schaukelbewegung einige Minuten lang fort. Dann wechseln Sie die Seite.**

Wenn die Beugung der Knie unangenehm ist, können Sie auch eine Hand oder beide Hände auf die Hüftknochen stützen.

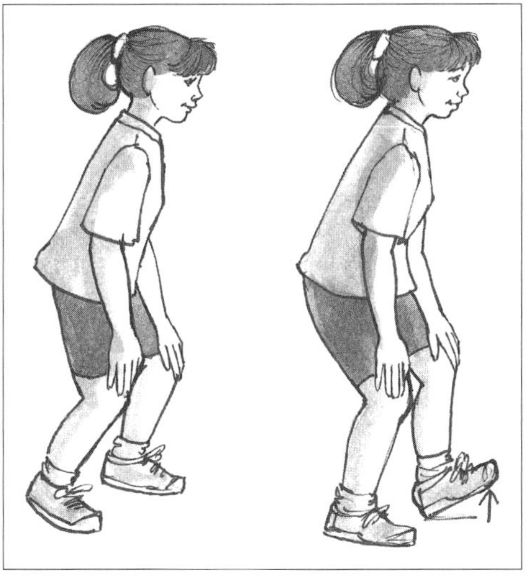

Abbildung 9.4: Schaukeln

Großer Kerl (oder Ganzkörperatmung)

Die Bezeichnung hat Dr. Bingkun Hu, Qigong-Meister in Kalifornien, für diese Bewegung erfunden, weil man dabei einatmend wie ein Kerl seine Brust nach außen wölbt und sich groß macht. Die Übung dient zur Vorbereitung des Chi für den mikrokosmischen Orbit.

1. **Stehen Sie aufrecht auf beiden Füßen, die Arme hängen seitlich herab.**
2. **Einatmend heben Sie leicht die Ellenbogen. Halten Sie die Arme rund, die Unterarme bleiben dabei schwer. Heben Sie die Arme leicht vor Ihren Körper.**
3. **Ausatmend lassen Sie die Arme langsam wieder sinken. Dabei erlauben Sie Ihren Knien, sich etwas zu beugen, und dem Oberkörper, leicht nach vorn zu sinken.**
4. **Wiederholen Sie die Übung einige Minuten lang. Die Wirbelsäule und der ganze Körper sollten sich durch die fast mühelose Bewegung entspannen. Die Bewegung ist wie ein fließender Kreis, vor und zurück, vor und zurück.**

Wenn Ihnen bei den Atemübungen jemals schwindlig oder unwohl wird, machen Sie bitte sofort eine Pause.

Rudern

Auch diese Bewegung bereitet auf den mikrokosmischen Orbit vor. Stellen Sie sich vor, Sie sitzen rudernd in einem Boot. Sie lassen die Energie in Ihrem Körper aufsteigen und auch wieder nach unten sinken. Die Wirbelsäule bewegt sich frei und wird dadurch beweglicher. Außerdem massieren Sie damit die Energiepunkte Ming Men und Dan Tien.

1. **Stehen Sie aufrecht auf beiden Füßen, die Arme hängen seitlich herab.**
2. **Einatmend führen Sie die Hände seitlich am Körper nach oben, sodass das V zwischen Daumen und Zeigefinger Richtung Achseln gleitet. Der Rücken darf sich bei dieser Bewegung leicht nach vorn wölben.**
3. **Sobald die Hände unter den Achseln sind, drehen Sie sie weg vom Körper nach vorn. Ausatmend führen Sie die Hände nach vorn und unten. Lassen Sie den Rücken weiter leicht gerundet.**
4. **Wiederholen Sie diese kreisförmige Ruderbewegung einige Minuten lang und vergessen Sie nicht, tief und vollständig ein- und auszuatmen.**

Hundepaddeln

Bei dieser Bewegung sieht eine Hand so aus, wie wenn ein Hund im Wasser paddelt, während die andere Hand entlang dem Körper etwas nach oben schöpft und sich dann zurückzieht. Die Übung ist Teil einer Qigong-Übungsreihe nach der Schule des Daoismus, der Name der Reihe lautet grob übersetzt: »Lebe wie eine Schildkröte hundert Jahre«. Die Bewegung ist zwar sehr rhythmisch und fließend, doch um die einzelnen Teile zu verstehen, braucht man schon eine genaue Analyse. Denken Sie beim Üben aber nicht zu viel nach, dann werden Sie es gut schaffen. Auf geht's als Schildkröte!

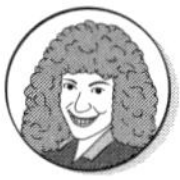

Bevor ich den exakten Bewegungsablauf erläutere, sollten Sie ein Gefühl für die Bewegungen der Hände und die Schwingung des Körpers bekommen. Stellen Sie sich einfach irgendwo hin und heben Sie die rechte Handfläche nach oben, so als ob Sie Wasser zum Mund führen wollen. Sobald Sie sozusagen getrunken haben, drehen Sie die Handfläche nach unten und führen die Hand vor dem Körper zurück nach unten. Dann heben Sie die linke Hand, Handfläche nach unten, nach oben und beschreiben mit der Hand einen Vorwärtskreis wie ein paddelnder Hund. Können Sie die Bewegungen separat ausführen? Bei der Übung werden wir sie zusammenführen.

1. **Stehen Sie aufrecht auf beiden Füßen, die Arme hängen entspannt seitlich herab.**
2. **Einatmend drehen Sie die rechte Handfläche nach oben, der kleine Finger zeigt nach innen und oben. Schöpfen Sie mit der zu einer Schale geformten Hand imaginäres Wasser vor Ihre Körpermitte. Das Wasser, das Sie schöpfen, ist das Chi.**
3. **Wenn die Hand etwa auf Kinnhöhe angekommen ist, drehen Sie das Handgelenk und drücken ausatmend das Chi wieder nach unten. Der Daumen führt die Bewegung und zeigt nach unten. Während die rechte Hand die Umkehrbewegung ausführt, drehen Sie die linke Hand und heben sie, wie in Schritt 2 beschrieben.**
4. **Führen Sie diese gegenläufige Bewegung ein paar Mal aus: Die rechte Hand schöpft Chi, wenn die linke Hand nach unten paddelt. Die rechte Hand wird nach unten geführt, wenn die linke Hand zum Paddeln nach oben geht.**
5. **Wenn die Armbewegung verinnerlicht ist, kommt der Körper dazu: Wenn die rechte Hand nach oben geht, verlagern Sie das Gewicht leicht auf die linke Seite und drehen die linke Körperseite etwas nach innen. Wenn die rechte Hand nach unten geht, verlagern Sie das Gewicht wieder nach rechts und drehen die rechte Körperseite leicht nach innen.**

   Der Unterkörper beschreibt auf diese Weise eine kleine Acht.
6. **Wiederholen Sie diese sanfte Schwingung im Rhythmus des Atmens einige Minuten lang. Dann wechseln Sie die Seite.**

Kleiner himmlischer Energiekreislauf (auch: Mikrokosmischer Orbit)

Gemessen an der Wichtigkeit ist diese Bewegung nur sehr klein. Zuerst sind Ihre Hände und Arme noch aktiv, wenn Sie sich vorstellen, wie Sie das Chi in seinen Bahnen zum Fließen bringen. Dann halten Sie die Bewegung an und versuchen, das Chi auch ohne die Hilfe von Armen und Händen zu fühlen. Es dauert wahrscheinlich Monate, bis Sie den Fluss des Chi in seiner Umlaufbahn ohne Arme spüren werden. Wenn Sie damit zu experimentieren beginnen, genügen Ihnen vermutlich die Schritte 1 bis 4. Fühlen Sie sich gut, können Sie Schritt 5 hinzufügen. Schritt 6 machen Sie so lange, wie Sie wollen, sobald Sie dazu bereit sind.

1. **Stehen Sie aufrecht auf beiden Füßen, die Arme hängen entspannt seitlich herab.**
2. **Atmen Sie durch die Nase ein und fühlen Sie dabei, wie der Atem und die Energie vom Kreuzbein ausgehend an der Wirbelsäule nach oben steigt und weiter bis zum Scheitelpunkt Bai Hui. Die Arme und Hände können Sie dabei in einer freien Bewegung nach oben führen, so als ob Sie den Kreislauf, den Sie im Innern initiieren wollen, äußerlich begleiten.**
3. **Ausatmend fühlen Sie, wie der Atem und die Energie vom Scheitelpunkt ausgehend über die Vorderseite des Körpers nach unten zum Beckenboden fließt. Die Arme begleiten die Abwärtsbewegung.**
4. **Machen Sie neun vollständige Kreisbewegungen, um das Energiebahnensystem »aufzuwärmen«.**
5. **Sobald das Chi ungehindert fließt, können Sie den festen Atemrhythmus verlassen und einfach nur fühlen und sich vorstellen, wie Ihr Körper innerlich bewegt ist.**
6. **Wenn Sie noch einen Schritt weiter gehen wollen, können Sie die Arme ruhen lassen. Ihr Energiesystem und Ihr Geist haben nun den Job ganz übernommen.**

Manche Menschen halten Ihren Körper bei dieser Minimalbewegung ganz ruhig. Andere schaukeln, richten sich auf und sinken zusammen, als wäre etwas in sie gefahren. Lassen Sie Ihren Körper entscheiden. Zwingen Sie sich weder zu dem einen noch zu dem anderen.

Qigong-Walking

Lassen Sie sich von dem Begriff »Walking« nicht irreführen. Bei dieser Art des Gehens geht es eher um Meditation als um Fortbewegung. Mit Nordic Walking oder anderem Fitnessport hat das nichts zu tun, denn jeder Schritt wird zu einem Augenblick stiller und standhafter Meditation. Versuchen Sie diese Übung im Freien, wo Sie Bäume und Pflanzen, also möglichst viel Grün und vielleicht auch Tiere um sich herum haben. Am besten stehen Sie vorher einige Momente ganz still in der Stehmeditation.

Wenn Sie das erste Mal üben, konzentrieren Sie sich vielleicht stärker auf die tatsächliche Bewegung als auf das Meditieren. Doch sobald Sie die nötige Stabilität entwickelt haben, können Sie über den inneren Frieden und das Fließen des Chi nachdenken. Diese Übung trainiert auch das Gleichgewicht – ideal für ältere Menschen und Menschen mit verstauchten Knöcheln. Abbildung 9.5 veranschaulicht die Schritte.

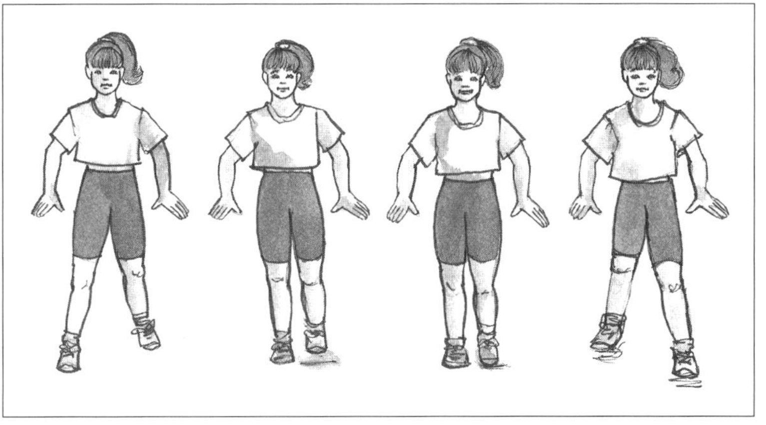

Abbildung 9.5: Qigong-Walking

1. **Legen Sie die Handflächen vor sich auf einen imaginären Tisch, wie bei der Stehmeditation »Stehen wie ein Baum« (siehe Abbildung 9.3) beschrieben. Dann lassen Sie die Hände zur Seite gleiten, als ob Sie sich zwischen zwei Balken aufrichten wollten, um die Beine frei über dem Boden schwingen zu können. Die Finger schauen nach vorn, die ganze Hand soll sich leicht anfühlen.**

In der Position »Handflächen auf den Tisch« sind die Ellenbogen leicht gebeugt, die Handflächen zeigen nach unten, die Finger geradeaus.

2. **Machen Sie einen Schritt mit dem rechten Fuß, berühren Sie den Boden zuerst ganz sanft mit der Ferse, sodass der hintere linke Fuß noch das ganze Gewicht trägt. (Zum Thema Gewichtsverlagerung siehe Kapitel 8 über Tai Chi.)**
3. **Rollen Sie den rechten Fuß ganz langsam und bewusst ab. Das Gewicht ruht nun auf dem vorderen Fuß und der hintere linke Fuß ist »leer«, trägt also kein Gewicht mehr.**
4. **Während der vordere Fuß Gewicht bekommt, hebt sich der hintere Fuß langsam, bis nur noch Ballen und Zehen auf dem Boden sind.**
5. **Machen Sie nun den Schritt und bringen Sie den linken Fuß nach vorn.**
6. **So gehen Sie bewusst Schritt für Schritt.**

   Praktizieren Sie dieses langsame Gehen mindestens einige Minuten lang. Wenn Sie sich wohlfühlen, können Sie die Gehmeditation gerne noch länger ausdehnen.

Die nächste Herausforderung: Machen Sie die Gehmeditation rückwärts! Statt der Fersen führen nun die Ballen die Bewegung an. Das ist selbstverständlich etwas schwieriger, also passen Sie auf!

Darauf sollten Sie beim Qigong-Walking achten:

- ✔ Bleiben Sie stark und stabil wie eine Eiche. Nicht wanken!
- ✔ Bewegen Sie sich langsam. Eile hat hier nichts verloren.
- ✔ Seien Sie beim Auftreten leise wie eine Katze.
- ✔ Entspannen Sie bewusst die Muskeln des Beins, auf dem kein Gewicht lastet.
- ✔ Atmen! Sie werden erstaunt sein, wie schnell man das immer wieder vergisst.

Sich zur Sonne erheben

Suchen Sie sich zu Hause einen guten Platz für diese Gehmeditation, vielleicht einen Flur oder im Freien eine Auffahrt oder einen Hof. So wie man seine Wäsche lüftet, kann man auch das schlechte Chi loswerden und mehr kraftvolle Yang-Energie sammeln. Bei dieser Übung, eine Streckbewegung nach oben, öffnen Sie den Brustraum weit und schließen die Meridiane am Rücken. Mehr zur Lebensenergie in Kapitel 3. Abbildung 9.6 zeigt die Bewegung. Der Atem führt dabei die Bewegung. Die Koordination von Atem und Bewegung geschieht jedoch wie von selbst, wenn man seinem natürlichen Rhythmus folgt. Wer zu viel analysiert, kommt eher ins Straucheln.

1. **Stehen Sie aufrecht auf beiden Füßen, die Arme hängen entspannt seitlich herab.**
2. **Machen Sie schnell ausatmend mit dem rechten Bein einen Ausfallschritt nach vorn. Bewegen Sie dazu den Unterschenkel dynamisch nach vorn, sodass Sie zuerst mit der Ferse aufkommen. Die Arme hängen seitlich. Das rechte Knie ist gebeugt. Atmen Sie in dieser Stellung zwei Mal schnell durch die Nase ein.**

   Das meiste Gewicht ruht vor dem vorderen rechten Fuß. Der hintere Fuß ist leicht nach außen gedreht, etwa wie im Bogenschritt beim Tai Chi (siehe dazu Kapitel 8).

3. **Jetzt atmen Sie lang und gedehnt aus, dabei lassen Sie ein langgezogenes »Aaahhh« aus dem geöffneten Mund strömen. Sie spüren den Luftstrom über die Stimmbänder fließen. Während dieser Klangatmung sinken Sie noch tiefer in den Ausfallschritt, während die Handflächen nach oben gedreht sich in Richtung Himmel schieben. Die Ellenbogen bleiben dabei leicht gebeugt. Folgen Sie den Händen mit Ihrem Blick. Machen Sie die Bewegung langsam und stoppen Sie, bevor die Arme ganz gestreckt sind.**
4. **Nach dem Ausatmen atmen Sie langsam wieder ein und ziehen dabei das hintere Bein so weit nach vorn, dass die Zehen beim vorderen Fuß landen. Die Ferse bleibt erhoben. Die Hüften sind leicht nach vorn gebeugt und die Hände sind nun vor dem Bauch. Daumen**

und Zeigefinger bilden einen Kreis vor dem Dan Tien. Die Arme sind rund, als wollten sie einen Baum umarmen. Entspannen Sie einen Moment.

5. **Machen Sie nun einen Schritt mit dem anderen Bein vorwärts. Sie können die Bewegung 18 Mal wiederholen, neun Mal auf jeder Seite. Oder auch noch öfter, wenn Sie sich wohlfühlen.**

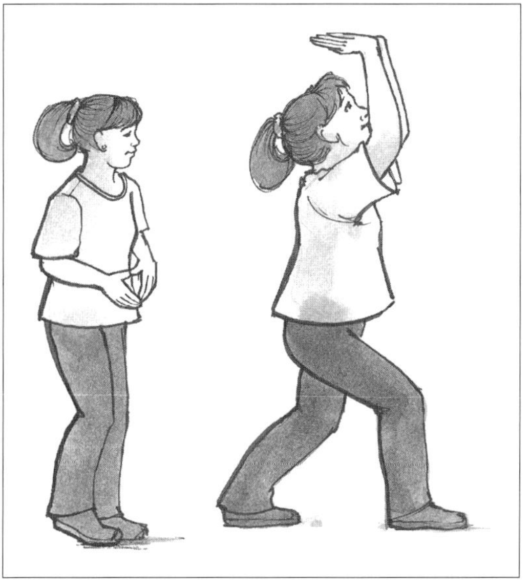

Abbildung 9.6: Sich zur Sonne erheben

Die chinesischen Kampfkünste miteinander verbinden

10

In diesem Kapitel

- Einige Tai-Chi-Formen
- Einige Qigong-Übungsreihen
- Tai Chi und Qigong miteinander verbinden

Das wirklich Schöne an den chinesischen Bewegungslehren ist, dass man beide hervorragend miteinander kombinieren kann, um sozusagen das Beste aus beiden für sich persönlich herauszuholen.

In diesem Kapitel zeige ich Ihnen zuerst einige Bewegungssequenzen aus dem Tai Chi und dann einige aus dem Qigong. Dann führe ich beide zusammen und Sie werden sehen, welche unermesslichen Möglichkeiten sich dabei auftun! Zögern Sie also nicht, sich eine eigene Übungsreihe nach Ihren Bedürfnissen zusammenzustellen. Es hängt nur von Ihrem Körper, Ihrer Stimmung und Ihren momentanen Fähigkeiten ab, und nicht zuletzt von Ihrem Geschmack. Die vorgeschlagenen Bewegungssequenzen sind also nur Muster. Genießen Sie, was Ihnen guttut, und erweitern Sie die Übungen je nach Wunsch.

Jede Reise beginnt mit dem ersten Schritt. Deshalb werden die folgenden kurzen Bewegungssequenzen Ihnen wahrscheinlich noch nicht zeigen können, was eine längere und intensive Übungspraxis vermag. Doch wer nicht anfängt, kommt auch nicht voran. Ich kann Ihnen nur empfehlen, ein wenig zu experimentieren.

In welcher Tai-Chi-Laune sind Sie?

Die Bilder und Bewegungen aus Kapitel 8 sind alle Teile der sogenannten Kurzform 24 im Yang-Stil (auch Pekingform genannt). Doch das bedeutet nicht, dass Sie sie nicht auch in anderer Weise oder kürzer kombinieren können. Erfinden Sie doch ganz individuell »Johannas superkurze 3er-Form« oder »Jonathans ziemlich kurze 5er-Form«.

Tipps für blitzschnelle Verbindungsteile

Meine Kurzkombinationen habe ich so zusammengestellt, dass das Ende eines Bildes jeweils einen sanften Übergang zum nächsten Bild ermöglicht, wenn Sie den Anleitungen in Kapitel 8 folgen. Die Anleitungen dort beschreiben die Bewegungen isoliert und ohne Übergang. Doch kein Grund zur Sorge! Ein paar Grundschritte helfen schon.

Wenn Sie folgende Tipps beherzigen, können Sie wie ein Profi eine Bewegungssequenz ausführen:

- ✔ **Überleitungsschritte einfügen:** Sie brauchen sich nur an die Überleitungsschritte zu erinnern – zentrierender Schritt, Bogenschritt und leerer Schritt – vor allem an Ersteren. In Kapitel 8 sind sie im Einzelnen genau beschrieben. Zwischen jeder Bewegung brauchen Sie sich nur kurz zu sammeln, Ihre Gliedmaßen wieder nahe an den Körper zu nehmen und sich zu zentrieren, langsam und kontrolliert. Dann beginnen Sie mit dem Schritt für die nächste Bewegung.
- ✔ **Gewichtsverlagerung einsetzen:** Sie können auch durch Gewichtsverlagerung von einem Bild zum anderen gelangen. Wenn das Gewicht am Ende einer Bewegung auf dem rechten Fuß ruht, verlagern Sie das Gewicht einfach auf den linken Fuß, sodass Sie nun den Schritt in die nächste Bewegung auf der anderen Seite machen können.
- ✔ **Holpernde Bewegungen vermeiden:** Holpernde Übergänge schleichen sich gar nicht erst ein, wenn Sie einfach nicht daran denken, dass nun eine Bewegung zu Ende ist und die nächste beginnt. Wenn Sie am Anfang noch eine Sekunde überlegen müssen, was jetzt als Nächstes kommt, ist das verständlich, doch Ihr Ziel sollten wirklich fließende Bewegungen sein. Verbinden Sie zuerst nur zwei Übungen miteinander, bis diese ganz selbstverständlich zusammengehören. Dann können Sie nach und nach neue Bewegungen anhängen.

Kurzkombi 1 (ziemlich kurz)

Der Tai-Chi-Lehrer und Meister David-Dorian Ross hat diese Kurzkombination für Sie zusammengestellt. Am besten erarbeiten Sie sich die Form partienweise: Lernen Sie zunächst Schritt 1 und 2, dann 3 und 4, schließlich 1 bis 4 zusammen. Dann Schritt 5 und 6, dann 5, 6 und 7. Und anschließend fügen Sie die ganze Sequenz zusammen.

In Kapitel 8 können Sie die detaillierten Anleitungen zu den einzelnen Bewegungen nachlesen.

1. **Das Tor öffnen. Immer eine gute Übung am Anfang, um sich auf die innere Energie zu konzentrieren.**
2. **Die Mähne des Wildpferds teilen.**

   Verlagern Sie am Ende das Gewicht auf den hinteren Fuß, um einen leeren Schritt zur Überleitung auf die nächste Bewegung zu machen.

3. **Die Laute spielen.**
4. **Den Affen abwehren. Bewegen Sie sich auf jeder Seite ein oder mehrere Male rückwärts, sobald Sie in der Schrittfolge geübt sind.**

5. **Den Vogel am Schwanz fassen. Bevor Sie diese Bewegung in eine Form integrieren, sollten Sie sie gut beherrschen.**
6. **Fersenstoß.**
7. **Das Tor schließen.**

Kurzkombi 2 (noch kürzer)

Der Sportphysiologe und Entspannungslehrer Manny Fuentes hat diese kurze Sequenz für Sie zusammengestellt. Beachten Sie die Ähnlichkeiten zur ersten Kurzkombi, da ich in dieser kurzen Einführung nur eine begrenzte Anzahl an Bewegungen erläutert habe. Doch die Reihenfolge der Bilder lässt sich variieren. Außerdem passen manche einfach besser zueinander als andere.

1. **Das Tor öffnen.**
2. **Den Vogel am Schwanz fassen. Drehen Sie sich um 180 Grad, um die Bewegung auf der anderen Seite zu wiederholen, bevor Sie zu Schritt 3 weitergehen.**
3. **Fersenstoß. Erst mit dem rechten Fuß, dann links.**
4. **Machen Sie den zentrierenden Allzweckschritt, um sich auf die nächste Bewegung vorzubereiten.**
5. **Die Arme wie einen Fächer ausbreiten. Zuerst nach links, dann nach rechts.**
6. **Das Tor schließen.**

Kurzkombi 3 (auch sehr kurz)

Und noch eine Kurzkombination für Ihr Tai-Chi-Abenteuer! Diese habe ich zusammengestellt, weil aller guten Dinge drei sind!

1. **Zentrierender Schritt. Der rechte Fuß trägt kein Gewicht.**
2. **Die Laute spielen. Machen Sie mit dem linken Fuß einen Schritt, dann mit dem rechten, verlagern Sie jeweils das Gewicht und wechseln Sie die Arme. Die Armbewegung können Sie überleiten, indem Sie sie einfach nach unten führen und mit der Gewichtsverlagerung des Fußes wieder nach oben.**
3. **Fersenstoß links und rechts. Beginnen Sie auf der linken Seite, indem Sie das Gewicht zurück auf den rechten Fuß verlagern und sich auf die rechte Seite drehen, sodass der linke Fuß kein Gewicht trägt.**
4. **Den Affen abwehren. Nach den Fersenstößen drehen Sie sich wieder nach links und verlagern das Gewicht auf den rechten Fuß in einem Übergangsschritt wie beim »Laute**

spielen«. Beginnen Sie links mit dem Rückwärtsschritt. Führen Sie die Bewegung mindestens einmal auf jeder Seite aus.

Kehren Sie mit einem zentrierenden Schritt zurück, schauen Sie nach rechts mit dem Gewicht auf dem rechten Fuß.

5. **Die Mähne des Wildpferds teilen. Machen Sie diese Bewegung drei Mal.**
6. **Das Tor schließen.**

Freiheit für das Chi mit meditativem Qigong

Wer Qigong macht, entwickelt eine meditative Kraft, die sich auf vieles übertragen wird, was er tut – im täglichen Leben wie bei anderen sportlichen Aktivitäten. Bereits 5 bis 15 Minuten reine Qigong-Übungen können Sie zu mehr Konzentration führen, sodass Sie Ihre energetische Kraft auch bei anderen Bewegungen besser einsetzen werden. In Kombinationsbewegungen hilft Qigong, Energieblockaden zu lösen und das Chi zu befreien. (Mehr zum Thema Chi in Kapitel 3 und zu Qigong in Kapitel 9.)

Geistige Entspannung mit Qigong

Qigong hilft dabei, ruhiger zu werden und zu entspannen, doch wenn man innerlich sehr aufgebracht oder gestresst ist, sollte man nicht sofort mit Bewegungsübungen beginnen. Um sich emotional vorzubereiten, sollte man einige Atemübungen machen, so zum Beispiel die Ganzkörperatmung (»Großer Kerl«, siehe Kapitel 9). Wenn sich der Atem beruhigt hat, ist alles in Ordnung.

Beim Qigong sollte man nicht zu viel denken. Lassen Sie es einfach geschehen.

Lesen Sie in Kapitel 9 die detaillierten Anleitungen für die einzelnen Übungen nach.

Übung 1 (an einer Stelle stehend)

Mit dieser kurzen Übungsreihe bereiten Sie sich besonders darauf vor, den mikrokosmischen Orbit, eine Basisübung im Qigong, zu bearbeiten. Sie bleiben dabei fest an einer Stelle stehen. Wenn nicht anders möglich, können Sie auch sitzen.

1. **Rudern**
2. **Hundepaddeln**
3. **Kleiner himmlischer Energiekreislauf**

Übung 2 (sich im Raum bewegend)

Bei der ersten Übung bleiben Sie noch fest stehen, sodass Sie sich sammeln und konzentrieren können, dann beginnen Sie mit einer Gehmeditation.

1. **Stehen wie ein Baum**
2. **Qigong-Walking**

Übung 3 (für den Morgen)

Diese Übung ist am besten für den Morgen geeignet, doch Sie können sie selbstverständlich auch mittags und abends machen! Die Atemübung zu Beginn hilft, die Wirbelsäule zu lockern und seinen Atemrhythmus zu finden.

1. **Großer Kerl**
2. **Sich zur Sonne erheben**

Tai plus Qi: Die beiden Kampfkünste vereint

Manche Lehrer und Schüler mögen es nicht, wenn man Tai Chi und Qigong miteinander vermischt, zum Teil deshalb, weil jeder Übungsweg für sich genommen sehr viel Zeit beanspruchen kann und beide es wert sind, sich darauf zu konzentrieren. Doch andere sind der Ansicht, dass das meditative Qigong hilft, das Gleichgewicht für die Tai-Chi-Bewegungen zu finden. Wiederum andere empfehlen, immer mit Qigong abzuschließen, weil man damit das beim Tai Chi verlorene Chi wiedergewinnen kann! Beachten Sie also, dass Sie nicht jede Sequenz unbedingt mit dem üblichen Tai-Chi-Anfang und -Ende beginnen und schließen müssen (Das Tor öffnen, Das Tor schließen). Qigong-Meditationen können auch eine Tai-Chi-Form umrahmen.

In Kapitel 8 finden Sie die detaillierten Anleitungen zu den Tai-Chi-Bewegungen, in Kapitel 9 zu den Qigong-Übungen.

Qi-Tai-Gong 1

Beginnen und beenden Sie die folgende Sequenz mit Qigong.

1. **Stehen wie ein Baum (Qigong), mit verschiedenen Handstellungen.**
2. **Die Mähne des Wildpferds teilen (Tai Chi), mehrere Male mit dem linken Fuß nach 9 Uhr gedreht, dann mehrere Male mit dem rechten Fuß nach 3 Uhr gedreht.**
3. **Zum Seitenwechsel in einen zentrierenden Schritt (Tai Chi) gehen und mit der anderen Hand oben den Ballon halten, um sich nach rechts zu bewegen.**
4. **Die Laute spielen (Tai Chi).**
5. **Den Affen abwehren (Tai Chi). Bewegen Sie sich auf jeder Seite einmal rückwärts.**

6. **Das Tor schließen (Tai Chi).**
7. **Qigong-Walking (klar, Qigong!).**

Qi-Tai-Gong 2

Diese Sequenz hilft dabei, die Zirkulation der Energie in Gang zu bringen, bevor Sie eine längere Meditation machen.

1. **Großer Kerl (Qigong).**
2. **Rudern (Qigong).**
3. **Das Tor öffnen (Tai Chi).**
4. **Den Vogel am Schwanz fassen (Tai Chi). Drehen Sie sich um 180 Grad, um die Bewegung auf der anderen Seiten zu wiederholen.**
5. **Fersenstoß rechts und links (Tai Chi).**
6. **Kehren Sie mit einem zentrierenden Schritt zurück, damit Sie mit der Bewegung weiter fortfahren können.**
7. **Die Arme wie einen Fächer ausbreiten (Tai Chi). Erst nach links, dann nach rechts.**
8. **Das Tor schließen (Tai Chi).**
9. **Kleiner himmlischer Energiekreislauf (Qigong).**

Teil IV

Die Pilates-Methode

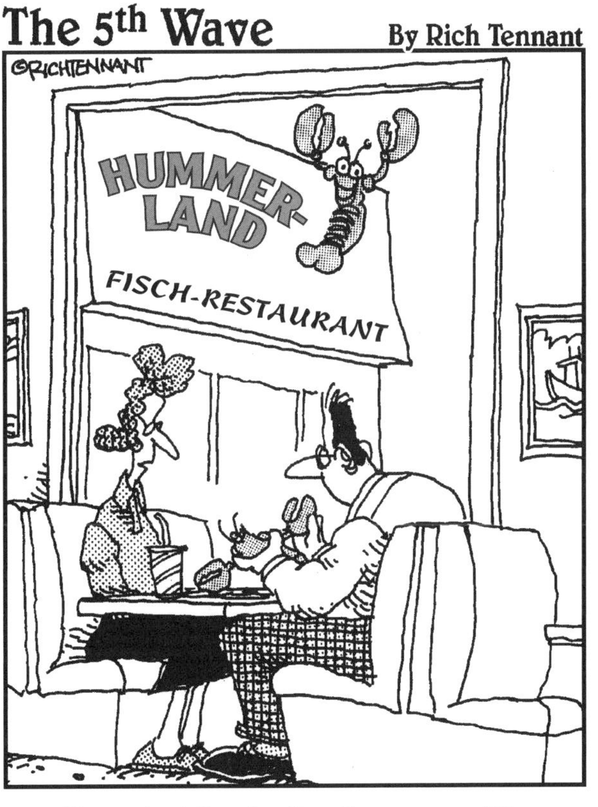

»Könntest du mir bitte ohne diesen Hummerpanzer erklären, wie Pilates funktioniert?«

In diesem Teil ...

Im Vergleich zum meditativen Yoga, zu den fließenden Bewegungen im Tai Chi Chuan und zum heilenden Qigong erscheint die Pilates-Methode vielleicht ein bisschen streng. Doch Pilates ist ein substanzielles und vitales ganzheitliches Bewegungskonzept, das Körper und Geist anspricht. Sie können es gut mit anderen Programmen kombinieren.

In diesem Teil erfahren Sie etwas über die Geschichte der Methode, weil dies wesentlich für das Verständnis ist. Nach einem Blick auf die verschiedenen Vorteile werden Sie wissen, ob Pilates die richtige Übungsform für Sie ist. Außerdem zeige ich Ihnen einige grundlegende Bewegungen, die Sie ohne besondere Ausrüstung ausprobieren können. Sie können die einzelnen Übungen auch zu einem kompletten Workout verbinden. Selbstverständlich zeige ich Ihnen auch, wie die klassische Pilates-Arbeit an den ganz speziellen Geräten aussieht. Ob Sie diesen Weg beschreiten wollen, können Sie dann selbst entscheiden.

Die Kraft der Pilates-Bewegungen

11

In diesem Kapitel

- Kräftig und beweglich mit Pilates
- Das Kraftzentrum des Körpers einsetzen
- Von Pilates-Maschinen und anderen Trainingshilfen

Pilates ist zunächst einmal ein seltsamer und fremd klingender Name für eine Trainingsmethode. Sie ist benannt nach ihrem Begründer Joseph H. Pilates, einem Deutschen, der nach dem Ersten Weltkrieg nach Amerika auswanderte und in New York sein erstes Trainingsstudio eröffnete. Im Laufe der Jahre begann er seine Methode systematisch zu dokumentieren. Als Kind und Jugendlicher war Joseph Pilates eher zart und schwächlich und beschäftigte sich deshalb bereits sehr früh mit verschiedenen Fitnessmethoden, um selbst kräftiger zu werden.

Beim Pilates horchen Sie sehr genau auf Ihren Körper und konzentrieren sich ohne Ablenkung durch Musik oder Ähnliches bewusst auf das Training. Körper und Geist sollen bei der Bewegung eins werden. Pilates ist ein streng geordnetes System von Bewegungen, das eine sehr konzentrierte Wahrnehmung der einzelnen Muskelpartien erfordert. So weit wie die fernöstlichen Bewegungslehren, bei denen der Energiefluss im Körper beobachtet wird, geht Pilates allerdings nicht.

Was die Pilates-Methode auszeichnet

Pilates entschied sich 1925, in die USA, das Land der unbegrenzten Möglichkeiten, auszuwandern und blieb – wie sollte es auch anders sein – in New York, wo er sein erstes Studio eröffnete. Denn New York war die Stadt der Tänzer und der Schauspieler – eine Zielgruppe, die für neue Trends stets aufgeschlossen ist. Unter Künstlern, für die der Körper gewissermaßen ihr Berufswerkzeug ist, avancierte seine Methode schnell zum Geheimtipp. Tänzer, Bewegungskünstler und Schauspieler kamen in Scharen in seine Kurse zur Konditionierung der Muskeln. Doch einer breiten Öffentlichkeit wurde die Methode erst lange nach dem Tod des Begründers in den frühen 1990er-Jahren bekannt.

Erst als die Fitnessszene des Aerobic Dance und der herkömmlichen Gymnastik überdrüssig wurde, hat man nach alternativen Möglichkeiten gesucht, die sanfter und weniger anstrengend waren, aber dennoch den Muskeltonus und die Beweglichkeit trainieren. So verbreitete sich allmählich der Geheimtipp namens Pilates. Physiotherapeuten, Chiropraktiker, Ärzte, Fitnesstrainer, Leistungssportler und nicht zuletzt einige Hollywoodstars taten das ihrige dazu.

Die Vorteile von Pilates

Pilates ist ein sehr gutes Grundlagentraining, um mit seinem Körper in Kontakt zu kommen und vor allem in der Körpermitte stark zu werden (mehr zum Thema in Kapitel 3). Ihr Kraftzentrum liegt genau in der Körpermitte und umfasst den Bereich der Bauch-, Gesäß- und unteren Rückenmuskeln. Diese Muskeln sollten gekräftigt werden, damit sich der ganze Körper besser bewegen kann. Wer das im Pilates sogenannte *Powerhouse* beim Training richtig einsetzt, kann sich aus dem Rumpf frei bewegen und wird Arme und Beine nicht so behandeln, als seien sie vom restlichen Körper unabhängige Gliedmaßen.

Das Fehlen einer starken Körpermitte und ein muskuläres Ungleichgewicht sind Ursache vieler Verletzungen: von verstauchten Fußgelenken bis hin zu Muskelzerrungen im unteren Rücken.

Vor allem für Tänzer ist ein kräftiges Muskelsystem unabdingbar. Doch Kraft allein ist nicht alles, vor allem wenn sie auf Kosten der Biegsamkeit und Geschmeidigkeit geht. Oder können Sie sich eine Primaballerina vorstellen, die Schwanensee tanzt und Schultern wie Arnold Schwarzenegger hat? Oder ihren Tanzpartner, der so dicke Oberschenkelmuskeln hat, dass sie bei jedem grazilen Schritt aneinanderreiben?

Die Pilates-Methode verhilft Tänzern zu Stärke *und* Beweglichkeit, mit durchtrainierten Bauch- und Rumpfmuskeln, die aber schlank und straff sind. Das klingt doch so ziemlich nach einem Idealkörper, auch wenn man kein Tänzer ist, oder? Eine lange, straffe und bewegliche Muskulatur ist nicht nur attraktiv, sondern kann auch für den normalen Alltag sehr nützlich sein.

Also, welche Ergebnisse bringt ein regelmäßiges Pilates-Training?

- ✔ Eine aufrechte, offene Haltung
- ✔ Starke Bauchmuskeln
- ✔ Geformte, straffe Beinmuskeln
- ✔ Ein ausgewogener Muskelaufbau
- ✔ Körperliche Anmut

Konzentration und Kontrolle: »Contrology«

Pilates nannte sein Trainingssystem ursprünglich nicht nach sich selbst. Das hat sich erst später so ergeben. Er selbst nannte es »Contrology« –nicht gerade ein Name, bei dem Hollywoodstars ins Schwärmen geraten, oder? Sein Programm hingegen kann als die erste wirklich ganzheitlich orientierte Trainingsmethode für Körper und Geist gelten, die in der westlichen Welt entwickelt wurde. Das ganze Konzept beruht darauf, sich geistig ganz auf die Bewegungen des Körpers zu konzentrieren und die Muskeln bewusst zu kontrollieren. Manche Übungen mögen Ihnen zwar bekannt vorkommen, wenn Sie auch schon vorher Fitnesstraining oder Gymnastik gemacht haben, doch entscheidend ist der Aspekt der Körperwahrnehmung und Selbstkontrolle, eben »Contrology«.

Im Ersten Weltkrieg und vor seiner Emigration in die USA behandelte Joseph Pilates verletzte Soldaten. In einem Internierungslager entwickelte er ein Rehabilitationstraining für Soldaten, die ans Bett gefesselt waren.

Erste Begegnung mit Pilates

Pilates ist für jeden geeignet, der langsame, kontrollierte und genau definierte Bewegungen mag. Das Training ist sehr strukturiert, besonderer Wert wird auf die wirklich korrekte Ausführung der Übungen gelegt. Ich habe einige Jahre in Deutschland gelebt und bin geneigt, diese Genauigkeit bei den Trainingsanweisungen auf Pilatesdeutsche Herkunft zurückzuführen. Wer nicht korrekt übt, macht es schlicht »falsch«. Darin unterscheidet sich Pilates von den insgesamt weniger strengen fernöstlichen Bewegungslehren, die allerdings auch Jahrhunderte alt sind.

Selbstverständlich gibt es Ableger der Pilates-Methode, die abweichend vom ursprünglichen Stil eigene Anweisungen entwickelt haben, doch alle zielen auf eine kontrollierte und exakte Ausführung. Nach der erfahrenen Pilates-Trainerin Elizabeth Larkam, die in Zusammenarbeit mit Sportmedizinern zahlreiche Fitnessprogramme entwickelt hat, unterscheiden sich die verschiedenen Ansätze in folgender Hinsicht: Geschwindigkeit und Rhythmus, Choreografie oder Ausgestaltung, Art der korrekten Koordinierung und Ausrichtung und Stil der Anweisung. Man kann deshalb nicht sagen, dass ein Stil richtig und der andere falsch sei – sie sind einfach anders und ermöglichen deshalb dem Interessierten, einen auf unterschiedliche Bedürfnisse und Erfahrungen abgestimmten individuellen Stil zu finden.

Wenn exaktes Üben nicht gerade Ihr Ding ist, wird Pilates vielleicht nicht die Methode Ihrer Wahl werden. Dennoch können Sie einiges daraus für Ihre eigene Übungspraxis mitnehmen. Vielleicht sollten Sie auch einfach verschiedene Kurse oder Studios ausprobieren, um etwas Passendes zu finden.

Da im Pilates-Training vor allem auf die Stärkung der Körpermitte *(Core)* Wert gelegt wird, kann es vor allem zur Rehabilitation nach Verletzungen gut eingesetzt werden, vor allem bei Menschen, die zu Schmerzen im unteren Rücken neigen. Doch wie immer sollten Sie zuerst mit Ihrem Arzt sprechen, um eventuelle Risiken, vielleicht aufgrund von Vorerkrankungen, abzusprechen.

Was man für Pilates braucht (oder nicht)

Braucht man für Pilates irgendwelche Geräte oder sonstige Sportausrüstung? Ja und nein. Klare Antwort, nicht? Es hängt nämlich davon ab, was Sie wo tun wollen. Die meisten Übungen, die ich vorstelle, werden auf einer Bodenmatte trainiert. Also brauchen Sie keine besondere Ausrüstung, es sei denn, eine weiche Unterlage. Doch ich zeige Ihnen auch ein paar Übungen, bei denen man einen sogenannten »Reformer« braucht. Doch bevor Sie sich ein solches teures Ding anschaffen, sollten Sie das Training in einem Pilates-Studio ausprobieren.

Auf die Matte, bitte

In der Regel trainiert man zu Hause auf der Matte *(Matwork)*, was man ohne viel Kosten und Aufwand betreiben kann. Sehen Sie dazu die Basisübungen in Kapitel 12, die ich aus einer Vielzahl von Übungen ausgewählt habe, zum Teil in Absprache mit Moira Stott, einer kanadischen Trainerin, die einen modernen Ansatz auf der Grundlage von Pilates lehrt. Viele heutige Bewegungskonzepte beziehen sich auf das Übungssystem von Pilates, manche sind stärker am Original orientiert, manche gehen freier damit um und beziehen moderne physiologische Erkenntnisse über den Bewegungsapparat des Menschen mit ein. (Nicht zuletzt hat Pilates selbst sein eigenes System unter anderem auf Grundlage fernöstlicher Bewegungslehren entwickelt!) Ich versuche, Ihnen möglichst ursprüngliche Pilates-Übungen mit modernem Ansatz zu präsentieren, auf der Grundlage heutigen Wissens über Training und Bewegung. Ergänzende Informationen über verschiedene Methoden kommen hinzu. Ich kann Ihnen nur wärmstens empfehlen, sie auszuprobieren!

Der Pilates-Reformer (nicht aus dem Reformhaus)

Wenn- Sie schon einmal von Pilates gehört haben, werden Sie wahrscheinlich auch von den folterähnlichen Maschinen gehört haben, die an mittelalterliche Streckbänke erinnern. Ich scherze nicht! Mit all ihren Bändern und Federn sehen die Pilates-Maschinen in den Studios wirklich etwas furchterregend aus. Doch nur auf den ersten Blick. Die Übungen, die man an den Geräten macht, sind im Grunde dieselben wie auf der Bodenmatte. Der *Reformer* ist eine Art Tisch mit Federn an der Seite und einer beweglichen Platte (wie ein Schlitten), auf der man liegt, sitzt, kniet oder steht, um sich mit den Füßen oder Armen gegen einen durch die Federn eingestellten Widerstand zu stemmen. Eine altertümliche Version der modernen, über Gewichte regulierten Maschinen in Fitnessstudios. Pilates war seiner Zeit in der Tat ziemlich voraus!

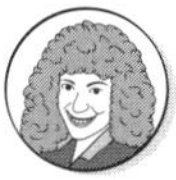

Wer den Reformer heute erfände, würde ihn wahrscheinlich »Bauch-Beine-Po-Trainingswunder« oder so ähnlich nennen und das Ganze mit chromglänzenden Seitenteilen und farbigen Auflageflächen ausstatten. Und selbstverständlich würden die Verkaufszahlen in schwindelerregende Höhen schießen. Pilates hatte offensichtlich noch keinen Marketingberater. Deswegen heißt das Gerät »Reformer« und wird auch weiter so heißen.

Ich zeige Ihnen eine Handvoll Übungen, die Sie an einem Reformer machen können – falls Ihnen das Training gegen Widerstand gefällt (es fühlt sich wirklich gut an). Probieren Sie es einfach aus, wenn Sie wollen. Wenn die Übungen Ihren Geschmack treffen, sollten Sie sich anhand von Videos oder in einem Studio weitere Anleitungen besorgen.

Wie wär's mit einem Cadillac?

Im Vergleich zur Welt der modernen Fitnessstudios mit glänzendem Hightechdesign wirken die Geräte von Joseph Pilates eher schlicht. Doch gerade in ihrer Einfachheit sind sie effizient.

Weitere Pilates-Geräte, von denen Sie vielleicht außerdem noch hören werden, sind:

✔ **Cadillac/Trapez:** Das Trapez ist eine Art Tisch oder Liege mit einem Rohrgestell, an dem wie bei einer Art Klettergerüst Stangen, Bänder und Griffe herunterhängen. Die genaue Anordnung variiert von Hersteller zu Hersteller. Man verwendet das Trapez für verschiedene Dehnungs- und Kräftigungsübungen.

✔ **Wunda-Chair:** Dieser »Stuhl« sieht wie ein überdimensionierter gepolsterter Küchenhocker aus Holz aus (gepolstert, damit sich Ihr Hintern nicht beschwert!). Viele Übungen, die ebenso auf der Matte gemacht werden, können auf dem Wunda-Chair mit intensiverem Kraftaufwand und erhöhten Anforderungen an die Balance geübt werden.

✔ **Barrel:** Das Barrel sieht aus wie eine unten abgeflachte Tonne. Die gewölbte Rundung oben dient für spezielle Bewegungsübungen, besonders für eine intensive Rücken- und Flankendehnung.

✔ **Ring:** Man muss sich wundern, woher Pilates seine Ideen hatte! Der Pilates-Ring ist ein mehrlagiger federnder Metallring mit einem Durchmesser von etwa 30 Zentimetern und zwei Griffen. Man kann ihn zwischen seine Hände, Füße oder Beine klemmen und gegen den Widerstand arbeiten. Dadurch wird der Muskeltonus verbessert.

In den vergangenen Jahren hat das Pilates-Konzept mit den Geräten viele zeitgenössische Trainingsmethoden zu Variationen und Neuentwicklungen weiterer Trainingshilfen und Geräte inspiriert. Wenn Sie sich auf entsprechenden Pilates-Webseiten umschauen, werden Sie eine große Auswahl an interessanten Hilfsmitteln finden.

Präzise Übungen nach Pilates

12

In diesem Kapitel

- Die Grundprinzipien der Pilates-Methode
- Den Körper präzise ausrichten
- Auf der Matte trainieren

Wenn Sie die folgenden Übungen ausprobieren, werden Sie eines feststellen: Beim Pilates-Training kann man nicht schummeln! Oder es ist zumindest ziemlich schwierig! Genau das macht die Schönheit der Bewegung bei Pilates aus. Sie lernen, auch die kleinste Muskelkontraktion isoliert zu beherrschen, und setzen wirklich nur die Muskeln ein, die Sie brauchen. Bei herkömmlichen Crunches oder Sit-ups zum Beispiel ist es ein Kinderspiel, den Kopf mit den Armen nach oben zu reißen und sein ganzes Gewicht nach vorn zu wuchten, anstatt wirklich die Bauchmuskeln einzusetzen. Im ersten Augenblick scheint das auch in Ordnung zu sein, denn man hat ja trotzdem einen gewissen Trainingseffekt. Doch beim Pilates geht das nicht. Dort gibt es nur Sie selbst und die Matte (oder ein Gerät). Und wenn Ihre Wirbelsäule nicht korrekt ausgerichtet ist und die Füße nicht richtig aufgestellt sind, wird Ihnen oftmals die ganze Übung misslingen.

Beim Pilates geht Qualität vor Quantität. Das ist ein weiterer großer Vorzug, der zu der Schönheit der Bewegung beiträgt. Joseph Pilates ging es nie darum, dass ein Schüler seinen mehr oder weniger trainierten Bauch durch eine endlose Zahl von Wiederholungen quält. Im Gegenteil: Durch die geistige Konzentration auf die Bewegung intensiviert sich der Muskeleinsatz, sodass Sie mit weniger Wiederholungen tatsächlich mehr erreichen können.

Was alle Pilates-Bewegungen kennzeichnet

Wenn Joseph Pilates Ihnen beim Training als Lehrer zur Seite stünde, würde er Ihnen sicher die folgende Liste der Grundprinzipien erörtern. Er würde Sie wahrscheinlich auch ein wenig piesacken, wenn Sie eine Bewegung nicht richtig ausführen. Sie werden sehen, dass die folgenden Trainingsgrundsätze sich tatsächlich auf fast jedes Fitnessprogramm anwenden lassen, ja sogar angewandt werden *sollten*. Doch leider denken die meisten nicht darüber nach.

- ✔ **Konzentration und Kontrolle:** Einer der wichtigsten und eindeutigsten Grundsätze jeder ganzheitlichen Bewegungsform ist die volle Konzentration auf den eigenen Körper und dessen Bewegungen. Pilates macht da keine Ausnahme. Sie vermeiden beim Training alle Ablenkung und richten die Aufmerksamkeit auf das, was mit den Muskeln geschieht.
- ✔ **Ruhe und Zentrierung:** Konzentration bedeutet allerdings nicht Übereifer und besondere Anspannung, vielmehr ist Ruhe gefragt. Sie bleiben bei jeder Bewegung aktiv zentriert und sind stabil in der Wirbelsäule.

Die ursprüngliche Empfehlung Pilatesging dahin, das Becken nach unten zu schieben, sodass der Rücken ganz flach wird (auch Aerobic-Trainer empfahlen diese Haltung bis in die 1980er-Jahre hinein). Heute geht man davon aus, dass die natürliche Krümmung der Wirbelsäule im unteren Rücken erhalten bleiben soll, indem der Übende das Becken aufrichtet und die tief sitzende Muskulatur des Körperzentrums aktiviert. In Kapitel 3 erfahren Sie mehr über das neutrale Rückgrat und die Grundlagen meditativer Bewegung.

- ✔ **Fließende Bewegung:** Im Gegensatz zum traditionellen Training gehen die Bewegungen fließend ineinander über, ohne grobe Unterbrechungen. Federnde, ruckartige und statische Bewegungen gehören nicht zum Konzept, weil diese im Alltag nicht in das normale Bewegungsrepertoire gehören. Die Übergänge zwischen den Übungen sollen sanft und in einem steten Rhythmus geschehen. Wie ein sanfter Strom gleiten Sie geschmeidig von einer Bewegung in die andere. Manche Abfolgen können Sie aber auch etwas beschleunigen, um einen stärkeren Ausdauereffekt zu erzielen.

- ✔ **Präzision:** Ungefähr ist nicht gut genug. Sie müssen beim Pilates die Bewegungen schon ganz korrekt ausführen, darin unterscheidet sich Pilates etwas von den »großzügigeren« Bewegungsphilosophien. Es ist besser, eine Bewegung nur zwei Mal präzise zu üben, als zehn Mal halb richtig oder schlampig.

- ✔ **Körperspannung:** Die Muskeln sind aktiv und voller Energie – Herumlungern gibt es nicht! Im Stehen und auch im Liegen sollten Sie die ganze Länge aus Ihrem Körper herausholen. Richten Sie dazu die Wirbelsäule und den Kopf auf, aktivieren Sie die Oberschenkel und spüren Sie zu den Füßen hin. Auch wenn Sie den Arm bewegen, ist die Körpermitte aktiv. Sie sind ein Tiger, zum Sprung bereit – kein Eisbär im Winterschlaf!

- ✔ **Atmung:** Vergessen Sie nicht, vollständig aus- und einzuatmen. Nur zu leicht hält man unwillkürlich den Atem an, doch das sollte Ihnen beim Pilates nicht passieren. Nach der originalen Pilates-Methode wird in der Anspannungsphase eingeatmet (normalerweise während der *Beugung* der Muskeln) und in der Entspannungsphase ausgeatmet (während der Wiederaufrichtung oder Rückbeuge).

  Manche modernen Trainingsansätze empfehlen es gerade umgekehrt – bei der Anspannung (zum Beispiel Aufrollen des Körpers beim Sit-up) ausatmen und bei der Entspannung einatmen (der Körper wird wieder abgelegt).

- ✔ **Aufrichtung, vom Kopf bis zu den Zehen:** Heben Sie das Brustbein, lassen Sie die Schulterblätter nach unten sinken, spannen Sie die Bauchmuskeln etwas an, richten Sie die Wirbelsäule symmetrisch aus, machen Sie den Nacken lang und fühlen Sie, wie der Kopf in der Mitte zwischen den Schultern ruht. Nehmen Sie diese Haltung immer ein, wenn Sie die Beine oder Arme bewegen, sodass der gesamte Körper im Gleichgewicht bleibt. Ihre Gliedmaßen werden sich mühelos um den Rumpf, der stark wie eine Eiche ist, bewegen.

Versuchen Sie, diese Grundsätze im Gedächtnis zu halten, wenn Sie nun an die Übungen in diesem Kapitel gehen. Sind Sie startklar?

Vorübungen auf der Matte

Mattentraining ist eine gute Vorbereitung und zielt darauf ab, sich bewusst zu werden, wie man sich nicht nur im Training, sondern auch im Alltag sicherer und besser bewegen kann. Zugleich werden Sie insgesamt straffer, kräftiger und auch beweglicher.

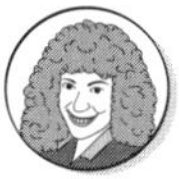

Sie brauchen eigentlich nicht einmal eine besondere Matte. Ein Handtuch als Unterlage genügt. Doch für manche Übungen brauchen Sie vielleicht ein Kissen für den Nacken, die Wirbelsäule oder die Beckenknochen. Deshalb empfehle ich Ihnen, für alle Fälle eine Matte bereitzuhalten.

Im Pilates-Training werden heute meist einige Basisübungen zum Einstieg gemacht, die ursprünglich nicht vorgesehen waren. Doch es kann hilfreich sein, zunächst einige grundlegende Bewegungsabläufe zu analysieren und gründlich zu verstehen, bevor die komplexeren Übungen, die einige Koordination erfordern, geübt werden. Langer Rede, kurzer Sinn: Da es bei Pilates um Präzision geht, werden Ihnen nun einige Grundhaltungen gezeigt, die Sie immer wieder brauchen.

Aufwärmtraining mit den Vorübungen

Durch die folgenden Vor- oder Einstiegsübungen können Sie damit vertraut werden, was es bedeutet, eine Bewegung konzentriert auszuführen. Sie können die Ausrichtung Ihres Körpers besser einschätzen und das Atmen entsprechend regulieren. Im Verlauf des Trainings können Sie damit Ihre Erfolge kontrollieren. Und wenn Sie sich von einer Verletzung erholen, können Sie mit diesen Übungen langsam wieder einsteigen.

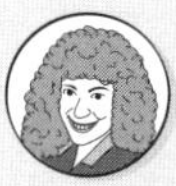

Die korrekte Ausrichtung der Wirbelsäule

Für Joseph Pilates bestand die zentrale Technik seiner Methode darin, die Bauchmuskeln anzuspannen und die Wirbelsäule aufzurichten. Legen Sie sich also zunächst einmal auf den Rücken und stellen Sie die Füße vor dem Gesäß auf. Legen Sie die Hände an die Hüftknochen (sodass der gepolsterte Teil der Handfläche direkt über dem Handgelenk die Hüftknochen berührt), die ausgestreckten Finger zeigen in Richtung Schambein, so als wollten Sie Ihren Bauch halten. Achten Sie auf die Stellung der Hände: Sie sollten unbedingt auf gleicher Ebene beziehungsweise parallel zum Boden liegen. Liegen die Fingerspitzen höher, ist der Beckengürtel leicht nach unten gedrückt; liegen die Handgelenke höher, ist der untere Rücken zu stark gewölbt. Versuchen Sie, die Hände vollkommen gerade zu halten.

Die Übungen sehen kinderleicht aus. Doch wenn Sie sich richtig darauf konzentrieren, werden Sie mehr davon haben, als Sie zunächst glauben.

Zuallererst sollten Sie die folgenden drei Grundhaltungen kennenlernen. Ich verwende sie für alle Übungen, einschließlich der Einstiegsübungen. Auch wenn Sie in der Übungspraxis fortschreiten, sollten Sie immer wieder mal darauf zurückkommen.

Grundhaltung 1: Flach auf dem Rücken liegen, Knie gebeugt, Füße flach auf dem Boden (siehe Abbildung 12.1)

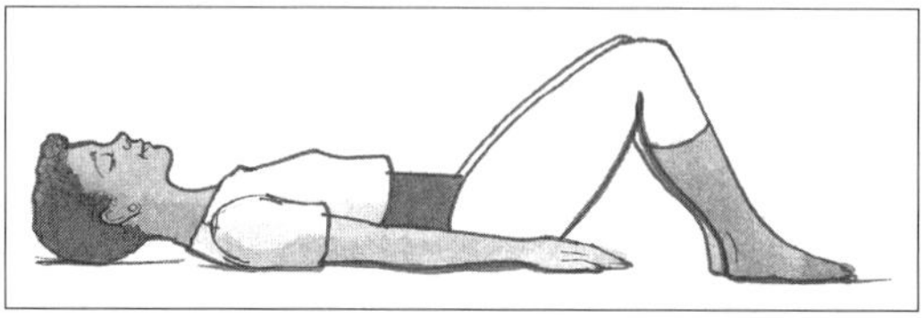

Abbildung 12.1: Pilates-Grundhaltung 1

Machen Sie die Arme lang und legen Sie sie entspannt seitlich neben den Körper. Richten Sie das Becken korrekt ein, das Rückgrat ist neutral, die Bauchmuskeln fest.

Grundhaltung 2: Flach auf dem Rücken liegen, ausgestreckte Beine (siehe Abbildung 12.2).

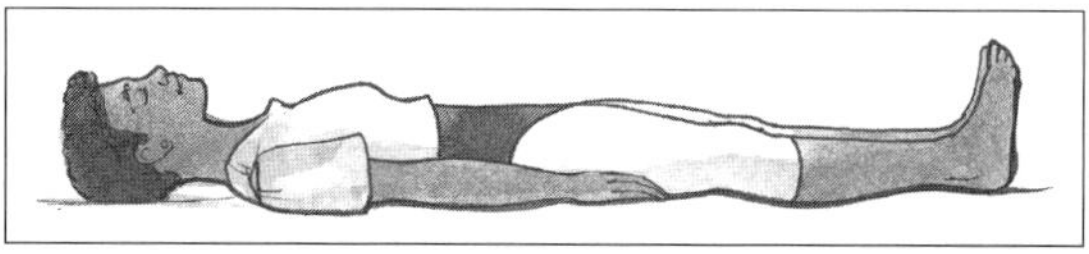

Abbildung 12.2: Pilates-Grundhaltung 2

Die Arme liegen ausgestreckt seitlich neben dem Körper. Kontrollieren Sie das Becken. Ist es noch korrekt ausgerichtet?

Grundhaltung 3: Im Becken aufrecht auf den Sitzknochen sitzen, das Körpergewicht ist etwas hinter den Beckenknochen (siehe Abbildung 12.3).

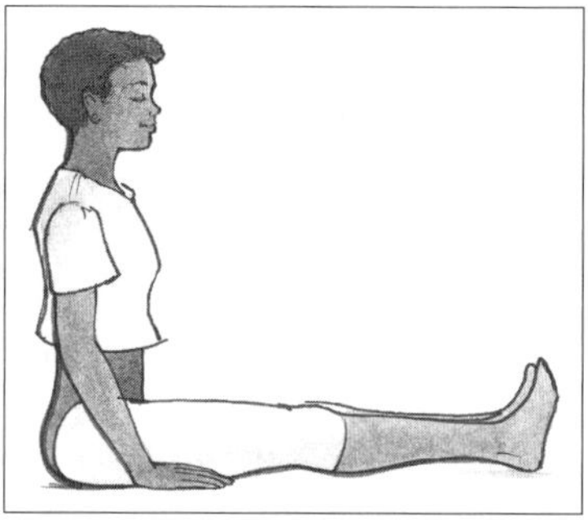

Abbildung 12.3 Pilates-Grundhaltung 3

Strecken Sie die Beine aus, der Rücken ist aufgerichtet, die Schultern weit.

Der aufrechte Langsitz ist gar nicht so einfach. Sie können sich gerne eine gefaltete Decke unter das Gesäß schieben, wenn Ihnen die Aufrichtung des Beckens oder das Ausstrecken der Beine in dieser Haltung schwerfällt.

Atmen

»Was? Sie wollen mir sagen, wie ich atmen soll?«, werden Sie vielleicht verwundert fragen. Ja, das will ich! Denn höchstwahrscheinlich werden Sie beim Üben immer wieder mal unbewusst den Atem anhalten. Doch die Atemtechnik ist beim Pilates-Training zentral. Werden Sie sich Ihres Atems auf folgende Weise bewusst:

1. **Legen Sie sich in die Grundhaltung 1 (siehe Abbildung 12.1).**

2. **Atmen Sie langsam, aber aktiv ein und aus.**

Einatmend spüren Sie, wie sich der Rücken und die seitlichen Rippenbögen leicht ausdehnen und auf den Boden drücken. Beim Ausatmen ziehen die Rippen sich wieder zusammen und der Bauch geht aktiv nach innen.

Der volle Atem breitet sich im ganzen Oberkörper bis tief in den Bauchraum aus, nicht nur im oberen Brustkorb.

Den Körper richtig positionieren

Stellen Sie sich vor, Sie liegen auf einer Matte aus Blaupapier und Ihr lang gestreckter Körper mit den aufliegenden Körperstellen macht eine Art Abdruck. Die Schultern, der obere und der mittlere Rücken, ein wenig auch der Lendenbereich sowie das Gesäß liegen fest am Boden auf. Sie können sich auch vorstellen, Sie liegen im weichen Schnee und machen einen »Schnee-Engel«.

Sie können die feste Körperauflage auf dem Boden auch gut wahrnehmen, wenn Sie die Körperteile nacheinander jeweils einzeln spüren. Bei neueren Pilates-Methoden wird diese Art separater Wahrnehmung bevorzugt. Für unser westliches Gehirn scheint mir das sehr sinnvoll, deswegen verfahre ich ebenso. Sie können die richtige und stabile Haltung anhand einer bestimmten Bewegung kontrollieren und sich entsprechend ausrichten.

Die richtige Haltung des Beckens

Haben Sie mitgezählt, wie oft ich jetzt schon über die Aufrichtung des Beckens und das neutrale Rückgrat gesprochen haben? Wahrscheinlich immer noch nicht oft genug, wenn ich sehe, wie krumm und schief viele Menschen durch die Gegend laufen. Also noch einmal zur Aufrichtung des Beckens.

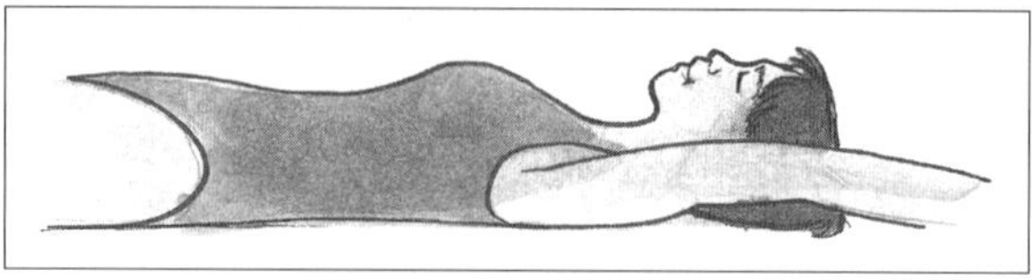

Abbildung 12.4: Aufrichtung des Beckens

1. **Legen Sie sich in die Grundhaltung 1 (siehe Abbildung 12.1).**
2. **Um die Lendenwirbelsäule zu mobilisieren, können Sie die Hüften so bewegen, als wollten Sie im Liegen einen Hula-Hoop-Reifen bewegen. Das Kreuzbein, das auf dem Boden aufliegt, beschreibt bei dieser Übung einen flachen Kreis. Sie können sich auch vorstellen, wie der Zeiger auf einem Ziffernblatt mit dem Kreuzbein rundum zu wandern. Drücken Sie zunächst den unteren Rücken nach unten, sodass sich das Steißbein nach oben bewegt.**
3. **Jetzt drücken Sie die rechte Hüfte hinten in die Matte, doch der Rumpf soll sich dabei nicht drehen und die Beine bleiben ruhig. Versuchen Sie, die Bewegung isoliert im Becken geschehen zu lassen. Die Kreislinie zieht sich vom unteren Rücken nach außen rechts.**
4. **Als Nächstes rollen Sie wieder von der Seite zurück und drücken das Steißbein in den Boden, sodass sich der untere Rücken leicht hebt und ein kleines Hohlkreuz beschreibt. Die Kreisbewegung ist nun zur Hälfte vollendet: vom unteren Rücken über die rechte Seite zum Steißbein.**
5. **Dann rollen Sie auf die linke Seite und drücken die linke Hüfte in den Boden. Stabilisieren Sie die Bewegung auf dieselbe Weise wie auf der rechten Seite (siehe Schritt 3). Der Kreis ist zu drei Vierteln fertig.**
6. **Legen Sie sich wieder auf den unteren Rücken (siehe Schritt 2). Jetzt haben Sie eine Kreisrunde beendet. Wiederholen Sie dieses minimale Beckenkreisen mehrere Male in beide Richtungen. Spannen Sie dabei die Bauchmuskeln leicht an, um die Bewegung kontrolliert auszuführen.**

Vielleicht fällt Ihnen die Kontrolle auf einer Seite schwerer als auf der anderen. Das bedeutet, dass Sie das Körperzentrum mit Bauch- und Rumpfmuskeln zur Stabilisierung besser aktivieren müssen.

7. **Beenden Sie die Übung, indem Sie in einer zentrierten Position mit neutralem Rückgrat liegen. Die Lendenwirbelsäule ist weder nach oben oder unten noch zu einer Seite gedrückt.**
8. **Kontrollieren Sie die Beckenhaltung. Stellen Sie die Beine an und führen Sie ein Knie zur Brust, ohne an der Wirbelsäule etwas zu verändern. Stellen Sie den Fuß wieder auf den Boden und wiederholen Sie die Bewegung mit dem anderen Knie. Machen Sie die**

Übung mehrere Male auf beiden Seiten, doch heben Sie das Knie nur so weit, dass das Becken nicht in Schiefstellung gerät.

Die richtige Haltung des Brustkorbs

Mit dieser Übung spüren Sie, wie Sie den Brustkorb korrekt ausrichten.

1. **Legen Sie sich in die Grundhaltung 1 (siehe Abbildung 12.1).**
2. **Atmen Sie tief und werden Sie dabei in den Rippen weit. Spüren Sie, wie die Wirbelsäule zwischen den Schulterblättern fest auf dem Bogen aufliegt.**
3. **Kontrollieren Sie die Position des Brustkorbs: Heben Sie mit gestreckten Ellenbogen die Hände in Richtung Decke.**

Fahren Sie mit der Bewegung der Arme fort, als wollten Sie sie über den Kopf nach hinten strecken. Doch gehen Sie nur so weit, dass der Brustkorb sich nicht plötzlich hebt, öffnet oder sich die Rippen vom Boden lösen.

4. **Führen Sie die Arme im großen Bogen wieder seitlich an den Körper. Wiederholen Sie diese Dehnungsübung mehrere Male.**

Die richtige Haltung der Schultern

Die Schulterblätter (lateinisch *Scapula*) sind mit den Rippen nicht durch Knochen verbunden. Deshalb können Sie sie ziemlich frei bewegen: nach oben ziehen, nach unten drücken und in verschiedene Richtungen drehen. Wenn Sie in den Schultern relativ steif sind, können Sie sie durch Training beweglicher machen.

1. **Legen Sie sich in die Grundhaltung 1 (siehe Abbildung 12.1).**
2. **Die Schultern liegen offen flach auf der Matte.**
3. **Kontrollieren Sie die Position der Schulterblätter: Breiten Sie die Arme seitlich aus. Drehen Sie eine Schulter nach vorn, so als ob sie bis zu den Zehen reichen soll. Drehen Sie sie dann wieder zurück. Machen Sie dieselbe Bewegung mit der anderen Schulter. Wiederholen Sie die Übung mehrere Male auf beiden Seiten, doch achten Sie darauf, dass sich jeweils nur eine Schulter bewegt und die andere ruhig auf dem Boden liegen bleibt.**

Die richtige Kopf- und Nackenhaltung

Joseph Pilates hat empfohlen, das Kinn in Richtung Brust zu schieben. Doch nach neueren sportmedizinischen Erkenntnissen kann dies Nacken und Wirbelsäule zu stark belasten. Versuchen Sie stattdessen folgende kleine Übung; siehe dazu auch Abbildung 12.5.

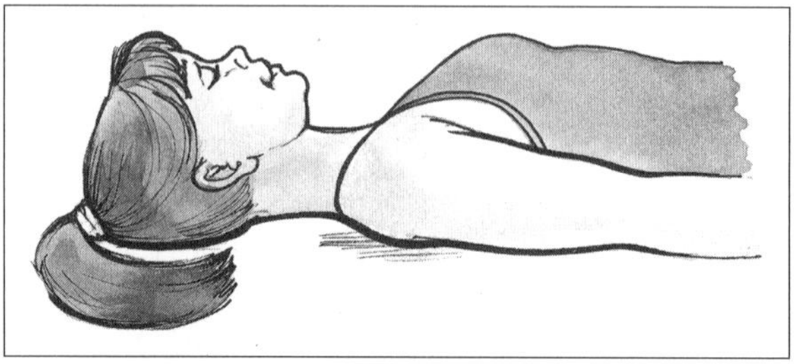

Abbildung 12.5: Die richtige Kopf- und Nackenhaltung

1. **Legen Sie sich wieder in die Grundhaltung 1 (siehe Abbildung 12.1).**
2. **Machen Sie den Nacken lang und lassen Sie ihn in Richtung Matte sinken. Stellen Sie sich dabei vor, dass Sie jemand am Haarschopf nach oben zieht.**

   Das Kinn bewegt sich leicht nach unten. Sie können sich vorstellen, einen Tennisball zwischen Kinn und Brust zu halten.

3. **Kontrollieren Sie die Haltung von Kopf und Nacken. Nicken Sie mit dem Kopf (als würden Sie sagen: »Ja, Therese«), doch die Bewegung soll nur minimal sein, sodass nur das oberste Halswirbelgelenk leicht bewegt wird. Der Nacken wird weder gebogen, noch erreicht das Kinn die Brust.**

Das Basisprogramm auf der Matte

Dieser Abschnitt bietet Ihnen eine Reihe von grundlegenden Übungen mit verschiedenen Schwierigkeitsgraden für fortgeschrittene Anfänger und Fortgeschrittene. Doch da jeder eine andere Vorstellung davon hat, ab wann man fortgeschritten ist, nenne ich die Übungen einfach Basisübungen, da jeder sie durchführen kann und üben sollte.

Bitte beachten Sie, bevor Sie an die 14 Übungen gehen, zuerst den vorigen Abschnitt mit den Vorübungen!

Joseph Pilates hat Dutzende unterschiedliche Übungen für die Matte entwickelt und durch die methodischen Weiterentwicklungen der vergangenen Jahre wurde das Repertoire noch erweitert. Zu vielen Übungen gibt es Variationen, sodass sowohl Menschen mit wenig Erfahrung oder mit besonderen Bedürfnissen, wie zum Beispiel Schwangere, als auch gut trainierte Menschen, die Herausforderungen suchen, die passende Übung finden.

Sie werden sehen, dass die Übungen gewisse Ähnlichkeiten aufweisen, unabhängig von der speziellen Methode oder dem besonderen Hintergrund, ob Sie nun ein Video anschauen oder in ein Studio gehen. Denn die Grundprinzipien, die Pilates aufgestellt hat und die ich zu Anfang dieses Kapitels erörtert habe, gelten nach wie vor.

Das Pilates-Mantra lautet: Ist mein Rückgrat neutral? Ist mein Körper richtig ausgerichtet? Bin ich zentriert und aufmerksam?

In den folgenden 14 Abschnitten beschreibe ich die Übungen für ein umfassendes Pilates-Basisprogramm.

Vorbereitende Bauchübung

Diese Übung für die Bauchspannung bereitet die Körpermitte auf das kommende Training vor (siehe Abbildung 12.6). Nach der Original-Pilates-Methode wie auch bei den Methoden, die heute unterrichtet werden, ist es vorgeschrieben, innerhalb einer Trainingseinheit ohne Pause eine Übung nach der anderen zu absolvieren. Dabei kann die Abfolge von 14 Übungen hintereinander ganz schön anstrengend werden! Deshalb sollten die ersten, noch leichteren Übungen besonders präzise sein.

1. **Beginnen Sie in der Grundhaltung 1 (siehe Abbildung 12.1).**
2. **Atmen Sie ein und machen Sie den Nacken lang.**
3. **Ausatmend schieben Sie den Brustkorb etwas in Richtung Hüftknochen, sodass sich der Oberkörper ganz leicht krümmt. Der Bauchnabel geht dabei leicht in Richtung Wirbelsäule. Die Arme liegen seitlich am Körper. Einatmen.**
4. **Ausatmend machen Sie Ihren Körper langsam auf der Matte lang.**

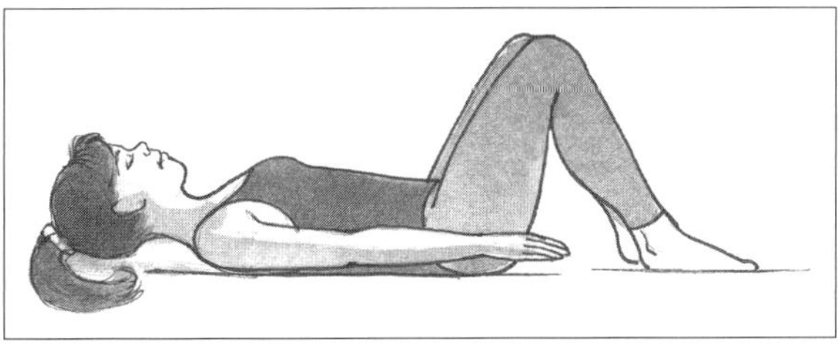

Abbildung 12.6: Vorbereitende Bauchübung

Beachten Sie, dass ich nicht geschrieben habe: »Kehren Sie wieder auf die Matte zurück.« Es geht nämlich nicht darum, die Muskelspannung einfach wieder loszulassen, sondern die Körpermitte bleibt aktiv.

Was Sie vermeiden sollten:

- ✔ Den Nacken anspannen
- ✔ Das Becken verschieben
- ✔ Die Brustmuskeln verkrampfen

Die Hundert

Wenn sich eine Übung »klassisch« nennen darf, dann diese. In jedem Kurs und jedem Studio, nach welcher speziellen Methode auch immer unterrichtet wird, ist diese Übung dabei. Keine Trainingsstunde, in der Sie nicht »Die Hundert« üben. Und Sie werden die straffen Bauchmuskeln zu schätzen wissen, die Sie sich durch diese einfache Bewegung erarbeiten (siehe Abb. 12.7).

Noch einmal: Konzentrieren Sie sich auf den Atem. Zappeln Sie nicht mit den Armen, wenn diese sich im Rhythmus mitbewegen. Machen Sie nur so viele Wiederholungen, wie Sie präzise bewältigen können.

Sie wollen wissen, warum die Übung »Die Hundert« genannt wird? Weil Sie sie als Fortgeschrittene hundert Mal hintereinander machen können!

1. **Beginnen Sie in der Grundhaltung 1 (siehe Abbildung 12.1).**
2. **Heben Sie die Knie so weit, dass die Oberschenkel senkrecht sind und die Unterschenkel einen rechten Winkel dazu bilden, also parallel zum Boden sind. Die inneren Oberschenkel sind zusammen, als wären sie aneinandergeklebt. Denken Sie an die Wirbelsäule und die Auflage auf dem Boden.**
3. **Die Arme sind seitlich neben dem Körper, Handflächen nach unten. Heben Sie sie etwas vom Boden ab, die Fingerspitzen streben in Richtung Zehen, sodass die Arme aktiv gespannt sind.**
4. **Atmen Sie zur Vorbereitung ein und im Ausatmen heben Sie den Oberkörper leicht vom Boden. Die Arme gehen mit den Schultern mit.**
5. **Atmen Sie ein und zählen Sie dabei auf fünf (schnell zählen) und atmen Sie ebenso auf fünf aus, während die gestreckten Arme sich in kleinen Impulsen aus den Schultergelenken wie eine kleine Pumpe nach oben und unten bewegen. Betonen Sie die Bewegung nach unten.**
6. **Wenn Sie die fünf Pumpbewegungen beim Einatmen und die fünf beim Ausatmen zehn Mal wiederholen, sind Sie bei hundert Wiederholungen. Voilà! Doch wenn Sie noch nicht kräftig genug sind, um die Spannung so lange zu halten, sollten Sie aufhören, sobald Sie spüren, dass Sie die korrekte Haltung verlieren.**
7. **Sie beenden die Übung, indem Sie sich ausatmend auf den Boden lang ablegen. Also nicht einfach herunterplumpsen, sondern die Muskeln weiter einsetzen.**

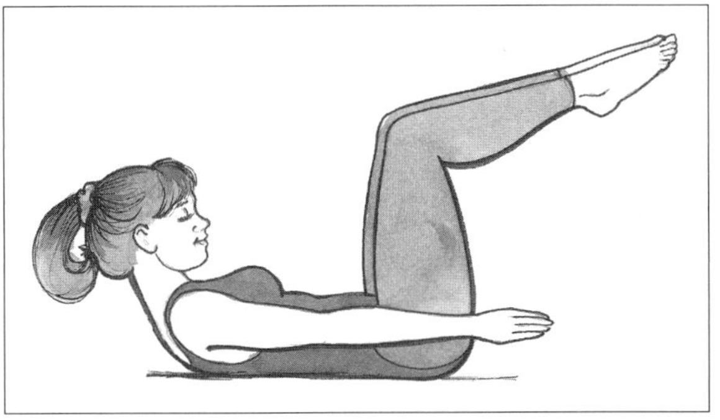

Abbildung 12.7: Die Hundert

Was Sie vermeiden sollten:

- ✔ Den Nacken anspannen (halten Sie den Nacken mit einer Hand, falls Ihnen das hilft)
- ✔ Die Bauchmuskeln allmählich nach oben oder außen wölben; das ist ein Zeichen, dass Sie die anfängliche Bauchspannung verlieren
- ✔ Das neutrale Rückgrat aufgeben

Beinkreisen

Diese Übung kann anstrengend sein, weil man für eine korrekte Bewegung des Beins unbedingt eine starke Körpermitte braucht (siehe Abbildung 12.8). Ihre Aufmerksamkeit ist also besonders gefragt.

1. **Beginnen Sie in der Grundhaltung 2 (siehe Abbildung 12.2).**
2. **Strecken Sie das linke Bein in die Luft, sodass die Zehen in Richtung Decke zeigen. Das rechte Bein bleibt aktiv lang ausgestreckt auf dem Boden, der Fuß ist ebenfalls gestreckt. Die Arme liegen seitlich neben dem Körper, die Handflächen liegen zur Unterstützung auf dem Boden.**

Wenn es Ihnen schwerfällt, das rechte Bein am Boden ausgestreckt zu lassen, können Sie auch das Knie heranziehen und den Fuß am Boden aufstellen.

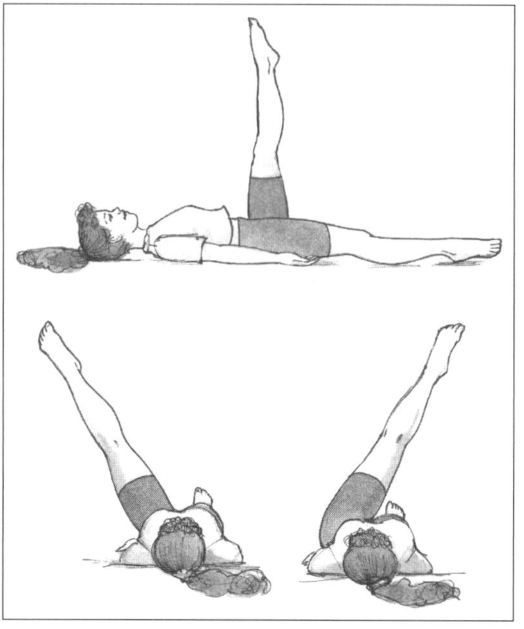

Abbildung 12.8: Beinkreisen

3. **Beschreiben Sie mit dem erhobenen linken Bein einen Kreis in der Luft, so als hätten Sie einen Stift zwischen die Zehen geklemmt und wollten einen Kreis an die Decke malen. Das Knie bleibt dabei ausgestreckt und gerade. Wiederholen Sie die Bewegung fünf Mal in eine Richtung, dabei malen Sie beim Einatmen die erste Hälfte des Kreises und beim Ausatmen die zweite Hälfte. Dann bewegen Sie das Bein in die Gegenrichtung, ebenfalls fünf Mal. Machen Sie die Kreise nur so groß, dass die Hüften sich nicht vom Boden abheben und das Becken weiter gut ausgerichtet bleibt.**

4. **Führen Sie das linke Knie zur Brust und legen Sie das Bein kontrolliert ab. Wenn Sie die Variante mit dem aufgestellten rechten Bein üben, strecken Sie beide Beine lang aus und entspannen Sie einen Moment.**

5. **Wiederholen Sie die Schritte 1 bis 3 mit dem rechten Bein.**

Was Sie vermeiden sollten:

- ✔ Die Hüften mit dem Bein zur Seite rollen (machen Sie die Kreise lieber kleiner)
- ✔ Den Oberkörper anspannen
- ✔ Eine ruckartige Kreisbewegung machen (denken Sie daran, dass Pilates-Bewegungen fließen sollen)

Rollen wie ein Ball

Auch dies ist eine klassische Pilates-Übung, die etwas herrlich Kindhaftes an sich hat. Kinder rollen einfach vor und zurück, indem sie der Schwerkraft nachgeben. Doch Sie sollen dabei die Bauchmuskulatur einsetzen, um die Bewegung zu kontrollieren. Abbildung 12.9 zeigt, wie es geht.

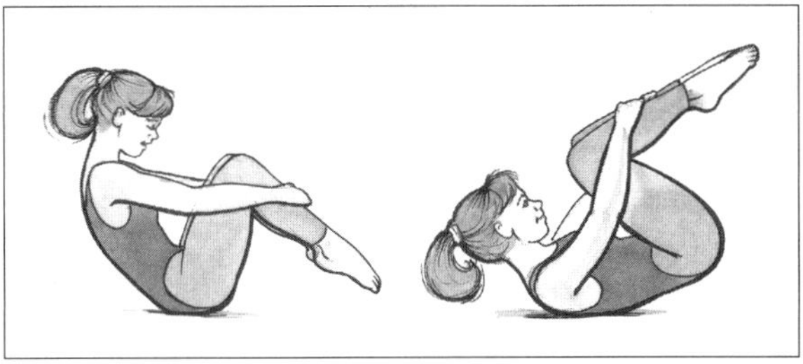

Abbildung 12.9: Rollen wie ein Ball

1. **Beginnen Sie in der Grundhaltung 3 (siehe Abbildung 12.3).**
2. **Ziehen Sie die Knie Richtung Brust, die Oberschenkel sind zusammen, die Zehen heben sich von der Matte. Die gesamte Wirbelsäule ist sanft gerundet, die Hände ruhen leicht auf den Schienbeinen. Finden Sie Ihr Gleichgewicht, bevor Sie beginnen.**

   Um das Gleichgewicht halten und die Rollbewegung ausführen zu können, müssen Sie sich auf die Bauchspannung konzentrieren. Wenn Ihnen die Hände an den Schienbeinen unangenehm sind, können Sie auch die Kniekehlen umfassen.
3. **Rollen Sie mit dem Einatmen sanft entlang der Wirbelsäule nach hinten bis zum mittleren Rücken. Halten Sie den Rücken gerundet, sodass die Bewegung wirklich geschmeidig, nicht holprig und schmerzhaft ist.**

Rollen Sie nur auf dem mittleren Rücken und nicht bis zum Nacken oder gar Kopf. Wenn Sie das Abrollen nicht kontrollieren können und unfreiwillig weiterrollen, sollten Sie den Schwung reduzieren und die Bauchmuskeln stärker anspannen (und die geistige Konzentration erhöhen).

4. **Jetzt rollen Sie zurück (wie ein umgekehrter Purzelbaum). Der Richtungswechsel bringt Sie zurück in die sitzende Gleichgewichtshaltung. Stoppen Sie im aufrechten Sitz. Na, hat's geklappt?**

Wenn der Rückimpuls zu stark ist und Sie sich zu heftig nach vorn katapultieren, bremsen Sie mit den Zehen ab!

5. **Wiederholen Sie die Bewegung fünf bis zehn Mal.**

Was Sie vermeiden sollten:

- ✔ Die Wirbelsäule nicht richtig runden
- ✔ Mit zu hoher Geschwindigkeit unkontrolliert rollen
- ✔ Mit den Beinen vor und zurück schwingen

Dehnung mit einem Bein

Diese Übung müsste ich jetzt schon wieder »klassisch« nennen. Okay, ich höre schon auf damit. Besonders wichtig ist bei dieser Bewegung wieder die richtige Bauchspannung (siehe Abbildung 12.10).

Pilates-Käfer – Die Anfängervariante der Rollübung

Finden Sie es etwas seltsam, vielleicht sogar ein wenig beängstigend, sich aus der Sitzposition nach hinten rollend fallen zu lassen? Fühlen Sie sich etwas verunsichert wie beim Blinde-Kuh-Spiel? Für diesen Fall hat Cathleen Murakami, eine erfahrene Pilates-Trainerin aus Kalifornien, eine großartige Variante entwickelt, die Ihnen den Einstieg in die Übung erleichtert.

Dazu stellen Sie sich vor, Sie liegen wie ein hilfloser Käfer auf dem Rücken. Sie beginnen also auf dem Rücken liegend, die Knie zur Brust gezogen und das Kinn etwas nach vorn geschoben. Zwischen Kinn und Brust ist jedoch genügend Abstand. Halten Sie die Schienbeine mit den Händen fest.

Geben Sie mit den Unterschenkeln einen kleinen Impuls, sodass Sie auf dem Rücken leicht vor und zurück schaukeln – wie eine Wippe. Das Gefühl soll so sein, als würde der Schwung Sie fast hochziehen.

Geben Sie mit den Unterschenkeln einen weiteren Impuls, sodass die Hüften ein bisschen Richtung Decke gehen (ein wenig höher als der Kopf). Dann lassen Sie sich wieder durch das Gewicht der Hüften zu Boden sinken. Durch den Schwung hebt sich der Oberkörper ab.

Bei jedem weiteren Schubs lassen Sie die Schaukelbewegung etwas größer werden – bis Sie schließlich in der Sitzposition angekommen sind!

Diese Einstiegsübung mit der kleinen Schaukelbewegung machen Sie so lange, bis Sie sich ohne Weiteres aus der Sitzposition nach hinten rollen können.

1. **Beginnen Sie in der Grundhaltung 2 (siehe Abbildung 12.2).**
2. **Ziehen Sie das rechte Knie an die Brust (das Becken bleibt gerade!) und legen Sie die rechte Hand leicht an den Knöchel, die linke Hand an die Knieinnenseite. Lösen Sie das**

linke Bein vom Boden. Das Bein bleibt ausgestreckt und Sie schieben es aktiv weg von sich in die Länge.

3. **Lösen Sie Kopf und Schultern von der Matte.**
4. **Jetzt wechseln Sie in einer fließenden schnellen Bewegung die Position der Beine, das heißt, Sie ziehen abwechselnd das linke Bein heran und strecken das rechte aus und umgekehrt. Die Hände wechseln ebenfalls ihre Stellung. Das jeweils ausgestreckte Bein wird nicht auf dem Boden abgelegt.**
5. **Machen Sie fünf bis zehn Dehnungen pro Bein.**
6. **Beenden Sie die Übung, indem Sie ausatmend beide Knie zur Brust bringen und in die Grundhaltung 2 zurückkehren.**

Was Sie vermeiden sollten:

- ✔ Den Nacken anspannen (legen Sie den Kopf ab, wenn Ihnen das hilft)
- ✔ Das neutrale Rückgrat vergessen
- ✔ Das Becken nach oben schieben und die Bauchspannung lösen

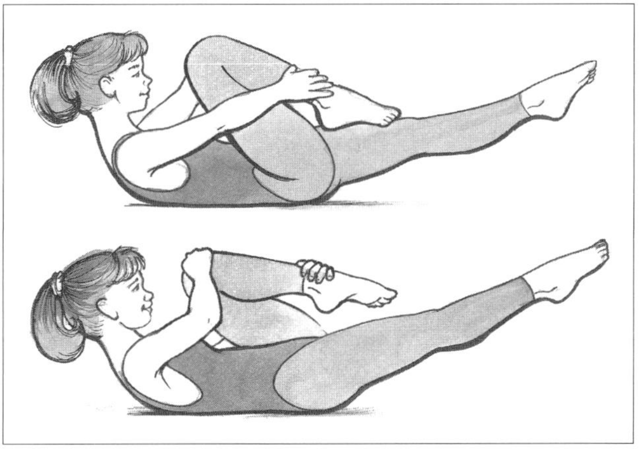

Abbildung 12.10: Dehnung mit einem Bein

Rückendehnung

Bei dieser Übung werden Sie vielleicht überrascht sein, wie verspannt und verkürzt Ihre Rückenmuskeln sind, wenn Sie versuchen, sich nach vorn zu lehnen. Doch genau deshalb sollen Sie die Übung ja machen. Denn ein verspannter Rücken wird schnell zum verletzten Rücken! Dasselbe gilt für die hintere Oberschenkelmuskulatur und die Waden. Abbildung 12.11 zeigt Ihnen die Dehnung.

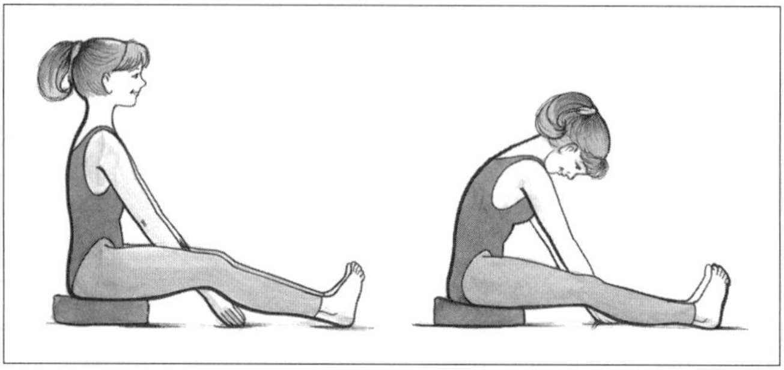

Abbildung 12.11: Rückendehnung

1. **Beginnen Sie in der Grundhaltung 3 (siehe Abbildung 12.3), doch die Beine sind etwas mehr als schulterbreit auseinander.**
2. **Schieben Sie die Fersen nach unten, sodass die Zehen zur Decke zeigen. Die Hände ruhen zwischen den Beinen, Handflächen nach unten auf der Matte.**

Wenn Sie in dieser Haltung bereits eine zu starke Spannung an der Oberschenkelrückseite spüren, legen Sie sich bitte ein kleines Polster unter das Gesäß, wie in Abbildung 12.11 gezeigt. Dadurch reduzieren Sie die Spannung etwas.

3. **Atmen Sie zur Vorbereitung ein und beim Ausatmen rollen Sie ausgehend vom Kopf Wirbel für Wirbel ein, so als wären Sie eine Blume, die in der Hitze langsam welkt. Die Finger krabbeln dabei an den Beinen entlang nach vorn. Gehen Sie mit dem Oberkörper nur so weit nach vorn, wie Sie das Becken noch aufgerichtet und die Bauchmuskeln gespannt halten können. Das bedeutet vielleicht, dass Sie nicht sehr weit kommen, doch die Dehnung werden Sie spüren.**
4. **Atmen Sie ein, während Sie am tiefsten Punkt sind. Sie können dort auch einige Atemzüge bleiben. Im Ausatmen richten Sie die Wirbelsäule wieder langsam auf. Beginnen Sie mit der Bewegung im unteren Rücken.**
5. **Aktivieren Sie die Bauchspannung, wenn Sie sich wieder nach oben rollen.**
6. **Wiederholen Sie die Bewegung sechs bis acht Mal.**

Was Sie vermeiden sollten:

- ✔ Das Kinn auf die Brust drücken (denken Sie an den etwa tennisballgroßen Abstand zwischen Kinn und Brust)
- ✔ Mit geradem Rücken nach vorn gehen, anstatt die Wirbelsäule aufzurollen
- ✔ In den unteren Rücken einsinken und die Hüften abknicken, sodass die hinteren Beckenknochen nach hinten zeigen

Die Säge

Solche lustigen Namen hat Joseph Pilates für viele Übungen erfunden. Wenn Sie die Bewegung gemacht haben, werden Sie merken, dass der Name Sinn macht. Stellen Sie sich beim Üben vor, Sie würden mit der Hand die Zehen »absägen« (siehe Abbildung 12.12).

1. **Beginnen Sie in der Grundhaltung 3 (siehe Abbildung 12.3), doch die Beine sind schulterbreit auseinander. Strecken Sie die Arme seitlich in Schulterhöhe aus.**

   Auch bei dieser Übung können Sie sich auf ein Polster setzen, um bequemer aufrecht sitzen zu können.

2. **Einatmend drehen Sie die Wirbelsäule (nicht nur die Arme!) nach rechts, die Hüften sind weiterhin nach vorn ausgerichtet.**
3. **Führen Sie den linken Arm nach vorn und unten zur** *Außenkante* **des rechten Fußes.**

   Das Becken bleibt aufgerichtet. Sie sollten nicht zusammensinken! Die Vorwärtsbewegung geschieht aus dem gedehnten Rücken und den Oberschenkelrückseiten.

4. **Richten Sie sich wieder auf, so als ob Sie Wirbel für Wirbel aufeinandersetzen. Die Initiative für die Aufrichtung geht von den aktiven Bauchmuskeln aus.**
5. **Drehen Sie sich wieder nach vorn und wiederholen Sie die Bewegung auf der anderen Seite.**
6. **Üben Sie fünf oder sechs Mal auf jeder Seite.**

Was Sie vermeiden sollten:

✔ Das Gesäß vom Boden lösen, wenn Sie das gegenüberliegende Bein berühren; schieben Sie den Arm lieber nicht so weit nach vorn

✔ Schultern und Nacken anspannen

✔ Die Zehen nach vorn strecken

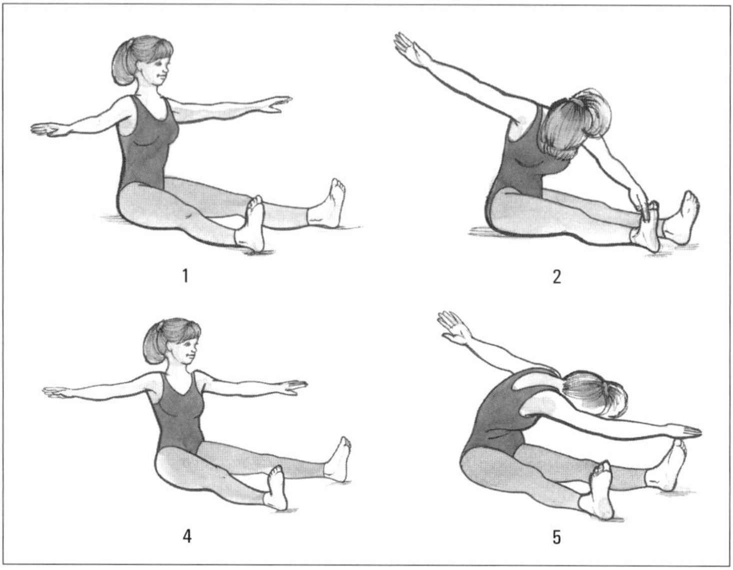

Abbildung 12.12: Die Säge

Brustschwimmen

Beobachtete Sie jemand beim Üben der vollständigen Version dieser Bewegung, würden Sie ihm wie ein Fisch auf dem Trockenen vorkommen. Doch die ganze Übung ist ziemlich kompliziert, deshalb biete ich Ihnen eine einfachere Alternative (siehe Abbildung 12.13), auf der Sie später gerne aufbauen können.

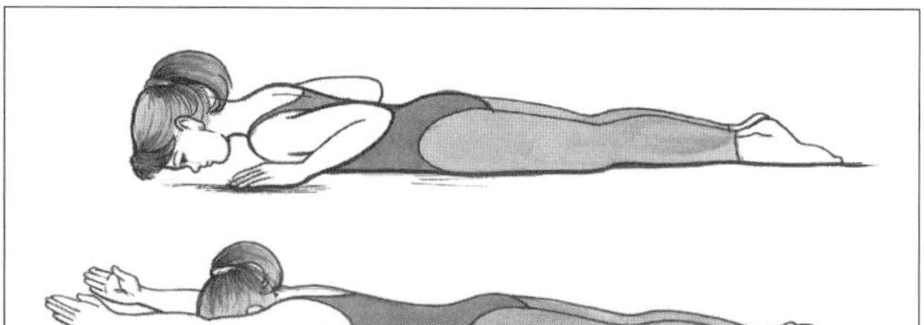

Abbildung 12.13: Brustschwimmen

1. **Sie liegen flach auf dem Bauch, die Schenkel zusammen. Die Handflächen ruhen unter den Schultern auf dem Boden.**

2. **Atmen Sie zur Vorbereitung ein, beim Ausatmen bringen Sie die Arme nach vorn in die Länge, als ob Sie schwimmen wollten. Die Handflächen zeigen dabei zueinander, Kopf und Nacken sind in Verlängerung der Wirbelsäule, das heißt, der Scheitel strebt nach vorn, weg vom Kreuzbein.**

3. **Einatmend führen Sie die Arme parallel zum Boden zurück zu den Hüften (wieder wie beim Schwimmen). Die Handflächen drehen sich dabei zuerst nach außen, dann nach unten. Der obere Rücken löst sich dabei etwas vom Boden. Bringen Sie Länge in den Oberkörper, auch der Scheitel zeigt weiter nach vorn.**

4. **Beenden Sie die Bewegung, indem Sie die Hände wieder unter den Schultern ablegen und sich strecken.**

5. **Wiederholen Sie die Übung acht bis zehn Mal.**

Wenn Ihnen das zu kompliziert oder schwierig ist, können Sie die Hände auf dem Boden lassen und einfach im Atemrhythmus die Wirbelsäule heben und lang machen.

Was Sie vermeiden sollten:

✔ Die Schultern anspannen und heben, anstatt die Schulterblätter am Rücken entlang nach unten zu schmiegen

✔ Die Bauchmuskeln entspannen, anstatt dort Kraft aufzunehmen

✔ Die Nackenmuskeln verkrampfen

Katzendehnung

Die Ausgangsstellung dieser Übung gleicht der sogenannten »Katze« im Yoga, doch ansonsten wird die Bewegung ganz anders ausgeführt. Lassen Sie sich davon nicht verwirren. Anders als in der Yoga-Version rollen Sie beim Pilates die Wirbelsäule nicht vom Nacken bis zum Kreuzbein. Einen schönen Katzenbuckel machen Sie trotzdem!

Sobald Ihnen eine Bewegung Rückenschmerzen verursacht, hören Sie bitte sofort auf oder verringern den Bewegungsradius.

1. **Beginnen Sie im Vierfüßlerstand, das Rückgrat ist neutral und symmetrisch ausgerichtet (mehr dazu in Kapitel 3). Die Bauchmuskeln sind gespannt, aber nicht zu fest.**

2. **Atmen Sie zur Vorbereitung ein, beim Ausatmen ziehen Sie den Bauch nach oben Richtung Rücken und ziehen gleichzeitig die Schulterblätter auseinander. Scheitel und Kreuzbein bewegen sich Richtung Boden, so als ob sie einander berühren wollten.**

3. **Einatmend lassen Sie die Wirbelsäule nach unten sinken. Dabei öffnet sich der Brustraum und die Schulterblätter werden wieder im Rücken zusammengeführt. Scheitel und Kreuzbein streben nun Richtung Decke, als ob sie einander berühren wollten. Bringen Sie dazu Länge in die Wirbelsäule.**

Der Kopf sollte nicht so weit zurückgeschoben werden, dass der Nacken nach hinten einknickt. Bringen Sie stattdessen Länge in die Nackenmuskulatur und schieben Sie den Scheitel nach vorn und oben.

4. **Kehren Sie wieder in die neutrale Stellung des Vierfüßlerstands zurück.**
5. **Wiederholen Sie die Bewegung drei bis fünf Mal.**

Was Sie vermeiden sollten:

- ✔ Die Bauchspannung lösen, wenn Sie im Rücken einsinken
- ✔ In der Grundstellung das Becken einziehen

Drehung der Wirbelsäule

Diese Übung erinnert mich immer an den Drill, dem wir im Sportunterricht in der Schule ausgesetzt waren. Wir mussten mit unseren ausgestreckten Armen schwingen und dabei rufen: »We must, we must, we must improve our bust.« Mister Pilates, ich weiß, das ist wahrscheinlich ein Sakrileg, aber ich kann mir einfach nicht helfen. Eigentlich ist das wirklich eine großartige Übung, wenn man die Wirbelsäule mobilisieren und beweglicher machen will. Na, der Rhythmus ist schon ein bisschen anders, aber ich glaube, Sie verstehen, was ich meine. In Abbildung 12.14 sehen Sie, wie der Drehsitz geübt wird.

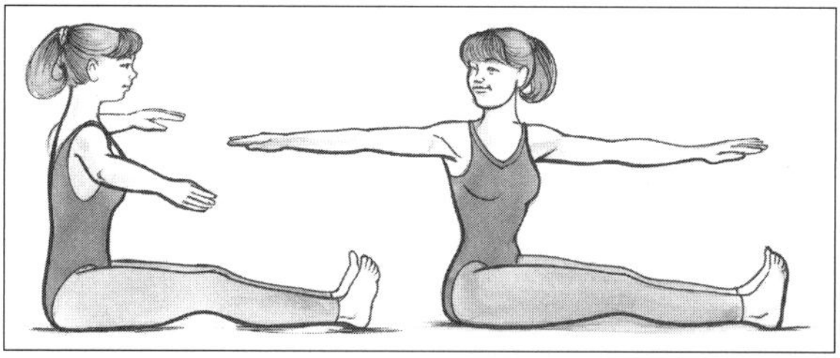

Abbildung 12.14: Drehung der Wirbelsäule

1. **Beginnen Sie in der Grundhaltung 3 (siehe Abbildung 12.3), die Arme sind seitlich in Schulterhöhe ausgestreckt.**

Setzen Sie sich auf ein Polster, wenn Sie Schwierigkeiten haben, aufrecht zu sitzen.

2. **Einatmend drehen Sie den Rumpf zu einer Seite, während die Hüften geradeaus gerichtet bleiben und sich nicht mit bewegen. Gerade dies ist das Schwierige an der Übung, deshalb sollten Sie Ihre besondere Aufmerksamkeit darauf lenken. Die Arme gehen mit den Schultern mit.**

   Die Augen folgen der Hand, die sich in der Drehrichtung mitbewegt.

3. **Ausatmend kehren Sie in die Grundhaltung zurück. Wiederholen Sie die Drehung auf der anderen Seite.**
4. **Wiederholen Sie die Übung vier bis fünf Mal auf jeder Seite.**

Was Sie vermeiden sollten:

- ✔ Die Füße vor und zurück schieben als Kompensation für die Ausrichtung der Hüften
- ✔ Rücken und Schultern anspannen
- ✔ Die Bauchspannung verlieren

Seitliches Beinheben

Diese Übung ähnelt ein bisschen derjenigen, die wir in den 1970er- und 1980er-Jahren alle gemacht haben. Doch so wie damals trainiert wurde, war die Übung ziemlich nutzlos, weil die Leute ohne Körperspannung auf dem Boden lümmelten und wild mit dem Bein um sich geschlagen haben. Die Pilates-Übung (siehe Abbildung 12.15) ist anders, weil Sie sich auf die Muskelarbeit konzentrieren. Sie werden das Ergebnis am knackigen Po fühlen.

1. **Legen Sie sich auf die linke Seite. Sie können den linken Arm aufstellen und den Kopf stützen. Die rechte Hand liegt zum Halten des Gleichgewichts vor Ihnen auf der Matte.**

   Ihr Körper wird sich in der oberen Hüfte leicht nach vorn neigen, um das Gleichgewicht besser zu halten. Doch Sie sollten darauf achten, dass die Körperlinie insgesamt nicht krumm wird. Sie sollte eher wie ein sehr weit geöffnetes V sein. Die untere Spitze des V bilden die Hüften.

Halten Sie die Spannung in der Körpermitte. Das Becken ist aufgerichtet, die Wirbelsäule gerade (nicht eingeknickt), der Rumpf ist lang, der Bauchnabel etwas nach innen gezogen.

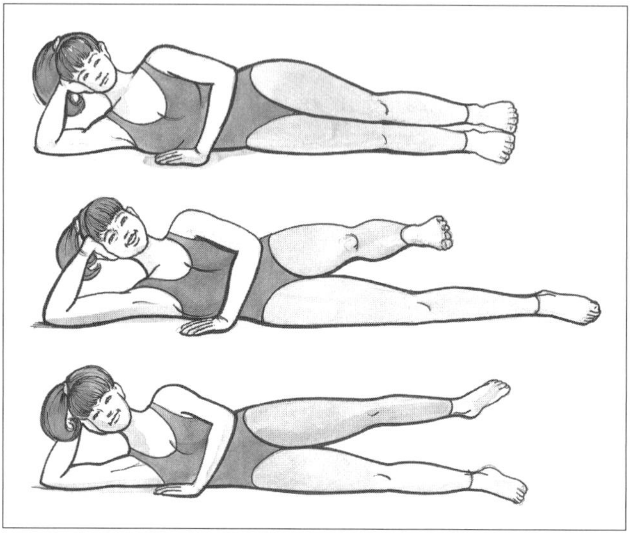

Abbildung 12.15: Seitliches Beinheben

2. **Heben Sie das rechte Bein auf Hüfthöhe. Beim Einatmen ziehen Sie die Zehen heran und bewegen das Bein etwas nach vorn und geben zwei Mal einen kleinen Impuls nach vorn. Die Stoßbewegung ist nur minimal und fast nicht zu sehen.**
3. **Ausatmend bringen Sie das Bein hinter den Körper, die Zehen sind jetzt ausgestreckt. Geben Sie dieses Mal einen kurzen Impuls.**
4. **Wiederholen Sie die Bewegung sechs bis zehn Mal. Drehen Sie sich dann auf die andere Seite und üben Sie mit dem linken Bein.**

Was Sie vermeiden sollten:

- ✔ Den Rumpf bei der Beinhebung mitbewegen (der Rumpf sollte ganz ruhig bleiben)
- ✔ Das Bein tiefer sinken lassen, zu hoch halten oder im Hüftgelenk ausdrehen
- ✔ Die Bauchspannung loslassen

Beinzug nach hinten

Das ist eine intensive Kräftigungsübung für den Oberkörper und die Bauchmuskeln sowie für die Hüften und das Gesäß (siehe Abbildung 12.16). Fällt es Ihnen schwer, den Rücken gerade zu halten und zwischen den Bewegungen in der Grundstellung zu bleiben, sollten Sie zuerst andere Übungen zum Aufbau der Muskulatur machen, wie zum Beispiel »Die Hundert« oder »Beinkreisen«. Sobald Ihr Körperzentrum mit den Bauchmuskeln kräftiger ist, werden Sie auch diese Übung bewältigen.

Denken Sie immer wieder daran, dass im Pilates-Training Qualität vor Quantität geht. Dieser Grundsatz gilt hier besonders.

1. **Legen Sie sich mit dem Gesicht nach unten auf die Matte, die Handflächen sind direkt unter den Schultern, die Finger zeigen nach vorn. Drücken Sie sich in eine Liegestützposition. Die Knie sind gestreckt, der Körper ist lang. Spannen Sie die Bauchmuskeln an, das Rückgrat ist wie immer neutral. Jetzt geht's los.**
2. **Einatmend schieben Sie das rechte Bein Richtung Decke (weit hoch geht das Bein nicht!) und geben einen kleinen Impuls nach oben (ein winziger, fast unmerklicher Kick). Ausatmend senken Sie das Bein wieder ab. Wiederholen Sie die Bewegung auf der anderen Seite.**
3. **Wiederholen Sie die Übung drei bis fünf Mal abwechselnd auf beiden Seiten.**

Sie können auch weniger Wiederholungen machen und sich dazwischen auf dem Boden etwas ausruhen.

4. **Beenden Sie die Übung, indem Sie sich wieder langsam auf den Boden legen.**

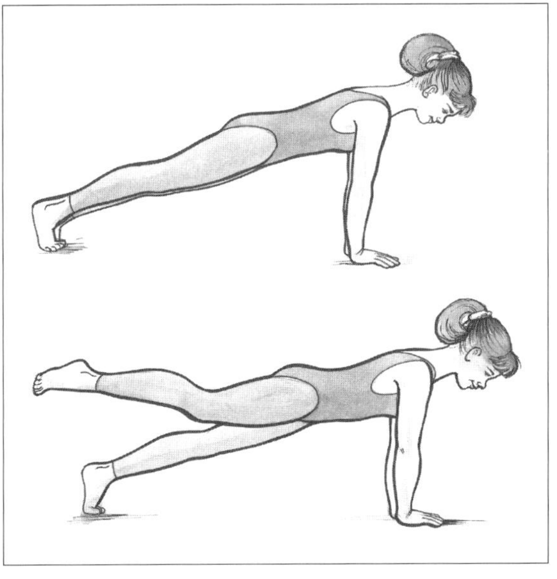

Abbildung 12.16: Beinzug nach hinten

Was Sie vermeiden sollten:

- ✔ Mit dem Heben des Beins das Gesäß heben
- ✔ Den Kopf einsinken lassen und die Bauchspannung lösen
- ✔ Beim Heben des Beins die Hüfte ausdrehen

Seitbeuge

Diese Übung kräftigt besonders die Arme und den Oberkörper und dehnt den gesamten Rumpf (siehe Abbildung 12.17). Es dauert ein bisschen, bis man die Haltung ganz versteht, deshalb sollten Sie geduldig sein. Manchmal werden die Übungen zur Flankendehnung auch *Mermaid* (Meerjungfrau) genannt.

Die Bauchspannung ist bei dieser Übung besonders wichtig, weil Sie erst dadurch das Gleichgewicht halten können. Sonst kippen Sie nach vorn über!

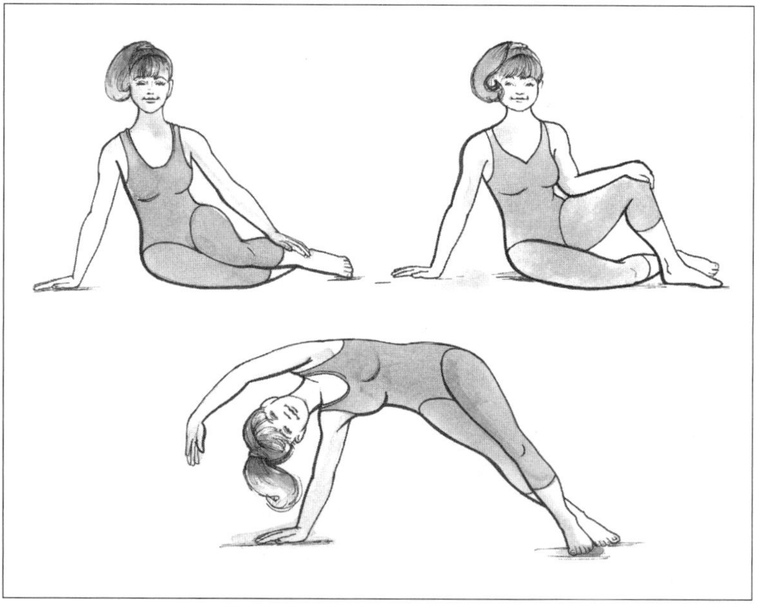

Abbildung 12.17: Seitbeuge

1. **Gehen Sie in die Ausgangsposition, indem Sie in die Knie gehen und sich auf die rechte Hüfte setzen. Die Unterschenkel zeigen nach links und bilden ungefähr einen rechten Winkel. Der rechte Arm unterstützt die Aufrichtung des Oberkörpers.**
2. **Bleiben Sie seitlich sitzen, doch heben Sie nun das linke, obere Knie und stellen Sie den linken Fuß vor dem Fußgelenk des rechten Beins auf. Der linke Arm ruht leicht auf dem linken Knie.**
3. **Einatmend heben Sie die linke Hüfte Richtung Decke und strecken gleichzeitig beide Knie und heben den linken Arm seitlich über den Kopf. Ihr Körper biegt sich zur Seite wie ein großes C.**

Achten Sie darauf, dass das Gewicht gleichmäßig auf beiden Füßen verteilt ist.

4. **Ausatmend senken Sie die rechte Hüfte wieder ab und kehren in die seitliche Sitzposition zurück. Der linke Arm kehrt zum linken Knie zurück.**
5. **Wiederholen Sie die Bewegung drei bis fünf Mal auf jeder Seite (oder auch weniger).**

Als Variante können Sie das rechte Knie auch am Boden lassen und nur das linke Bein so weit nach außen zur Seite bewegen, bis es gestreckt ist. So haben Sie besseren Halt.

Was Sie vermeiden sollten:

- ✔ Die obere Hüfte nach vorn oder nach hinten schieben
- ✔ Die Schultern hochziehen und den Nacken anspannen
- ✔ In der unteren Schulter einsinken

Liegestütz

Der Name der Übung ist altbekannt, doch bei den Pilates-Liegestützen sollen Sie so sehr auf jeden kleinsten Muskel achten, dass Sie nicht allzu viele auf einmal schaffen werden (siehe Abbildung 12.18). Sie werden die wenigen, die Sie machen, genau spüren – wenn Sie mit Achtsamkeit und Konzentration üben. In Kapitel 3 erfahren Sie mehr über das Thema Achtsamkeit.

1. **Stellen Sie sich zunächst gut ausbalanciert und aufrecht hin: die Bauchmuskeln gespannt, das Becken aufgerichtet, so als wenn Sie auf dem Rücken liegen, die Arme hängen entspannt an der Seite. Die Füße stehen zusammen, die Zehen zeigen gerade nach vorn.**

2. **Einatmend beugen Sie sich nach vorn, und zwar rollen Sie beginnend mit dem Kopf einen Wirbel nach dem anderen ab. Erlauben Sie Ihren Händen, an den Beinen entlang nach unten zu rutschen, so weit wie sie ohne Anstrengung kommen.**

Wenn die Dehnung im Rücken oder der Oberschenkelrückseite zu stark wird, können Sie die Knie leicht beugen. Sie können die Vorbeuge auch beenden, wenn die Hände an den Oberschenkeln sind.

3. **Ist Ihre Körperrückseite schon so dehnfähig, dass Sie mit den Händen den Boden erreichen, können Sie mit den Händen gleich nach vorn wandern und den Körper in die Liegestützposition bringen. Beim Pilates-Training sieht die richtige Haltung selbstverständlich so aus: Bauchmuskeln gespannt, Becken aufgerichtet, Nacken gerade in Verlängerung der Wirbelsäule. Machen Sie Ihren Körper lang!**

   Wer mit den Händen nicht den Boden erreicht, beugt einfach die Knie und platziert die Hände anschließend vor sich auf dem Boden. Dann wandern Sie mit den Händen nach vorn, bis Sie in der Haltung zum Liegestütz sind.

4. **Machen Sie genau einen exakten Liegestütz, indem Sie sich richtig strecken: Senken Sie die Brust zum Boden ab und heben Sie den Körper dann wieder, bis die Ellenbogen gestreckt sind. Wenn Sie schon kräftig sind, können Sie bis zu vier Liegestütze machen. Als Variante können Sie auch mit den Knien auf dem Boden üben.**

Es kann gut sein, dass Ihnen bereits die Bretthaltung vor dem eigentlichen Liegestütz als Krafttraining genügt. Halten Sie die Stellung einige Sekunden und gehen Sie dann direkt zu Schritt 6.

5. **Gehen Sie mit den Händen in Richtung Füße zurück (eventuell mit gebeugten Knien), bis Sie wieder stehen. Rollen Sie den Oberkörper Wirbel für Wirbel wieder auf. Der Kopf wird zuletzt wieder aufgerichtet.**

6. **Wiederholen Sie die Übung drei bis fünf Mal.**

Was Sie vermeiden sollten:

- ✔ Den Nacken anspannen und den Kopf bei der Vorbeuge nicht entspannt hängen lassen
- ✔ Die Bauchspannung verlieren (wo ist sie denn abgeblieben?)
- ✔ Im Liegestütz den Kopf durchhängen lassen

Damit ist die Einführung in die Pilates-Basisübungen auf der Matte vollständig. Als Nächstes zeige ich Ihnen einige Übungen am Reformer, damit Sie sehen, wie die Körperarbeit mit einem Pilates-Gerät vonstattengeht. Vielleicht gefällt Ihnen diese Art des Trainings.

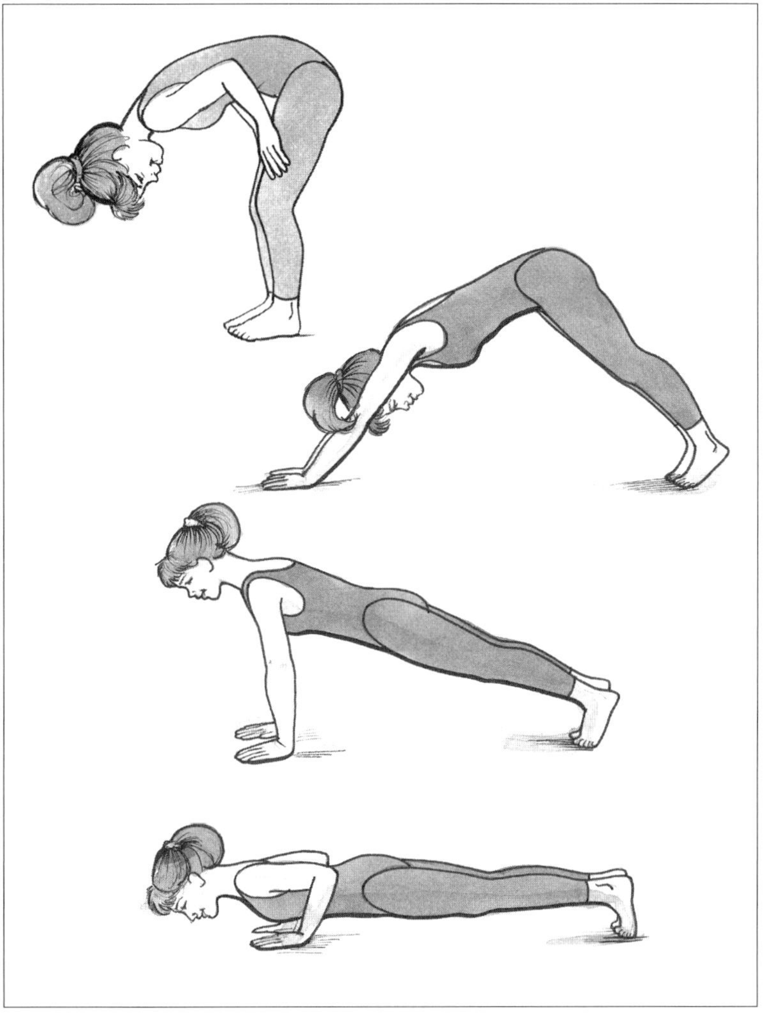

Abbildung 12.18: Liegestütz

Basisübungen am Reformer

Der Reformer ist ein interessanter Apparat. Im Vergleich zu den chromglänzenden Maschinen in den Fitnessstudios ist der Reformer eher »low-tech«. Dennoch war Pilates mit diesem Gerät seiner Zeit weit voraus, durch die mechanische Präzision der Bewegungen am Reformer ist eine Körperarbeit möglich, die absolut modern ist und heutigen Anforderungen entspricht. Einen Unterschied zu vielen modernen Geräten gibt es allerdings: die Stabilisierung des eigenen Körpers nimmt Ihnen der Reformer nicht ab. Damit der Schlitten nicht umherrutscht, müssen Sie selbst die nötige Körperspannung aufbauen. Außerdem können Sie mit diesem einen Gerät eine Vielzahl von Übungen machen und sämtliche Körperpartien trainieren, während die modernen Geräte in der Regel nur für eine Sache gut sind.

Erstes Training zum Kennenlernen

Viele Übungen am Reformer ähneln denen auf der Matte, auch wenn sie auf die Möglichkeiten, die sich durch die Federung, den beweglichen Schlitten und die Befestigung der Füße ergeben, abgestimmt sind. Der Hauptunterschied zum Mattentraining besteht darin, dass Sie gegen einen variablen Widerstand trainieren: Je mehr Bänder oder Federn Sie benutzen, desto härter wird das Training (das gilt selbstverständlich auch umgekehrt).

Machen Sie sich keine Sorge, wenn Sie beim ersten Üben mit wenig Federn beginnen – oder mit gar keinen! Die Bewegung sollte nicht so schwer und anstrengend werden, dass Sie sich nicht mehr auf die korrekte Ausführung konzentrieren können. Denn in der Konzentration liegt schon die Hälfte des Erfolgs.

Die Vorübungen für die Matte gelten auch für das korrekte Training am Reformer (siehe den entsprechenden Abschnitt zu Anfang dieses Kapitels). Sie sollten die Regeln für eine gute Aufrichtung und Körperspannung wirklich verinnerlicht haben, damit Sie auf der rutschigen Auflagefläche des Reformers gut zurechtkommen.

Ich werde Ihnen nur einige Übungen zur Einführung zeigen. Sie können sie einfach lesen und dabei herausfinden, ob Sie Lust auf mehr haben und ein Studio suchen wollen, um das Gelesene in die Tat umzusetzen. Vielleicht haben Sie ja aber auch bereits die Möglichkeit, an einem Reformer zu trainieren oder spielen mit dem Gedanken, sich solch ein Gerät anzuschaffen. Abbildung 12.19 zeigt Ihnen, wie der Reformer aufgebaut ist.

Sie möchten gerne das Krafttraining gegen einen Widerstand ausprobieren, doch ein Reformer ist Ihnen doch zu unpraktisch? Benutzen Sie einfach ein elastisches Stretchband, das in verschiedenen Stärken in jedem Sportgeschäft erhältlich ist. Zusammengerollt passen sie in jeder Tasche, was man vom Reformer nicht behaupten kann! Mehr dazu im nächsten Abschnitt. Dort beschreibe ich zwei gleiche Übungen wie am Reformer, sodass Sie vergleichen können.

Am besten ist es selbstverständlich, Sie lassen sich von einem gut ausgebildeten Pilates-Trainer in die Körperarbeit am Reformer einweisen. Auf alle Fälle sollten Sie folgende Grundsätze beherzigen.

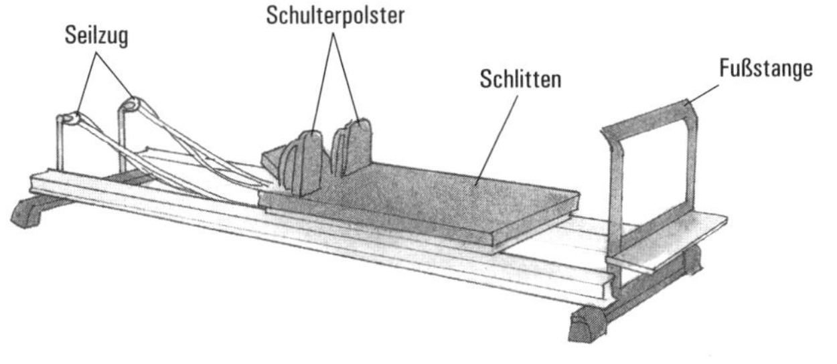

Abbildung 12.19: Der Pilates-Reformer

- ✔ Das ewig neutrale Rückgrat ... Halten Sie die Spannung in der Körpermitte und besonders in den Bauchmuskeln, damit Sie die Bewegung gut unterstützen können. Schauen Sie sich die Basisübungen noch einmal an.
- ✔ Die Arme ruhen auf der Auflagefläche, dem sogenannten Schlitten. Die Handflächen zeigen nach unten.
- ✔ Der Brustkorb ist fest, die Rippen nicht nach oben drücken.
- ✔ Schultern und Nacken sind entspannt.

Was Sie bei den Rutschbewegungen vermeiden sollten:

- ✔ Das Becken vor und zurück schieben
- ✔ Die Bauchspannung lösen (auch nicht eine Sekunde!)
- ✔ Die Rippen aufblasen
- ✔ Die Kniescheiben seitlich ausbrechen lassen (sie sollten immer in einer Linie über der Mitte der Füße liegen)
- ✔ Den Schlitten unkontrolliert in die Ruheposition zurückbringen
- ✔ Schultern, Nacken und Arme anspannen

Auf geht's zur Schlittenfahrt!

Auch die Beinmuskeln wollen arbeiten

Nicht nur die Körpermitte, auch die Beine bekommen beim Pilates etwas zu tun. Bei den folgenden Übungen werden die Beine in ihrer gesamten Länge von den Füßen bis hoch zu den Hüften trainiert. Zu den Übungen gibt es viele Varianten, unter anderem was die Stellung der Fersen und Zehen betrifft. Zwei Varianten zeige ich Ihnen.

Erste Position

Diese Übung heißt »Erste Position«, weil sie wie die typische Ballett-Grundstellung aussieht, nämlich Fersen zusammen, Füße angewinkelt nach außen gedreht. Sie werden merken, dass bereits die Grundstellung der Füße Training für die Gesäßmuskeln bedeutet.

1. **Sie liegen auf dem Rücken, die Fußballen an der Fußstange. Die Fersen sind zusammen, die Füße nach außen gedreht (wie ein Balletttänzer). Achten Sie darauf, dass die Beine aus den Hüften nach außen gedreht sind und nicht aus den Knien.**
2. **Beugen Sie nun die Knie ein bisschen mehr als schulterbreit nach außen, die Kniescheiben sollen dabei über die Mitte der Füße bleiben. Der Schlitten bewegt sich mit dieser Bewegung nach unten.**
3. **Atmen Sie ein und spüren Sie dabei den stabilen Rumpf mit starken Bauchmuskeln und neutralem Rückgrat. Pressen Sie die Fersen aneinander und strecken Sie wieder in die Knie, um den Schlitten wieder nach oben zu drücken.**
4. **Atmen Sie aus und beugen Sie wieder die Knie, der Schlitten geht wieder in die Grundstellung nach unten.**
5. **Wiederholen Sie die Übung zehn bis zwölf Mal, oder weniger, wenn Sie ermüden und die Bewegung unsauber wird.**

Was Sie vermeiden sollten:

✔ Die Fersen heben oder nach unten drücken

✔ Die Fersen seitlich auseinanderrutschen lassen

Angewinkelte Zehen

Sie können dieselbe Bewegung mit den verschiedensten Fußstellungen variieren. Bei der folgenden Variante arbeiten vor allem die Unterschenkel und die Füße, indem Sie sich mit den Zehen an der Fußstange festhalten.

1. **Sie liegen auf dem Rücken, die Beine sind parallel und die Knie gebeugt. Achten Sie darauf, dass die Oberschenkel sich berühren. Dafür müssen Sie die Muskeln der Oberschenkelinnenseite aktivieren.**
2. **Wickeln Sie die Zehen um die Fußstange und halten Sie die Fersen unten.**
3. **Einatmend strecken Sie die Knie und schieben damit den Schlitten nach oben. Die Position der Fersen bleibt dabei unverändert.**
4. **Ausatmend kehren Sie in die Grundstellung zurück. Der Schlitten rutscht dabei nach unten.**
5. **Wiederholen Sie die Übung zehn bis zwölf Mal, oder weniger, wenn Sie ermüden und die Bewegung unsauber wird.**

Was Sie vermeiden sollten:

- ✔ Die Zehen von der Stange lösen
- ✔ Die Fersen anheben
- ✔ Die Oberschenkel voneinander lösen

Vorübungen fürs Rudern

Weiß der Himmel, warum dies Vorübungen genannt wird – denn Sie müssen dabei schon ganz schön hart arbeiten! Ich zeige Ihnen zwei der zahlreichen Varianten.

Gerader Armzug nach hinten

Diese Bewegung erfordert eine besonders feine Stabilisierung des Rumpfes durch die Bauchspannung, damit die Arme in der Sitzposition kontrolliert bewegt werden.

1. **Sie sitzen aufrecht auf dem Schlitten, den Blick in Richtung Seilzüge. Die Beine sind lang, die Füße sind zwischen oder an den Schulterpolstern.**
2. **Halten Sie die Gurte in den Händen, jedoch ohne fest zuzugreifen (versuchen Sie es mit ausgestreckten Fingern, also ohne den Griff fest zu umschließen). Die Arme sind lang und ausgestreckt vor Ihnen, die Handflächen zeigen nach unten.**
3. **Atmen Sie zur Vorbereitung ein, beim Ausatmen setzen Sie die Rückenmuskeln ein und stellen sich dabei vor, die Schulterblätter rutschen am Rücken entlang nach unten. Stellen Sie sich vor, Sie versuchen die Handflächen nach hinten zu drücken und die Finger Richtung Boden. Die Arme bleiben gestreckt. Dadurch bewegt sich der Schlitten nach oben.**
4. **Einatmend halten Sie die Schulterblätter dort, wo sie sind, und strecken die geraden Arme wieder nach unten, doch nach vorn in Richtung Zehen, sodass der Schlitten wieder in der Ausgangsposition ist.**
5. **Wiederholen Sie die Bewegung fünf bis zehn Mal, oder weniger, wenn Sie vorher ermüden.**

Curls

Bei dieser Bewegung trainieren Sie den Bizeps in den Oberarmen, doch die Bauchmuskeln werden wie immer beim Pilates mittrainiert (siehe Abbildung 12.20).

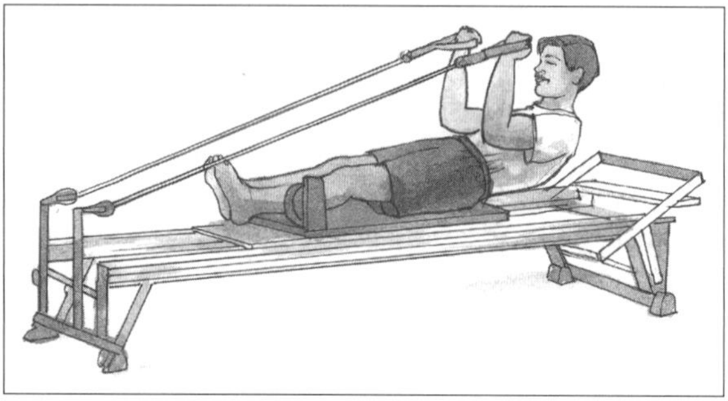

Abbildung 12.20: Bizeps-Training am Reformer

1. **Sie sitzen aufrecht auf dem Schlitten, den Blick in Richtung Seilzüge. Die Beine sind zwischen den Schulterpolstern lang gestreckt.**
2. **Sie halten die Gurte entspannt in den Händen (wie bei der vorigen Übung), doch dieses Mal zeigen die Handflächen nach oben. Die Arme sind vor den Schultern gerade gestreckt.**
3. **Atmen Sie zur Vorbereitung ein, im Ausatmen beugen Sie die Ellenbogen, sodass die Hände sich in Richtung Ohren bewegen, jedoch ohne – und das ist das Schwierige an der Übung – die Ellenbogen sinken zu lassen.**
4. **Einatmend erlauben Sie den Armen, wieder lang zu werden. Auch bei der Rückbewegung bleiben die Ellenbogen oben.**

Kein Platz für einen Reformer? Ein Stretchband tut's auch

Seit Langem wird in Sport und Rehabilitation mit den handlichen Stretchbändern gearbeitet. Die Vorteile liegen auf der Hand: Sie können damit ohne großen Aufwand und technische Spielerei die Muskeln kräftigen. In der Physiotherapie werden die Bänder sogar schon länger eingesetzt, die Fitnessleute haben die Methode quasi von ihnen abgeguckt.

Also, wie wär's mit einem Pilates-Workout mit Stretchband? Moira Stott, weltweit anerkannte Pilates-Trainerin und Ausbilderin aus Kanada, hat das Training entwickelt, weil sie das Problem des Platzbedarfs beim Reformer erkannt hat. Probieren Sie die beiden Übungen für den Reformer einfach einmal mit dem Stretchband aus. Dann können Sie vergleichen und sehen, wie sich das Training mit dem Band anfühlt.

Auf eines sollten Sie allerdings achten: Sie sollten das Band jeweils so um den Körper legen, dass Ihnen das lose Ende nicht ins Gesicht oder gegen den Körper springen kann. Prüfen Sie Ihr Band, bevor Sie mit dem Training beginnen. Das Gummimaterial kann durch Hitze, Kälte oder auch durch langen Gebrauch oder Alter brüchig werden. Abbildung 12.21 zeigt, wie Sie das Band halten können.

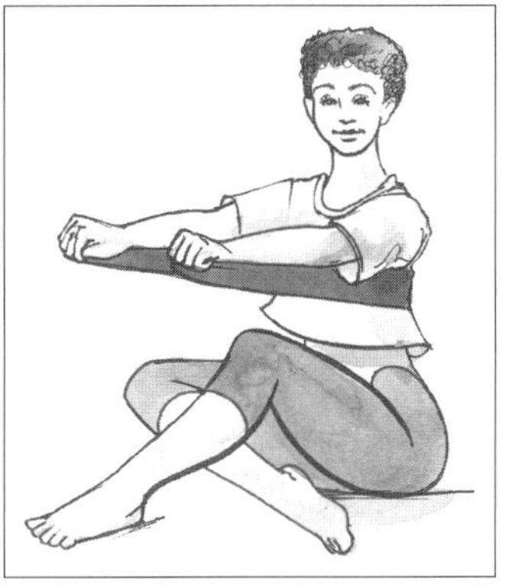

Abbildung 12.21: Pilates mit dem Stretchband

Beinarbeit, Erste Position

Wie bei der Reformer-Übung bilden Sie mit den Füßen die erste Position wie beim Ballett: die Fersen zusammen, Füße etwas nach außen gedreht. Halten Sie die Position, damit die Gesäßmuskeln sich vollständig anspannen.

1. **Sie liegen auf dem Rücken und halten das Band an jedem Ende mit einer Hand fest. Die Mitte des Bandes ist um die Fußballen gewickelt. Achten Sie darauf, dass die Zehen nach außen zeigen und die Fersen zusammen sind.**
2. **Drehen Sie die Beine aus der Hüfte aus, sodass die Knie leicht gebeugt sind, doch die Kniescheibe ist über den Zehen.**
3. **Einatmend hängen Sie sich in den stabilen Rumpf (Bauchspannung, neutrales Rückgrat), pressen die Fersen zusammen und strecken die Knie gegen den Widerstand des Bandes. Die Hüften bleiben ausgedreht.**
4. **Ausatmend beugen Sie die Knie und kehren in die Ausgangshaltung zurück, sodass das Band wieder weniger straff sitzt.**
5. **Wiederholen Sie die Bewegung fünf bis zehn Mal.**

Beinarbeit, Angewinkelte Zehen

Schauen Sie sich die entsprechende Reformer-Übung noch einmal an, damit Sie eine Vorstellung haben, wie die Übung funktioniert. Hier sind besonders die Beine und Hüften gefragt.

1. **Sie liegen auf dem Rücken, die Knie sind gebeugt. Füße, Knie und Oberschenkel liegen eng aneinander. Die Füße befinden sich im rechten Winkel zum Schienbein. Legen Sie das Band in der Mitte um die Fersen und halten Sie die Enden mit je einer Hand.**

Winkeln Sie die Ellenbogen so weit an, wie es nötig ist, um das Band in dieser Position zu halten.

2. **Ausatmend strecken Sie die Knie und drücken mit den Fersen gegen das Band. Die Füße bewegen sich weg vom Körper.**
3. **Einatmend beugen Sie die Knie und kehren in die Ausgangshaltung zurück.**
4. **Machen Sie die Übung fünf bis zehn Mal.**

Vorübung Rudern, Gerader Armzug nach hinten

Bei den nächsten beiden Übungen können Sie die Knie leicht beugen oder auf einem Polster sitzen, falls die Oberschenkelrückseite nicht dehnfähig genug ist.

1. **Sie sitzen aufrecht auf den Sitzknochen, die Beine sind lang ausgestreckt.**
2. **Machen Sie die Fersen lang, sodass die Zehen nach oben zeigen. Legen Sie das Band in der Mitte um die Fußgewölbe und halten die Enden mit je einer Hand. (Das Band sollte genug Spannung haben und nicht locker hängen.)**
3. **Atmen Sie zur Vorbereitung ein, ausatmend aktivieren Sie die Rückenmuskeln, indem Sie die Schulterblätter nach unten schieben, die Handflächen nach hinten und die Finger in Richtung Boden schieben. Während das Band sich stärker dehnt, bleiben die Arme gerade. Schieben Sie die Arme nur so weit nach hinten, dass Brustkorb und Rücken noch aufrecht bleiben. Sie sollten die Muskeln nicht überanstrengen.**

   Einatmend halten Sie die Schulterblätter unten, doch bewegen Sie die ausgestreckten Arme etwas nach vorn Richtung Zehen, sodass das Band etwas Spannung nachgibt.
4. **Wiederholen Sie die Bewegung fünf Mal.**

Vorübung Rudern, Curls

Bei dieser Übung kräftigen Sie Rumpf und Arme genauso intensiv wie beim Reformer. Die Übung ist zwar vor allem für den Bizeps gedacht, doch die Beine und der Oberkörper sind ebenfalls gefragt.

1. **Sie sitzen aufrecht auf den Sitzknochen, die Beine sind lang ausgestreckt.**
2. **Machen Sie die Fersen lang, sodass die Zehen nach oben zeigen. Legen Sie das Band in der Mitte um die Fußgewölbe und halten Sie die Enden mit je einer Hand, die Handflächen zeigen dieses Mal nach oben. Die Arme sind vor dem Körper lang ausgestreckt.**
3. **Atmen Sie zur Vorbereitung ein, ausatmend ziehen Sie die Hände nach oben und winkeln die Ellenbogen an, sodass die Hände sich in Richtung Ohren bewegen. Die Ellenbogen sollen dabei nicht nach unten sinken.**
4. **Einatmend machen Sie die Arme wieder lang, wiederum ohne die Ellenbogen zu senken.**
5. **Wiederholen Sie die Bewegung fünf bis zehn Mal.**

Teil V

Die modernen Klassiker: Feldenkrais und Co.

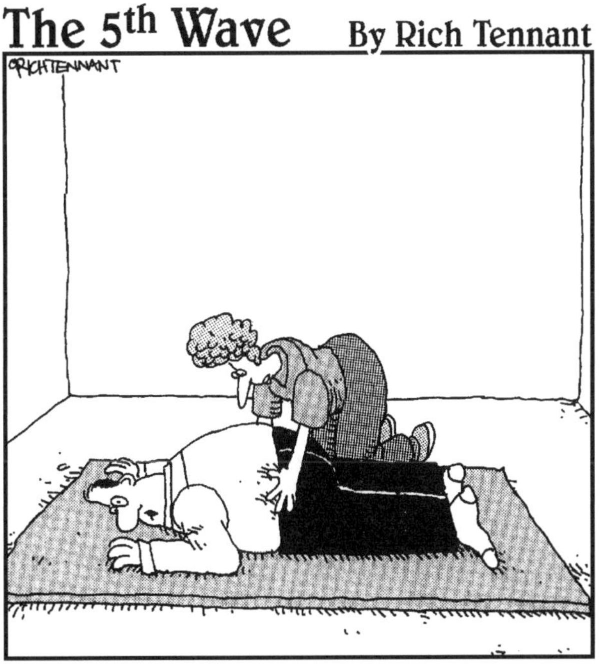

»Ich habe, glaub ich, einen neuen Energiepunkt gefunden. Vorn an der Hemdentasche, wo mich der Kugelschreiber sticht.«

In diesem Teil ...

Yoga, Pilates und die chinesischen Kampfkünste sind anerkannte und mittlerweile weitverbreitete Bewegungs- und Entspannungsmethoden. Niemand wird skeptisch die Augenbrauen heben, wenn Sie sagen, dass Sie Yoga praktizieren. Auch Pilates wird immer bekannter. Doch die Methoden in diesem Teil sind weitgehend unbekannt, viele werden noch nie etwas davon gehört haben.

Gerade die Tatsache, dass die Methoden nicht so bekannt sind, macht vielleicht den Reiz aus – auch wenn Sie sich nach dem Ausprobieren vielleicht verdutzt fragen, was das sollte, und dann zur Tagesordnung übergehen. Es geht doch darum, sich auf eine Erfahrung für Körper, Geist und Seele einzulassen und seinen Horizont zu erweitern. Wie sieht der Berg von der anderen Seite aus, das ist doch die Frage, oder? Diese Neugier auf das noch Unbekannte gehört zu dem Weg der Achtsamkeit, den Sie bereits ein erstes Stück gegangen sind, als Sie dieses Buch in die Hand genommen haben.

Die folgenden drei Kapitel beschäftigen sich mit wahrnehmungsorientierten Methoden, mit denen Sie auf außergewöhnliche Weise Bewegung und Entspannung erfahren können. Die Methoden sind zwischen fünfzig und hundert Jahre alt und tragen die Namen ihrer Begründer: Feldenkrais, Alexander und Laban. Drei Namen, drei besondere Menschen, die Sie in diesem Teil kennenlernen.

Die Feldenkrais-Methode

13

In diesem Kapitel

- Der Begründer der Methode
- Was bei Feldenkrais Lernen heißt
- Bewusstheit durch Bewegung erfahren

Glauben Sie immer noch, dass die ganzheitlichen Bewegungs- und Entspannungsmethoden nur ein modischer Trend der letzten Jahre sind? Nicht nur dass Yoga und Tai Chi eine jahrhundertealte Tradition besitzen, auch die Feldenkrais-Methode, in die ich Sie in diesem Kapitel einführe, ist bereits mehr als ein halbes Jahrhundert alt.

Feldenkrais und die anderen Methoden sind nicht so leicht durch Lektüre begreifbar zu machen. Deswegen gebe ich mir in diesen Kapiteln große Mühe, Ihnen die Bewegungsphilosophie hinter den Übungen verständlich zu machen. Selbstverständlich habe ich auch eine Auswahl von Bewegungsbeispielen für Sie, damit Sie etwas zum Ausprobieren haben. So können Sie sich besser vorstellen, was das Besondere an der jeweiligen Methode ist, und leichter entscheiden, ob Sie sich zum Beispiel einen Feldenkrais-Lehrer suchen wollen. Die zertifizierte Feldenkrais-Ausbildung umfasst 800 bis 1.000 Unterrichtsstunden. Entsprechend detailliert ist auch der Unterricht bei einem Lehrer – in diesem Buch erfahren Sie also nur einen Bruchteil.

Die Feldenkrais-Methode anwenden

Am besten fange ich mit der korrekten und präzisen Bezeichnung an, denn der Begründer der Methode würde es so wollen. Der vollständige Name der Methode lautet: die Feldenkrais-Methode für somatisches Lernen. Moshe Feldenkrais ist in Russland geboren, wanderte jedoch bereits als Vierzehnjähriger 1918 nach Palästina aus. Er entwickelte seine Methode, nachdem ihm nach einer Knieverletzung ein Arzt gesagt hatte, das Knie werde trotz einer Operation nie ausheilen und er könne nie mehr laufen. Das wollte sich der Physiker und Ingenieur nicht sagen lassen. Er verweigerte die Operation und beschäftigte sich intensiv mit allem, was mit der menschlichen Bewegung zu tun hat. Er sog alle verfügbare Literatur in sich auf und betrieb intensive Forschungen in Anthropologie, Anatomie, Neurophysiologie und Psychologie.

Moshe Feldenkrais starb im Alter von 80 Jahren 1984 in Tel Aviv. Drei Ausbildungen seiner nach ihm benannten Methode hat er selbst geleitet, zwei davon in den USA. Michael Purcell, Feldenkrais-Lehrer und ehemals Präsident des nordamerikanischen Feldenkrais-Verbands, hat bei ihm gelernt und beschreibt ihn als »abwechselnd warm und fürsorglich, kritisch und anspruchsvoll, jemand, der die Menschen tief aufwühlen konnte«. Wer bei ihm lernte oder ihn kannte, war hin und her gerissen zwischen innerer Abwehr und immer wieder Anziehung, weil er die Menschen dazu brachte, aus ihrer Komfortzone herauszukommen und in eine Welt des Lernens einzutreten.

Die Feldenkrais-Methode ist auch als »Anti-Workout« bezeichnet worden, weil es nicht um Muskelaufbau und -kräftigung geht, sondern in erster Linie um Körperwahrnehmung. Den eigenen Körper zu beobachten und die Reaktionen und Gefühle in verschiedenen Situationen zu analysieren, ist die Hauptaufgabe bei den Feldenkrais-Bewegungen. Manche Bewegungssequenzen, die Feldenkrais entwickelt hat, werden ganz einfache Dinge beeinflussen, etwa Ihre Art zu gehen, zu stehen oder auch nur den Kopf zu drehen! Sich seiner selbst bewusst werden, das ist das Ziel von Feldenkrais.

Die Bewegungsphilosophie von Moshe Feldenkrais

Seinen ersten Unterricht in Nordamerika gab Moshe Feldenkrais 1975. Er begann die erste Stunde mit den Worten:

> *Ich werde Ihr letzter Lehrer sein. Nicht weil ich der beste Lehrer bin, dem Sie je begegnen werden, sondern weil Sie von mir lernen werden, wie Sie lernen. Wenn Sie lernen, wie man lernt, werden Sie erkennen, dass es keine Lehrer gibt, sondern dass es nur lernende Menschen gibt, und Menschen, die lernen, wie man lernen unterstützt.*

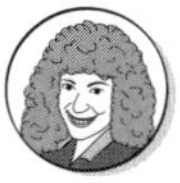

Lesen Sie das Zitat noch einmal. Langsam. Schieben Sie es ein wenig in Ihrem Kopf herum, wie Sie einen kleinen Ball von einer Seite zur anderen rollen. Dieser Lehrsatz (oder besser Lernsatz) von Moshe Feldenkrais könnte auch vielen anderen in diesem Band vorgestellten Methoden voranstehen.

Die Feldenkrais-Methode arbeitet mit dem Nervensystem, das heißt, das Ziel für den Lernenden besteht darin, wieder Zugang zu seinem Körper zu bekommen und dessen ganzes Potenzial zu erfassen. Oder einfacher gesagt: Feldenkrais hilft Ihnen dabei, vieles wieder besser zu machen, indem es die »Knoten im Hirn« auflöst. Auch die beiden anderen modernen Klassiker, so werden Sie beim weiteren Lesen feststellen, sind sich in diesem Ziel ähnlich.

Im Laufe des Lebens entwickelt jeder Mensch Gewohnheiten – auch Bewegungsgewohnheiten –, die einer optimalen und funktionalen Bewegungsweise entgegenstehen. Vor allem zwei Gründe sind für diese ungünstigen Bewegungsmuster verantwortlich.

- ✔ **Physische Gründe:** Bestimmte körperliche Ereignisse, also Unfälle oder Verletzungen, formen Ihr persönliches Bewegungsmuster.
- ✔ **Psychologische Gründe:** Ihr soziales Umfeld und Ihre sich entwickelnde Persönlichkeit lehren Sie, sich in einer bestimmten Art und Weise zu bewegen. Diese Bewegungsmuster werden Teil Ihres Selbst.

Es ist, wie es ist. Beide Gründe haben ihre Berechtigung, doch im Ergebnis führen sie nicht unbedingt zu guten Bewegungsgewohnheiten. Feldenkrais-Lektionen können Ihnen dabei helfen, Veränderungen herbeizuführen, sowohl in psychologischer als auch in physischer Hinsicht:

✔ Sie können sich besser bewegen.

✔ Sie entwickeln ein besseres Selbstgefühl, weil Sie sich in Ihrem Körper gesünder und wohler fühlen.

Solche Veränderungen sind doch kein schlechtes Ergebnis dafür, dass man die Dinge einfach mit mehr Bewusstheit tut, oder? Es gibt im Grunde nicht richtig oder falsch – nur das Bewusstsein, wie es sich anfühlt und was sich besser anfühlt.

Ich hoffe, dass Moshe Feldenkrais sich nicht im Grab rumdreht, wenn ich jetzt einige Grundprinzipien vorstelle ... Er hat nämlich mal gesagt: »Ich habe nur ein Prinzip ... dass es keine Prinzipien gibt.« Also nun die Grundprinzipien, mit tiefer Verbeugung vor dem Menschen hinter der Methode:

✔ Sie kontrollieren die eigenen Bewegungen selbst. Niemand anderes kann Ihnen eine Bewegung zeigen oder Ihnen sagen, wie sie genau aussehen soll. Sie bewegen sich so, wie es für Sie und Ihren Körper am besten ist.

✔ Sie beobachten sich selbst und sind sich Ihres Tuns bewusst.

✔ Sie atmen bei den Bewegungen vollständig aus und ein.

✔ Sie unterteilen die Bewegungen in kleinere Einheiten, so klein, wie Sie es brauchen.

✔ Sie machen eine Bewegung nur auf einer Seite, bis Sie sich vollständig bewusst sind, was dabei passiert. Dann – und erst dann – wechseln Sie die Seite. Rechnen Sie damit, dass die Wahrnehmung ungleich ist.

✔ Sie machen alles sehr langsam. Ich meine, wirklich langsam. Machen Sie Pause, auch wenn Sie keine Pause brauchen.

✔ Sie denken über alles nach und spüren Ihren Gefühlen genau nach. Zweck mancher Bewegungspausen ist es, Ihnen Zeit zum Nachdenken zu geben.

Noch eine Feldenkrais-Weisheit: Die meisten Fragen sind dumm, weil echtes Wissen aus der Erfahrung mit sich selbst und dem Selberdenken kommt.

Bei der Feldenkrais-Methode geht es (wie bei allen ganzheitlichen Bewegungsformen) um den Weg, nicht um das Ziel. Jede Feldenkrais-Bewegung bedeutet Zeit für Bewusstheit und Gegenwart und dient nicht nur einem bestimmten Zweck.

Was Feldenkrais bewirkt

Die achtsame Verbundenheit von Körper und Geist ist das Besondere bei der Feldenkrais-Methode. Sie entdecken, wie Sie sich eigentlich bewegen – vom Sitzen auf einem Stuhl bis zum Öffnen einer Dose –, und werden spüren, was dabei in Ihrem Körper vorgeht und wie diese Vorgänge die Bewegungen beeinflussen. Dann werden Sie lernen, negative Reaktionsmuster aufzulösen und mehr Beweglichkeit, Koordination und Bewusstheit erreichen – so zumindest die Hoffnung der Feldenkrais-Lehrer.

Lektionen über Lektionen

Bei Feldenkrais wird in der Gruppe unter dem Motto »Bewusstheit durch Bewegung« gelernt. Beachten Sie, dass dort nicht »geübt«, sondern gelernt wird. Feldenkrais nannte die Bewegungsarbeit »Lektionen«. Der Begriff der Übung hingegen wird mit mechanischer Wiederholung, Training, Muskelaufbau und Dehnung verbunden. Der Nutzen beim Feldenkrais entsteht nicht aus der Bewegung selbst, sondern aus dem, was Sie bei der Bewegung bemerken und wahrnehmen – eben die Lektion, die Sie lernen. »Die Bewegungen als solche sind nicht wichtig«, sagt Allison Rapp, eine Gilde-lizenzierte Feldenkrais-Lehrerin, die selbst von Feldenkrais ausgebildet wurde. »Wichtig ist, dass wir, wenn wir unsere Fähigkeit zum bewussten Tun einsetzen, das *Wie* unseres Tuns verändern.«

Hier ist der Schlüssel zum Verstehen der Feldenkrais-Methode: Feldenkrais ist kein isoliertes Bewegungsprogramm, sondern eine Ergänzung zu allem, was Sie tun. Und das kann in der Tat eine ganze Menge sein: angefangen von den täglichen Aufgaben zu Hause und am Arbeitsplatz bis hin zu sportlichen Herausforderungen und Rehabilitationsmaßnahmen.

Viele Fachleute berichten auch davon (allerdings ohne wissenschaftlichen Beweis), dass man besser atmet, erholsamer schläft und dass die Verdauung besser funktioniert. Weitere seelische Effekte sind: mehr Selbstvertrauen, bessere Laune, gesteigerte Wachheit und Energie, weniger Kopf- und Rückenschmerzen und insgesamt weniger Stress.

Ich überlasse es Ihnen, zu entscheiden, welche Erfahrungen Sie machen wollen. Moshe Feldenkrais hätte es so gewollt.

Was Feldenkrais Ihnen persönlich bringt

Wer an traditionelles Fitnesstraining gewöhnt ist, wird sich bei Feldenkrais ziemlich umstellen müssen. Vielleicht werden Sie während der langsamen Bewegungsabläufe und der vielen Pausen etwas zappelig und unruhig werden.

Die Entdeckung der Langsamkeit ist besonders für athletische Typen, die gewohnt sind, in Geschwindigkeitsrekorden zu denken, eine gewisse Herausforderung. Doch wenn Sie sich auf das Erlebnis einlassen, dabei ruhig atmen und sich wirklich Zeit nehmen, über die Bewegung eingehend nachzudenken, werden Sie reich belohnt werden. Wenn Sie es schaffen, erfolgreich langsamer zu werden, ist das eigentlich selbst schon Belohnung!

Bei traditionellem Training erklärt der Trainer in der Regel, wozu eine Übung gut ist, und macht die Bewegung zur Nachahmung vor. Bei Feldenkrais tappen Sie vielleicht zunächst etwas im Dunkeln, weil Ihnen niemand sagt, wie die Bewegung »richtig« gemacht wird und welche Muskeln dabei angestrengt werden. Das ist absichtlich so, denn Sie sollen in Ihrem eigenen Empfinden und Ihren eigenen Gedanken nicht beeinflusst werden.

Damit Feldenkrais Sie persönlich weiterbringt, sollten Sie

- ✔ neugierig sein,
- ✔ gern neue Sachen ausprobieren,
- ✔ Geduld haben und
- ✔ bereit sein, auf Ihren Körper zu hören.

Doch halt ... wenn Sie keine dieser Eigenschaften mitbringen, sind Sie vielleicht erst recht der richtige Kandidat für Feldenkrais, weil Sie vielleicht noch viel mehr über Ihren Körper lernen können, wenn Sie einmal wirklich innehalten und auf sich hören.

Geduld ist eine Tugend, weil Sie bei Feldenkrais oft dazu aufgefordert werden, über Ihre körperlichen Empfindungen nachzudenken. Punkt. Das ist es. Dann erst geht's weiter. Sie müssen in der Lage sein, sich zu spüren und in sich selbst einzufühlen. Fühlen Sie und machen Sie sich bewusst, was Sie fühlen.

Null Aufwand

Sie brauchen nur etwas Platz auf dem Teppich oder einen bequemen Stuhl, das ist alles. Damit können Sie alle folgenden Bewegungen ausprobieren. Außerdem sollten Sie keine einengende Kleidung tragen, damit die Dreh- und Beugebewegungen nicht unbequem werden. Es gibt auch schwierigere Bewegungen, die ich hier nicht behandle, für die Sie etwas mehr Platz brauchen, um sich zum Beispiel über den Boden zu rollen oder noch mehr zu drehen. Bei Feldenkrais-Lektionen wird viel auf dem Boden oder mit einer Wand gearbeitet, sodass Sie einen Bezugspunkt für die Bewegungen haben.

Eine kleine Auswahl von Feldenkrais-Lektionen

In- diesem Abschnitt führe ich Sie durch drei Basislektionen. Doch zuerst möchte ich Ihnen an einem kleinen Beispiel veranschaulichen, wie schwierig es sein kann, kleine Veränderungen vorzunehmen.

Verschränkte Finger

Erste Herausforderung: Legen Sie die Hände ineinander und verschränken Sie dabei die Finger wie zum Gebet. Welcher Daumen liegt oben? So sieht also Ihr Bewegungsmuster aus, wenn Sie die Finger verschränken, ohne vorher darüber nachzudenken.

Zweite Herausforderung: Verschränken Sie jetzt die Finger auf die ungewohnte Weise, der untere Daumen soll nun oben liegen. Alle Finger sind um eins versetzt. Wie fühlt sich das an?

Die meisten Menschen müssen sich sehr darauf konzentrieren, um die Finger anders als gewohnt zu verschränken. Michael Purcell, ehemaliger Präsident des nordamerikanischen Feldenkrais-Verbands, berichtete, dass Moshe Feldenkrais bei seiner letzten Ausbildung in den 1980er-Jahren den Studenten, die damit nicht zurechtkamen, sagte: »Sehen Sie, Sie sind so verrückt im Kopf, dass bereits eine so alberne Sache Sie aus dem Lot bringt.«

Ich möchte Sie nun aber wirklich nicht verrückt nennen. Purcell erzählte, er fühlte sich dabei, als habe er plötzlich zwei linke Hände. Ich kam mir auch so vor. Vielleicht geht es Ihnen genauso. Doch wenn Sie den Empfindungen genauer nachspüren, werden sich bald beide Arten, die Finger zu verschränken, angenehm anfühlen. Das ist die Idee bei den Feldenkrais-Bewegungen: Denken Sie darüber nach, was Sie tun, und wenn Sie genug darüber nachgedacht haben, können Sie entscheiden, welche Art der Bewegung besser für Sie ist.

Stehen und sich bewusst werden

Stehen Sie aufrecht mit dem Gewicht auf beiden Füßen. Versuchen Sie nicht, irgendwie besonders dazustehen, also nicht größer, gerader oder sonstwie »richtiger«. Stehen Sie einfach da, als wären Sie gerade von einem Stuhl aufgestanden.

Jetzt gehen Sie in Gedanken durch Ihren ganzen Körper, beginnend am Scheitel. Wandern Sie durch jeden einzelnen Körperteil, bis Sie unten bei den Füßen sind. Schließen Sie dabei die Augen, wenn Sie möchten. Nehmen Sie sich die Zeit, wirklich genau zu beobachten, ob

- der Kopf gerade ist.
- das Kinn nach vorn gereckt ist.
- die Schultern hochgezogen sind.
- die Finger entspannt sind.
- die Hüften zu einer Seite geneigt sind.
- die Knie gestreckt sind.
- das Gewicht mehr auf den Fersen oder den Zehen ruht, oder ob es gleichmäßig verteilt ist.

Arbeiten Sie sich auf diese Weise durch den ganzen Körper. Vermeiden Sie es, sich zu beurteilen. Nehmen Sie nur wahr, wie es ist, wie es sich anfühlt und wie es sich vielleicht besser anfühlen würde. Lassen Sie sich wirklich einen Augenblick Zeit, »um innezuhalten und zu beobachten«, wie Moshe Feldenkrais in seinem Buch *Bewusstheit durch Bewegung* geschrieben hat.

Sie können dieselbe Lektion beispielsweise auch im Sitzen, Liegen, Gehen oder Laufen machen. Doch halten Sie immer wieder inne und nehmen Sie sich Zeit.

Sitzen, Drehen und Schauen

Das ist eine klassische Feldenkrais-Lektion (siehe Abbildung 13.1), die Sie auch auf einem Stuhl sitzend machen können, falls Ihnen das lieber ist. Ich erläutere die Bewegung aber in der eher klassischen, von Feldenkrais gelehrten Position auf dem Fußboden sitzend.

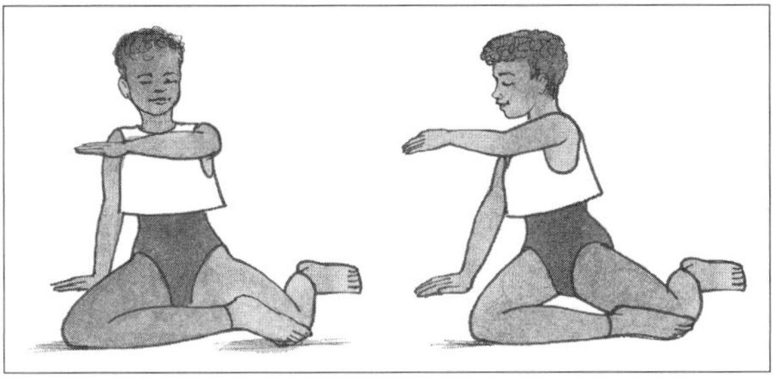

Abbildung 13.1: Sitzen, Drehen und Schauen

Sitzen

1. **Sie sitzen auf dem Boden.**
2. **Beugen Sie dabei das linke Knie, sodass das linke Bein nach hinten weist.**

> **!** Bei Knieproblemen machen Sie diese Position bitte auf einem Stuhl.

3. **Drehen Sie das rechte Knie nach außen und legen Sie die Sohle des rechten Fußes an das linke Knie. Am besten legen Sie den rechten Unterschenkel parallel zur vor Ihnen liegenden Wand ab, sodass Sie leicht wieder in dieselbe Position finden.**
4. **Legen Sie die rechte Hand etwas rechts hinter sich auf den Boden ab, sodass Sie sich nach Bedarf darauf abstützen können.**
5. **Heben Sie den linken Arm auf Schulterhöhe an und winkeln Sie den Ellenbogen so ab, sodass der Unterarm etwa parallel zum Boden und zu den Schultern vor Ihnen ruht. Die Hand ist ohne jede Anstrengung entspannt.**
6. **Schließen Sie die Augen.**

Drehen

1. Drehen Sie sich nach rechts und lassen Sie sich dabei von Ihrer linken Hand führen. Erlauben Sie dem Kopf, bei dieser Bewegung nach rechts dem Daumen der linken Hand zu folgen.
2. Bewegen Sie sich nur so weit, wie es keinerlei Mühe oder körperlichen Einsatz für den Rücken bedeutet. Dann halten Sie an.

Schauen

1. Öffnen Sie die Augen. Nehmen Sie wahr, was Sie direkt über den Daumen hinaus sehen können, vielleicht an der gegenüberliegenden Wand.
2. Körper und Arm bleiben nun, wo sie sind, nur der Kopf bewegt sich ein Stückchen weiter. Tasten Sie mit den Augen ab, was Sie bei der Drehung nach rechts sehen. Doch gehen Sie nur so weit, wie es bequem ist.
3. Kehren Sie mit Kopf und Augen langsam zum Ausgangspunkt zurück.
4. Wiederholen Sie die ruhige Bewegung des Kopfes mit den Augen acht bis zehn Mal.
5. Drehen Sie den ganzen Körper wieder nach vorn in die Ausgangsstellung. Ruhen Sie aus.

Noch einmal mit Bewusstheit

1. Schließen Sie wieder die Augen. Drehen Sie wieder nach rechts. Öffnen Sie die Augen, wie in der Lektion »Schauen«, Schritt 1, beschrieben.
2. Sehen Sie nun dasselbe Stück Wand hinter dem Daumen wie vorher? Wie fühlt sich Ihr Rücken an?
3. Drehen Sie sich wieder nach vorn. Stehen Sie auf und nehmen Sie wieder eine Haltung ein wie in der Lektion »Stehen und bewusst werden«. Spüren Sie langsam Ihren Körper vom Kopf bis zu den Zehen ab. Gibt es Unterschiede darin, wie Sie dastehen? Wie fühlt sich das an?
4. Machen Sie diese Lektion auch auf der anderen Seite, wenn Sie möchten. Sie können gerne auch die erste Seite noch einmal wiederholen. Entscheiden Sie frei nach Ihrem Gefühl.

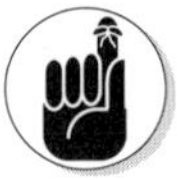

Im Gegensatz zu anderen Methoden, bei denen zum Ausgleich immer beide Seiten geübt werden, sollen Sie bei der Feldenkrais-Methode nur auf Ihr augenblickliches Gefühl hören. Und das sagt eben nicht immer, dass Sie beide Seiten machen möchten!

Kopf und Knie zusammenführen

Ich weiß, Sie sollen Feldenkrais eigentlich nicht als Training begreifen. Allerdings können Sie achtsam wahrnehmen, wie bei einer einfachen Bewegung die Muskeln eingesetzt werden, und genau spüren, wie sich das anfühlt. Vergessen Sie nicht, diese Lektion langsam durchzuführen, die Aufwärtsbewegung ohne jede Anstrengung oder Anspannung auszuführen und dabei auszuatmen. Entspannen Sie zwischen jeder der vier bis acht Bewegungen. Abbildung 13.2 zeigt die Besonderheiten.

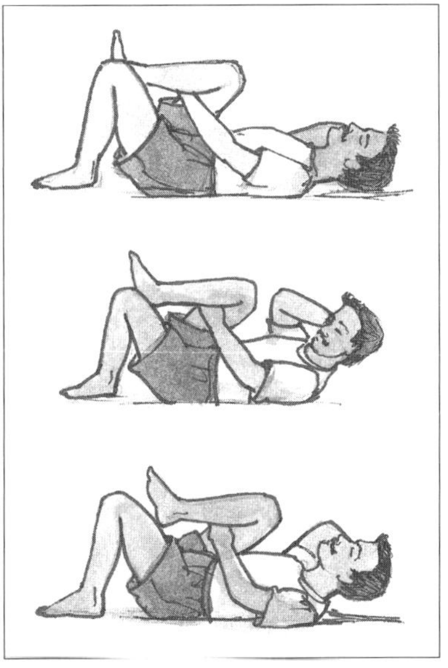

Abbildung 13.2: Kopf und Knie zusammenführen

Vorbereitung

1. **Sie liegen auf dem Rücken, Beine lang und die Arme seitlich neben dem Körper. Durchwandern Sie mit Ihrer Aufmerksamkeit den ganzen Körper vom Kopf bis zu den Zehen. Spüren Sie dabei die einzelnen Muskeln und Glieder und deren Auflagefläche auf dem Boden.**
2. **Bereiten Sie sich auf eine Bewegung vor.**

In die Haltung gehen

1. **Beugen Sie die Knie und ziehen Sie die Füße an das Gesäß heran. Die Füße sind flach auf dem Boden, schulterbreit auseinander.**
2. **Heben Sie das rechte Knie Richtung Brust und halten Sie das Bein mit der linken Hand an der Oberschenkelrückseite. Der Daumen ist dabei nah bei den anderen Fingern.**

Ist dies für Sie unbequem, nehmen Sie ein Handtuch oder einen Gurt zur Hilfe.

3. **Legen Sie die rechte Hand hinter den Kopf und legen Sie den Ellenbogen auf dem Boden ab. Der Arm ist nach außen geöffnet.**

Bewegung 1

1. **Während Sie das Knie halten, heben Sie den Kopf und führen den rechten Ellenbogen langsam Richtung rechtes Knie, ebenso das Knie Richtung Ellenbogen. Sie berühren sich nicht, sondern bewegen sich nur aufeinander zu.**
2. **Wiederholen Sie die Bewegung vier bis acht Mal. Nehmen Sie genau wahr, wie sich der Körper dabei anfühlt.**

Bewegung 2

1. **Machen Sie dieselbe Bewegung wie in Nummer 1, nur dass Sie dieses Mal das Kinn Richtung Knie bewegen. Auch dieses Mal berühren sie sich nicht, sondern bewegen sich nur sanft aufeinander zu.**
2. **Wiederholen Sie diese Bewegung vier bis acht Mal, ruhen Sie dann aus und denken Sie über die Wirkung dieser Bewegung auf den Körper nach.**

Bewegung 3

1. **Machen Sie dieselbe Bewegung ein drittes Mal, allerdings bewegen Sie jetzt die Stirn zum Knie.**
2. **Machen Sie die Bewegung vier bis acht Mal, liegen Sie dann still und beobachten Sie.**

Ausklang

1. **Strecken Sie beide Beine aus und entspannen Sie die Arme.**
2. **Nehmen Sie wahr, wie sich der Körper jetzt im Vergleich zum Anfang der Lektion anfühlt.**

Die Alexander-Technik

14

In diesem Kapitel

- Der Begründer der Methode
- Die Besonderheiten der Alexander-Technik
- Vom richtigen Aufstehen und Kopfdrehen

Die Alexander-Technik ist in mancher Hinsicht der Feldenkrais-Methode ähnlich und in vieler Hinsicht ganz anders. Vergleichbar sind sie in der subtilen Wahrnehmung der eigenen Bewegungen, doch die Alexander-Technik kümmert sich mehr darum, *wie* man etwas macht.

Wo das Feldenkrais-System bestimmte Bewegungen vorgibt, damit sich der Lernende darin einfühlen und die Bewegungen im Alltagsleben besser regulieren kann, wählt die Alexander-Technik einen anderen Ansatz. Sie sollen Ihre normalen Bewegungen achtsam und konzentriert ausführen, sodass Sie Ihren Körper sofort beeinflussen und Veränderungen in den Bewegungen vornehmen können.

Der gemeinsame Nenner beider Methoden ist die bewusste Beobachtung des eigenen Körpers, sei es bei alltäglichen Bewegungen oder beim Sport, wo es um Fitness, Gesundheit oder Leistung geht. Deshalb passen diese eher unbekannten Methoden auch in dieses Buch. Wenn Sie Feldenkrais oder die Alexander-Technik lernen, werden Sie vielleicht auch die anderen ganzheitlichen Bewegungs- und Entspannungsmethoden mit neuer Qualität praktizieren.

Wer steckt hinter der Alexander-Technik?

Eine weitere Ähnlichkeit zu Feldenkrais besteht darin, dass auch hinter dieser Methode ein Mann steht, nach dem sie benannt ist. Beide Männer zweifelten herkömmliche Trainings- oder Heilungsmethoden an und machten sich auf ihren eigenen Weg. Beide waren neugierig und entwickelten eigene Lösungen – Lösungen, die sie schließlich schriftlich formulierten, weil sie überzeugt waren, dass sie auch anderen helfen.

Bei Moshe Feldenkrais war es eine Verletzung, bei Frederick Matthias Alexander eine chronische Laryngitis (Stimmbandentzündung), die seine Zukunft als Schauspieler und Shakespeare-Rezitator gefährdete. Alexander lebte von 1869 bis 1955, seine Lehrer und Studenten nannten ihn einfach »FM«. Alexander wollte die genauen Ursachen seiner Stimmbandprobleme herausfinden und erfahren, was er wohl selbst dazu beigetragen hatte. Zur Ursachenforschung beobachtete er sich aufmerksam und fand heraus, dass er meist seinen Nacken anspannte und seinen Kopf nach hinten gedrückt hielt.

Das war das große Aha-Erlebnis.

Bald danach, etwa um 1900, begann Alexander andere in seiner Technik der Selbstbeobachtung zur Herbeiführung körperlicher Veränderungen zu unterrichten.

Eigentlich war F. M. Alexander eine Art Coach, das heißt, er trainierte andere Menschen, während sie sich bewegten.

Die Grundlagen der Alexander-Technik

Alexander ist bekannt dafür, dass er gern sagte: »Jeder kann tun, was ich getan habe, wenn er tut, was ich getan habe.«

Wow, bei den Sprüchen dieser berühmten Männer dreht sich alles im Kopf! Doch denken Sie mal darüber nach. Wenn Sie sich die Zeit nehmen, Ihre körperlichen Gewohnheiten zu beobachten, können Sie die schädlichen oder schmerzhaften Bewegungs- und Haltungsmuster auch selbst erkennen. Was Ihnen Unbehagen, Schmerz, Verletzungen, Ermüdung oder Stress bereitet, können Sie letztlich genau benennen. Dies ist das Herzstück der Alexander-Technik, auch wenn vielleicht gerade ein so einfaches Grundkonzept irgendwie schwierig zu fassen ist.

Wir alle haben bestimmte körperliche Verhaltensmuster verinnerlicht. Individuelle Gewohnheiten beginnen bereits im Krabbelalter und werden sowohl von physischen Voraussetzungen als auch von kulturellen Einflüssen geprägt. Die Körperhaltung und die Bewegungen, aber auch die Art und Weise, wie Sie auf die Herausforderungen des Lebens reagieren, sind Ausdruck Ihrer Gewohnheiten.

Nur ein Beispiel dazu: Ich kenne einen Mann, der nach ein paar Stunden am Computer immer mit einem lang nach vorn gereckten Kopf vom Schreibtisch aufsteht. Jeder, der ihn sieht, sagt: »Na, wieder mal lange am Bildschirm gesessen?«

Genau dort beginnt der Unterricht in der Alexander-Technik, nämlich bei den ganz alltäglichen Gewohnheiten, so sagt Nicholas Brockbank, englischer Autor und Lehrer der Alexander-Technik. Die Unterrichtsstunden können irritierend simpel sein, weil es vielleicht einfach nur darum geht, dass ein Lehrer Sie beobachtet, wie Sie sitzen oder stehen, und Sie dabei korrigiert. Sie versuchen, Ihren Körper nicht länger zu misshandeln, indem Sie unnötige Spannung auflösen und schlechte Haltungen verändern. Dazu gehört es, dass Sie voll konzentriert sind. Nebenher an etwas anderes zu denken (an die Einkaufsliste vielleicht) geht nicht!

Anschließend übertragen Sie die modifizierte Bewegung von der Unterrichtsstunde in das reale Leben, dort wo wirkliches Lernen stattfindet. Die Umsetzung ist das Schwierige, denn die alten Gewohnheiten sind hartnäckig. Die achtsame Selbstbeobachtung der Alexander-Technik können Sie wirklich bei allem, was Sie tun, anwenden. Sie putzen die Zähne? Achten Sie mal darauf, wie Sie eigentlich dastehen. Tanzen Sie Walzer? Denken Sie an die Haltung des Rückens. Sind Sie Laufsportler? Beobachten Sie mal, wie Sie beim Rennen den Nacken halten.

Die Quintessenz der Alexander-Technik besteht im Grunde darin, sich seines eigenen Tuns bewusst zu sein. Denken und spüren Sie genau, was Sie tun, während Sie es tun! Ob Sie sich nun fragen, wie Sie eigentlich das Messer halten oder wie sich Ihr kleiner Zeh ganz leicht bewegt. Doch auch und gerade die kleinen Bewegungen werden vielleicht von ganz anderen Vorgängen im Körper beeinflusst.

Was die Alexander-Technik leisten kann

Die Alexander-Technik bietet *kein* Training für Herz, Lunge und Muskeln, doch sie hilft Ihnen, Herz, Lunge, Muskeln, Geist und Körper insgesamt *besser* zu trainieren. Und wollen wir das nicht letztlich alle?

Wenn Sie sich die Zeit genommen haben, die Technik der selbstbeobachteten Bewegung nach Alexander zu lernen, sollten Sie folgende Ergebnisse an sich feststellen:

- ✔ Sie werden die körperliche Anspannung los, die Ihnen Probleme bereitet.
- ✔ Sie erlauben Ihrem Kopf, frei über der Wirbelsäule zu schweben. (F. M. Alexander war der Bereich von Hals und Nacken ein besonderes Anliegen, denn Verspannungen dort hatten ihm persönlich zu schaffen gemacht.)
- ✔ Sie bewegen jede Körperpartie frei und ohne unnötige Beteiligung anderer Körperpartien.
- ✔ Sie atmen voll und gleichmäßig, weil eine ruhige Atmung zum Abbau von Spannungen beiträgt und freie Bewegung begünstigt.

Doch all dies erreichen Sie nur, wenn Sie die Technik wie einen Filter für Ihre alltäglichen Gewohnheiten einsetzen.

Die folgenden Übungen dienen zwar nicht ausdrücklich dazu, ein bestimmtes Leiden zu behandeln, doch indirekt können Sie durchaus eine Wirkung spüren. Spannungskopfschmerzen, Rückenbeschwerden und andere Belastungssyndrome können durch die bewusste und verfeinerte Wahrnehmung gelindert werden, aber auch bestimmte körperliche Eigenheiten, die vielleicht die sportliche Leistungsfähigkeit beeinträchtigen, können damit positiv beeinflusst werden.

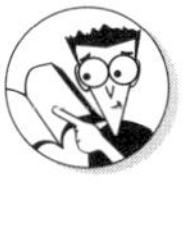

Die zentrale Grundsteuerung für den gesamten Körper *(Primary Control)* geht nach Alexander von der dynamischen Beziehung zwischen Hals, Nacken und Rumpf aus. Der Hals ist für den Gesamtkörper so etwas wie der Kontrollturm für den Flughafen, von dem aus alle Bewegungen der einzelnen Flugzeuge koordiniert werden. Alexander ging davon aus, dass bei fast jedem Menschen die Haltung und die Belastung von Hals und Nacken ungesund sind. Wer es schafft, die unbewussten motorischen Vorgänge zu unterbrechen und zu einer elastischen Ausrichtung und Befreiung des Halses vom Rücken und dem Rest des Körpers zu gelangen, wird die positiven Wirkungen vom Kopf bis zu den Füßen spüren.

Nicholas Brockbank, englischer Autor und Lehrer der Alexander-Technik, erzählt die Geschichte einer kleinen Gehlektion, die er und andere Alexander-Lehrer vor einigen Jahren erlebt haben:

> *Wir gingen alle im Park auf und ab und der Lehrer rief uns zu, bestimmte, eben typische Alexander-Dinge zu machen, oder genauer gesagt, zu denken: Befreit euren Nacken, macht euch lang etc. Was mich damals erstaunte, war, wie sich einfach durch mein verändertes Denken die ganze Laufweise änderte. Mir wurde luftiger und ich stand irgendwie leichter auf meinen Füßen. Ich fühlte mich einfach wohler in mir selbst.*

Ist die Alexander-Technik für Sie geeignet?

Wollen Sie sich in guter Gesellschaft befinden? Dann sollten Sie Unterricht in der Alexander-Technik nehmen! Die Alexander-Technik wird an der Juillard School for Performing Arts in New York, der berühmten Schauspielschule, gelehrt, aber auch am Royal College of Music und der Royal Academy of Dramatic Arts in London, an der Boston University und dem Stratford Shakespearean Festival. Olympiasportler auf der ganzen Welt lassen sich darin unterrichten. Viele Schauspieler, Künstler und Autoren singen das Loblied auf die Alexander-Technik.

Nachdem Sie jetzt hoffentlich gehörig beeindruckt sind, möchte ich Ihnen noch Folgendes sagen: Wenn Sie wirklich bereit sind, sich geistig mit Ihrem Körper auseinanderzusetzen und daran zu arbeiten, falsche Gewohnheiten zu verlernen und durch neue, bessere zu ersetzen, dann ist die Alexander-Technik tatsächlich das Richtige für Sie. Viel Geduld wird Ihnen abverlangt, die Bereitschaft, auch die kleinsten Bewegungen wahrzunehmen, zu wiederholen und immer wieder innezuhalten. Die Veränderung kommt nicht über Nacht.

Allerdings ist es auch nicht so, dass Sie sich damit eine neue zeitraubende Tätigkeit aufladen, sodass es Ihnen schon beim Nachdenken darüber Kopfzerbrechen bereitet, wie Sie alles in den Tagesablauf integrieren können. Die Alexander-Technik lässt sich gut mit anderen Aktivitäten vereinbaren und erfordert kurze Augenblicke hier und da, in denen Sie innehalten und sich konzentrieren.

Wer sich für die Alexander-Technik entscheidet, gehört typischerweise in eine der folgenden Kategorien:

- ✔ Sie haben ein spezifisches körperliches Problem, also Schmerzen, eine Verletzung oder eine chronische Dysfunktion (wie zum Beispiel F. M. Alexanders Laryngitis).
- ✔ Sie sind allgemein überbelastet, haben Stresssymptome, sind angespannt und nervös. (Nun, das betrifft fast alle!)
- ✔ Sie haben ein Problem, das Sie in Ihrer Arbeit, den täglichen Aktivitäten oder in Ihrer Fitness und sportlichen Leistungsfähigkeit beeinträchtigt.
- ✔ Sie haben eine chronische Krankheit wie Asthma oder Arthritis. Sprechen Sie dann zuerst mit Ihrem Arzt!

Keine Kleiderordnung

Die Alexander-Technik ist subtil und einfach zugleich und erfordert keinerlei Ausrüstung. Alles, was Sie brauchen, ist bequeme Kleidung, auch normale Straßenkleidung, wenn sie nicht einschnürt oder beengt. Also keine engen Gürtel, Kragen oder Krawatten bitte!

Bewegungen nach der Alexander-Technik

Die Schwierigkeit bei einer Zusammenstellung von Alexander-Bewegungen ist, tja, dass es eigentlich keine gibt! Wie ich in den vorangegangenen Abschnitten erklärt habe, geht es meistens einfach darum, sich in seinen Alltagsbewegungen zu beobachten.

Aber ich kann Sie trotzdem durch einige Lektionen führen, und das will ich jetzt auch tun. Eine Lektion soll Ihnen die Entwicklung des Körperbewusstseins erleichtern, sodass Sie künftig schneller spüren, was in Ihrem Körper vorgeht. Der Unterricht bei einem ausgebildeten Alexander-Lehrer zielt darauf ab, alte Gewohnheiten aufzubrechen und neue zu erlernen. Der Lehrer lässt Sie vielleicht eine Weile stehen, sitzen oder im Raum herumgehen, beobachtet Sie dabei und kommentiert seine Beobachtungen. Manchmal ist es einfacher, wenn eine neutrale Person von außen ihre Sichtweise mitteilt, sodass Sie selbst später besser nach innen blicken können.

Sie können sich auch selbst in einem Video aufnehmen und sogar Ihr eigener Alexander-Lehrer werden. So können Sie Ihre eigenen Bewegungen kritisch beobachten.

Die folgenden Lektionen hat Nicholas Brockbank entwickelt und auf der (englischsprachigen) Internetseite `www.alexandertechnique.com` bereitgestellt. Auf der Seite finden sich auch Links zu deutschen Internetseiten.

Aufstehen I

Die Übung ist einfach, aber vielsagend. Machen Sie die Übung und danach »Aufstehen II« – Sie werden eine echte Offenbarung erleben.

1. **Sitzen Sie vorn auf einem Stuhl oder einer anderen festen Unterlage. Sie sollten wegen der Muskelanspannung weder zu hoch noch zu niedrig sitzen, deshalb sollten Sie einen Küchenstuhl oder etwas Ähnliches auswählen.**

2. **Bleiben Sie ganz entspannt, stehen Sie dann auf, als würden Sie jemanden begrüßen wollen.**

3. **Denken Sie an Ihren Körper, an den Kopf und den Nacken. Haben Sie abgesehen von den Beinen und dem unteren Körper noch andere Muskeln aktiviert, um sich vom Sitz in den Stand aufzurichten?**
4. **Machen Sie dieselbe Bewegungsabfolge noch einmal schnell und auf einmal, dann langsamer und in einzelnen Phasen. Achten Sie bei allem auf die muskuläre Aktivität in Ihrem obersten Kontrollzentrum, dem Primary Control, so nannte Alexander die Stelle, an der der Kopf auf dem Nacken sitzt (siehe weiter vorn in diesem Abschnitt).**

Wahrscheinlich merken Sie gar nichts oder zumindest fast nichts und denken nun: »Mensch, bin ich noch ganz dicht? Warum tue ich das überhaupt?« Doch warten Sie, bevor Sie ein vorschnelles Urteil fällen. Machen Sie zuerst die nächste Lektion.

Aufstehen II

1. **Sie sitzen wie in der ersten Lektion auf einer relativ festen Unterlage.**
2. **Dieses Mal legen Sie eine Handfläche hinten auf den Nacken und lassen sie dort schwer ruhen, sodass der Arm entspannt ist.**
3. **Stehen Sie auf, die Hand liegt hinten auf dem Nacken.**
4. **Lassen Sie sich von Ihrer Hand erzählen, was im Nacken passiert.**

Haben Sie einen Unterschied bemerkt? Fühlen Sie eine zusätzliche Muskelanspannung oder Bewegung des Nackens? Ist Ihr Nacken angespannt? Wo? Ist Ihr Hals beim Stehen wie bei einem Huhn nach vorn gereckt? An welcher Stelle ist die Aktivität am besten wahrnehmbar? Was passiert dort mit dem Kopf und dem Nacken?

Überprüfen Sie bitte, ob mit der äußerlichen Anspannung in Hals und Nacken noch weitere Dinge einhergehen:

- ✔ Verlieren Sie das Gleichgewicht?
- ✔ Halten Sie den Atem an?
- ✔ Ziehen Sie die Schultern hoch?
- ✔ Biegen Sie den unteren Rücken stärker als nötig?
- ✔ Spannen Sie den Bauch an?
- ✔ Lassen Sie die Knie wie bei X-Beinen zusammengehen?
- ✔ Drehen Sie die Knöchel nach innen?

Nehmen Sie genau wahr, welche Muskelbewegungen eigentlich nicht zum Aufstehen gehören. Anschließend können Sie daran arbeiten, genau diese überflüssigen Bewegungen zu unterlassen.

Variationen zum Thema Aufstehen

Die genaue Selbstwahrnehmung lässt sich auf alle Bewegungsabläufe anwenden. Sie können zum Beispiel auch beobachten, wie Sie sich aus dem Stand setzen, wie Sie aus dem Liegen zum Sitzen kommen, wie Sie Treppen steigen, wie Sie laufen, etwa um den Bus noch zu erreichen oder beim Jogging im Wald.

Die Liste lässt sich beliebig fortsetzen. Verfeinern Sie einfach Ihre Körperwahrnehmung.

Den Kopf drehen – entspannt

Haben Sie schon einmal gesehen, wie ein Basketballspieler den Ball auf einer Fingerspitze drehen lässt? Stellen Sie sich einfach vor, der Ball wäre Ihr Kopf und die Fingerspitze der oberste Halswirbel. Der Kopf sitzt frei auf der Wirbelsäule. Wäre der Ball festgeklebt, könnte er sich nicht bewegen, und es wäre nicht so einfach, den Finger zu biegen, um den Ball zum Drehen zu bringen.

Also denken Sie bei der folgenden Übung an den sich drehenden Basketball. Sie sollten dabei vermeiden, den Kopf zu schütteln und in den Nacken zu schieben.

1. **Setzen Sie sich auf einen stabilen Stuhl.**
2. **Legen Sie die rechte Handfläche an den Hinterkopf, genau dort, wo der Schädelknochen in den oberen Nacken übergeht.**

   Sie können genau fühlen, wo der Schädelknochen aufhört.
3. **Legen Sie die linke Handfläche auf die Stirn, als ob Sie die Temperatur fühlen wollen.**
4. **Benutzen Sie die Hände, um den Kopf zu bewegen, drehen Sie ihn nach links, bis Sie über die linke Schulter blicken können.**

   Die Nackenmuskulatur arbeitet selbstverständlich etwas mit, doch lassen Sie sie so entspannt wie möglich, vor allem die Hände sollen die Bewegung machen. Dazu brauchen Sie Konzentration und echtes Bemühen, geistiges Mitdenken und vielleicht auch eine gewisse Nachjustierung der Handstellung.
5. **Wechseln Sie die Stellung der Hände, sodass Sie über die rechte Schulter schauen.**
6. **Benutzen Sie die Hände, um den Kopf nach vorn zu kippen.**

   Die Bewegung erfolgt aus der Basis des Kopfes. Beugen Sie den Kopf, als schauten Sie nach einem Fleck auf Ihrem T-Shirt direkt unter dem Kinn.
7. **Benutzen Sie die Hände, um den Kopf nach hinten zu kippen.**

   Sie können sich vorstellen, mit dem Hinterkopf und dem Rücken an einer Wand zu stehen (Sie können das richtig ausprobieren!), weil der Kopf nicht nach hinten fallen soll, sondern aus seiner Basis nach hinten kippen.

8. **Wiederholen Sie alle diese kleinen Bewegungen mehrere Male – ein paar Mal nach rechts, nach links, dann nach vorn und nach hinten.**

Sie brauchen sehr viel Aufmerksamkeit, um nicht aus dem Nacken heraus zu arbeiten. Denken Sie daran: Die Nackenmuskeln folgen der Bewegung, sie führen sie nicht. Ihr Kopf ist wie der Basketball, der auf der Fingerspitze balanciert wird.

Den Kopf drehen – gegen Widerstand

Machen Sie dieselben Bewegungen wie in der vorangegangenen Lektion, doch dieses Mal soll die Nackenmuskulatur der Drehbewegung der Hände leichten Widerstand leisten. Sie sollen die Bewegung aber nicht blockieren und die Übung in ein Gezerre oder einen Kampf ausarten lassen. Nur etwas dagegenhalten.

Wenn Sie Wirbelschäden oder Nackenprobleme haben, sollten Sie vorher mit einem Arzt sprechen.

Imaginäres Drehen des Kopfes – ohne Hände

Machen Sie diese Lektion direkt nach den beiden vorhergehenden, bei denen Sie mit den Händen gearbeitet haben. Jetzt wiederholen Sie die Bewegung ohne Hände, doch nur in Ihrer Vorstellung! Entspannen Sie die Nackenmuskulatur vollständig und lassen Sie vor Ihrem inneren Auge einen Film ablaufen, wie Sie den Kopf frei drehen.

Wirkliches Drehen des Kopfes – ohne Hände

Jetzt kommt das große Finale: Drehen Sie den Kopf zur Seite wie in der ersten Drehbewegung, Kopf und Nacken sind dabei äußerst entspannt (Primary Control). Vielleicht müssen Sie immer noch etwas gegen die Anspannung angehen, die sich einschleichen will.

Die Laban-Bewegungsanalyse

15

In diesem Kapitel

- Rudolf von Laban und Irmgard Bartenieff
- Das Zusammenspiel der Bewegungen
- Sanfte Körperarbeit für sportlichen Erfolg

Falls Sie bereits die beiden vorangegangenen Kapitel über die modernen Klassiker Feldenkrais und Alexander gelesen haben, werden Sie bei der Lektüre dieses Kapitels über die Laban-Bewegungsanalyse einen gewissen Trend feststellen.

Genau wie Moshe Feldenkrais und F. M. Alexander hat Rudolf von Laban eine praktische Theorie der Bewegung entwickelt, die den ganzen Körper ins Blickfeld rückt und die Beziehung und das Zusammenspiel der einzelnen Körper- und Muskelpartien sichtbar macht. Das Ziel besteht darin, Geist und Körper miteinander in Einklang zu bringen. Die Laban-Bewegungsanalyse kann wie die Feldenkrais-Methode oder die Alexander-Technik dazu dienen, Ihre Bewegungsabläufe besser und funktionaler zu gestalten, angefangen von ganz alltäglichen Dingen (wie das Schleppen schwerer Kisten oder das Aussteigen aus dem Auto) bis hin zu fitnessorientierten Aktivitäten und sportlichen Leistungen. Die Laban-Methode ist also ein Mittel zum Zweck und nicht eine Bewegungsform an sich.

Laban unterscheidet sich allerdings im Ansatz von der Feldenkrais-Methode (bei der Sie bei vorgegebenen Bewegungen nach Ihren Empfindungen gefragt werden) und von der Alexander-Technik (bei der Sie versuchen, sich im Alltag bewusster zu bewegen). Die *Laban-Bewegungen* sind sehr spezifische Übungen und Exerzitien, anhand derer Sie fühlen und sich bewusst werden sollen, wie sich Ihr Körper in verschiedenen Situationen bewegen soll. Beachten Sie das Wörtchen »soll«. Ihnen wird also tatsächlich gesagt, welche Empfindung und Wahrnehmung gewünscht ist und wie sich Ihre Bewegung dadurch beeinflussen lässt.

Wer war Rudolf von Laban?

Rudolf von Laban lebte von 1879 bis 1958 und war Sohn eines hochrangigen Militärs in der österreichisch-ungarischen Monarchie. Er lebte also etwa zur selben Zeit wie F. M. Alexander und Joseph Pilates. Dies waren richtige Vordenker. Wer sonst würde Sie dazu bringen, sich auf dem Boden umherzurollen, damit Sie Ihren Körper spüren? Laban war Tänzer und Choreograf, er lehrte in Berlin, entwickelte Theorien über die Natur der Bewegung und schuf ein System zur Aufzeichnung und Analyse aller möglichen Bewegungen, die sogenannte *Labanotation.* Diese Tanzschrift wird auch im Ballett und in den Kampfkünsten eingesetzt.

Rudolf von Laban hat die Analyse grundlegend entwickelt, doch seine Schülerin Irmgard Bartenieff, eine geborene Berlinerin, die 1981 im Alter von 81 Jahren starb, hat die fundamentalen Übungen dazu entwickelt. Bartenieff, Tänzerin, Choreografin und Physiotherapeutin, hat nach dem Zweiten Weltkrieg in New York das Laban Institute of Movement Studies gegründet, um die Methode und Theorie ihres Lehrers zu fördern. Dort werden heute die Laban-Bewegungsstudien (Laban Movement Analysis) und die Bartenieff Fundamentals unterrichtet. Und das Institut ist mittlerweile in Laban/Bartenieff Institute umbenannt worden, um ihre Verdienste zu würdigen. Ihre Arbeit wird seit 1988 durch den Europäischen Verband für Laban/Bartenieff-Bewegungsstudien (EUROLAB) auch in Deutschland fortgeführt.

Wenn Sie sich mit der Bewegungslehre von Laban/Bartenieff grundlegend beschäftigt haben, werden Ihnen dann die Bewegungen selbst dabei helfen zu verstehen, warum der Körper manchmal einfach dem Geist nicht gehorcht, also nicht dazu »zu bewegen« ist, ihm zu folgen, auch wenn Sie ihn manchmal vielleicht sogar darum bitten. Diese Erkenntnis, wenn nicht Offenbarung, werden Sie mindestens erleben, wenn Sie die Beispielbewegungen machen, die ich Ihnen im nächsten Abschnitt präsentiere. Sie können selbstverständlich am besten bei einem zertifizierten Lehrer vertieft werden. Laban-Lehrer mit dem Zertifikat »Certified Movement Analyst« (CMA) haben eine lange Fortbildung absolviert und umfangreiche Kenntnisse erworben.

Das Wie und Warum der Laban-Bewegungsanalyse

Irmgard Bartenieff betrachtete die Körperarbeit als die Grundbausteine aller menschlichen Bewegungen. Die einzelnen Übungen haben zum Teil seltsame Namen wie »Beckenseitverschiebung« oder »Körperhälfte in der Vertikalen«, doch alle haben das Ziel, die vier Kategorien der Bewegung zu beeinflussen, wie Janet Hamburg, Professorin für Tanz an der University of Kansas und zertifizierte Laban-Lehrerin beschreibt. Die Bewegungsanalyse kennt die folgenden vier Kategorien, mit denen sie jede Bewegung auf den Punkt bringen kann:

- ✔ **Raum:** Wo bewegt sich der Körper?
- ✔ **Form:** Welche Formen beschreibt der Körper im Raum?
- ✔ **Antrieb:** Welche dynamischen Qualitäten werden im Antrieb sichtbar?
- ✔ **Körper:** Wie wird die Bewegung initiiert und welche Körperteile sind an der Bewegung beteiligt?

Lassen Sie mich die Fachbegriffe richtigstellen. Bartenieff spricht nicht von Übungen, sondern von *Sequenzen,* weil sie die fließenden Verbindungen und Koordinationsmuster der Bewegungen betonen wollte. Außerdem sollte man als Schüler genau darüber nachdenken, zu welcher Bewegung man seinen Körper veranlassen will. Eine Bewegung mehrmals wiederholen? Nein, nie. Stattdessen soll man tun, was man braucht, um zu verstehen ... so lange, wie man klar genug denken kann, um die Bewegung produktiv und effektiv zu machen.

An dieser Stelle kommt der ganzheitliche Ansatz des Labanschen Bewegungskonzepts zum Tragen. Während man bei einem traditionellen westlichen Fitnesstraining stückweise arbeitet (erst der Bizeps – Beine sind unwichtig; dann die Beinpresse – der Oberkörper hat Pause; anschließend Ausdauertraining auf dem Rad – was die Schultern dabei machen, ist egal), ist bei Laban/Bartenieff immer der ganze Körper zugleich gefragt. Ihr Geist ist immer ein aktiver Teilnehmer am Bewegungsgeschehen des Körpers.

Was die Laban-Bewegungsanalyse bewirkt

Wenn Sie die Sequenzen richtig aneinanderreihen (vergleichbar dem Spielen von Tonleitern auf dem Klavier), können Sie über *effiziente neuromuskuläre Bahnen* neue Bewegungs- und Haltungsmuster herstellen. Was das bedeutet? Das System aus Muskeln, Nerven, Knochen und Atmung arbeitet in koordinierter Wechselwirkung miteinander und »versteht sich gut«. Das lebendige Zusammenspiel der Bewegungen und das verfeinerte Körperbewusstsein sind dann sozusagen das vollendete Klavierkonzert!

Wer so weit kommen will, ein Klavierkonzert zu spielen, muss aber vorher Tonleitern üben. Erst dann können Sie, auf die Körperarbeit bezogen:

- ✔ **Die tief sitzende Muskulatur der Körpermitte aktivieren:** Die Tiefenmuskulatur wird bei normalem Training oft vernachlässigt. Wahrscheinlich weil sich damit kein vordergründig ästhetisch sichtbarer Effekt erzielen lässt. (»Oooh, hast du aber schöne Rückenstreckermuskeln!«, wird wohl kaum jemand sagen.)
- ✔ **Den Atem zur Unterstützung des Bewegungsflusses einsetzen:** Wenn Sie den Atem anhalten, was gar nicht so selten ist, sind die Muskeln und jede beabsichtigte Bewegung schwächer und weniger effektiv.
- ✔ **Die Initialbewegung spüren, von der die Körperbewegungen jeweils ausgehen und die Bewegungswelle in Gang setzen:** Glauben Sie, dass Ihre Füße dafür verantwortlich sind, dass Sie durch die Gegend gehen oder laufen können? Falsch. Versuchen Sie es mal mit dem Rumpf und den Hüften.
- ✔ **Die Muskelverspannung lösen:** Sowohl Laban als auch Bartenieff gingen davon aus, dass die meisten Menschen sich eine funktionale und schmerzfreie Bewegungsweise zum Teil selbst verbauen, weil sie die Muskeln zu sehr festhalten und verkrampfen.

Wie bei vielen anderen Methoden gibt es auch hier keine streng wissenschaftlichen Beweise für den Nutzen. Doch wer Laban macht, sagt, dass er den praktischen Nutzen täglich erleben kann. Ich lasse Sie selbst entscheiden. Janet Hamburg, die auch Leichtathleten in der Laban-Bewegungsanalyse unterrichtet, hat schon manche Schüler vom erfolglosen Sportler zum Olympiateilnehmer werden sehen.

Wer das Warum und Wofür der Bewegungsanalyse verstanden hat, kann sich in seinen Bewegungsmustern weiterentwickeln:

- Sich leichter und ausdrucksstärker bewegen
- Die sportliche Leistung verbessern
- Das Verletzungsrisiko reduzieren
- Größere Klarheit und Ausdruckskraft bei tänzerischer und schauspielerischer Darstellung erreichen
- Bewegungseinschränkungen und Verletzungen besser behandeln
- Freude und Leichtigkeit bei alltäglichen Bewegungen erfahren
- Olympiasportler werden (nur ein Scherz, es sei denn, Sie sind schon auf dem Weg dahin)

Ist Laban für Sie geeignet?

Man kann es nicht leugnen – die Laban-Bewegungen sind wie die anderen modernen Klassiker nichts für Ungeduldige, weil sie langsam und mit Wiederholungen und tiefgehender Analyse praktiziert werden. Doch denken Sie auch an den Nutzen, den Sie daraus ziehen können. Vielleicht hilft Ihnen das bei Ihrer Entscheidung.

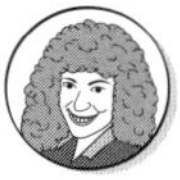

Wenn Sie etwas an sich ändern wollen, weil Sie entweder mit Ihrer sportlichen Leistung unzufrieden sind, Schmerzen haben oder gar verletzt sind und dann noch ein analytischer Typ sind, ist Laban vielleicht genau das Richtige für Sie. Ich denke immer, ein Versuch kann nicht schaden!

Die Methode wurde ursprünglich für Tänzer, Schauspieler und andere Künstler entwickelt. Doch sie ist auch bei anderen Zielgruppen erfolgreich:

- Sportler aller Leistungsniveaus
- Menschen mit chronischen Beschwerden
- Menschen in Rehabilitation
- Menschen, die ihre Bewegungskoordination im Alltag verbessern wollen
- Nun, damit sind eigentlich fast alle abgedeckt, oder?

Vor allem Leistungssportler haben große Vorteile davon, wenn sie an den kleinsten muskulären Bewegungen arbeiten. Der viermalige Olympia-Goldmedaillengewinner im Diskuswerfen, Al Oerter, hatte die Laban-Bewegungsanalyse in seinem Trainingsprogramm. Ein Sprinter zum Beispiel kommt leichter aus den Startlöchern und das kann schon die entscheidende Hundertstelsekunde zwischen Sieg und Niederlage ausmachen. Tennisspieler, die für eine schnelle Bewegungskoordination aus dem Becken arbeiten müssen, können den Punkt für den Matchsieg erringen. Basketballspieler können ihre Taktik gegen den Gegner durch geschmeidigere Bewegungen und Gewichtsverlagerungen erfolgreicher ausführen.

Null Aufwand

Schön und einfach – so sind die modernen Klassiker! Sie brauchen nur einen Teppichboden oder einen Raum mit einer Matte oder sonstigen Unterlage. Zu manchen Bewegungen gehört es, sich auf dem Boden zu rollen oder in die Knie zu gehen, deshalb sollten Sie eine locker sitzende Kleidung tragen. Lange Haare sollten Sie am besten zusammenbinden, sonst sind Sie die ganze Zeit damit beschäftigt, die Haare aus dem Gesicht zu pusten, und das muskuläre Erweckungserlebnis bleibt aus!

Eine kleine Auswahl von Laban-Bewegungen

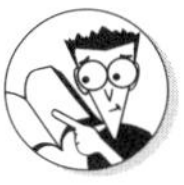

Die Bartenieff Fundamentals sind geradeaus, anspruchsvoll und genau. Selbstverständlich gibt es Variationen, doch die *Basic Six*, wie sie genannt werden, bleiben im Wesentlichen identisch: Thigh Lift (Heben der Oberschenkel), Pelvic Forward Shift (Heben des Beckens), Pelvic Lateral Shift (Beckenseitverschiebung), Vertical Body Half (Körperhälfte in der Vertikalen), Knee Drop (Senken der Knie) und Arm Circle (Kreisen des Arms). Jeder zertifizierte Laban-Lehrer wird diese sechs Basislektionen zumindest am Anfang einsetzen, um das Bewegungsprofil des Schülers zu erstellen. Anschließend kommt die Kreativität ins Spiel, wenn in den verschiedenen Variationen auf die unterschiedlichen Bedürfnisse, Ziele oder Probleme eingegangen wird. Außerdem kann der Lehrer auch durch eine unterschiedliche Geschwindigkeit, Richtung, Dynamik und Phrasierung der Bewegung die jeweiligen Anforderungen an Körper und Geist individuell gestalten.

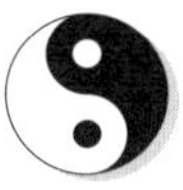

Seien Sie vorgewarnt, liebe Leserin, lieber Leser: Die Bewegungen sind so einfach und unspektakulär wie das Drehen des Kopfes bei der Alexander-Technik. Doch wenn Sie sich intensiv auf die Körperarbeit konzentrieren und mit Ihrem Geist voll dabei sind, können Sie die Übungen jahrelang machen und jedes Mal etwas Neues lernen.

Ich stelle Ihnen nur eines der Bartenieff Fundamentals vor und nehme Sie dann direkt mit zu zwei fortgeschritteneren Bewegungen, die Sie bei allen Vorwärtsbewegungen wie Gehen, Laufen und Rennen anwenden können. Diese beiden Übungen sind dem Buch *Body Movement* von Irmgard Bartenieff entnommen.

Pelvic Forward Shift (Fundamental 2)

Der Sinn einer eingehenden Beschäftigung mit der Aufrichtung des Beckens besteht darin, sich auf Vorwärts- und Rückwärtsbewegungen des ganzen Körpers vorzubereiten. Leben ist Bewegung und nicht Stillstand – es kann tatsächlich eine wahre Wohltat sein, auf funktionale Weise aus dem Sitzen aufzustehen oder auch einfach in einer geraden Linie zu gehen. Abbildung 15.1 zeigt Ihnen, wie die Bewegung aussieht.

1. **Sie liegen auf dem Rücken, die Knie gebeugt und die Füße aufgestellt. Die Arme und Hände liegen entspannt seitlich neben dem Körper.**

2. **Atmen Sie vollständig aus, sodass der Bauch ganz leer wird.**
3. **Während Sie ausatmen, lösen Sie die Hüften ganz leicht vom Boden, indem Sie Ihren Schwerpunkt Richtung Füße und nach oben verlagern. Das Steißbein will Richtung Ferse, während Kopf, Schultern und Füße auf dem Boden bleiben. Die Gesäßmuskeln bleiben entspannt.**

Bei Rückenbeschwerden sollten Sie vorher mit Ihrem Arzt sprechen.

4. **Atmen Sie ein und beim nächsten Ausatmen bringen Sie die Hüfte wieder zum Boden. Doch rollen Sie nicht Wirbel für Wirbel ab, sondern legen Sie Rücken und Hüfte in einem Stück ab. Die Hüften sind weich. Machen Sie den unteren Rücken lang, während Sie die Hüften absenken.**
5. **Wiederholen Sie die Bewegungen einige Male.**

Was Sie vermeiden sollten:

- ✔ Hände oder Arme als Unterstützung einsetzen und auf den Boden pressen
- ✔ Gesäßmuskeln zu stark einsetzen

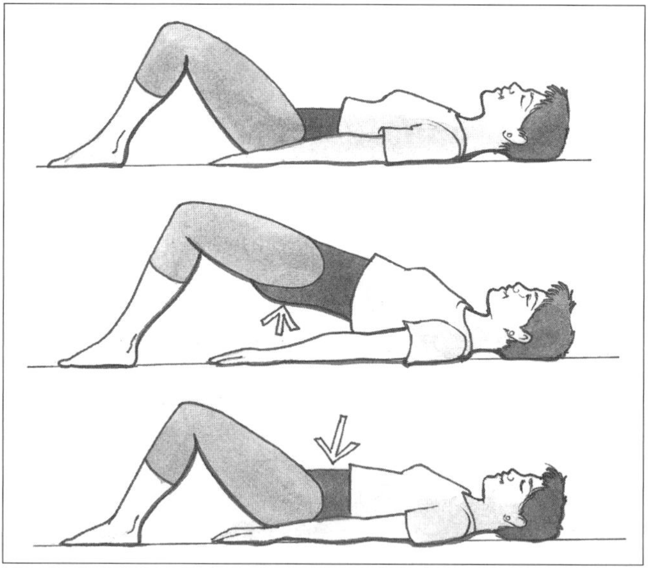

Abbildung 15.1: Heben des Beckens

Spüren Sie genau hin:

✔ Die Vorderseite der Hüften öffnet sich – hauptsächlich Bauch- und Leistengegend.

✔ Die Fersen drücken in den Boden, um die Oberschenkelrückseiten bei der Aufwärtsbewegung zu unterstützen.

Vorbereitende Übung für den Übergang vom Vierfüßlerstand zum Stehen (Sequenz 8)

Diese Vorübung hilft Ihnen, unter Einsatz der tiefen Hüftmuskulatur und der Körpermitte auf optimale Weise in eine Standhaltung zu kommen. Es geht eben nicht darum, dass Sie die Bauch- und Gesäßmuskeln verkrampfen. Diese Übung sollten Sie deshalb auf alle Fälle vor der nächsten gemacht haben. Seien Sie wirklich achtsam, die Übung sieht vielleicht kinderleicht aus, ist es aber nicht.

Grundstellung

Sie beginnen in derselben Stellung wie beim Pelvic Forward Shift – auf dem Rücken liegend, Knie gebeugt, Füße aufgestellt. Die Arme sind jetzt jedoch seitlich in Schulterhöhe ausgestreckt, sodass Sie ein bisschen wie der Buchstabe T aussehen.

Erste Übung

1. **Rollen Sie über eine Seite, machen Sie dabei den Körper rund wie einen Ball, die Knie hochgezogen und die Arme um die Brust gelegt. Sie können das Embryostellung nennen, wenn Sie wollen.**
2. **Rollen Sie in die Grundstellung zurück und breiten Sie die Arme wieder in die T-Stellung aus. Dafür führen Sie den einen Arm in einem Halbkreis über den Kopf auf die andere Seite und den anderen strecken Sie einfach in Schulterhöhe nach außen.**

Beginnen Sie das Rollmanöver aus den Hüften und aus der Körpermitte.

3. **Wiederholen Sie die eine Seite mehrere Male.**

Zweite Übung

1. **Machen Sie die Bewegung, wie in der ersten Übung beschrieben, und drehen Sie sich sanft zur Seite. Doch dort machen Sie nun keine Pause.**
2. **Sie rollen weiter, indem Sie das Körpergewicht vollständig verlagern, sodass Sie sich mit Knie und Ellenbogen auf dem Boden abstützen. Der Blick geht zum Boden.**

3. **Strecken Sie die Arme direkt unter den Schultern, sodass Sie im Vierfüßlerstand ankommen. Halten Sie das Kinn nach unten, sodass Kopf und Wirbelsäule eine Ebene bilden. Der Blick geht zum Boden.**

Was Sie vermeiden sollten:

✔ Sich ruckweise bewegen oder auf halber Strecke haltmachen (Achten Sie auf eine fließende Bewegung.)

✔ Nacken oder Schultern anspannen, wenn Sie die Arme strecken

Vom Vierfüßlerstand zur Fortbewegung in der Aufrichtung (Sequenz 11a)

Schon wieder der Vierfüßlerstand, als wären wir noch Krabbelkinder! Doch dieses Mal bleiben Sie nicht in dieser Position. Mit dieser Sequenz lernen Sie, die tiefe Beckenbodenmuskulatur in der Körpermitte zu aktivieren, indem Sie den Körperschwerpunkt nach vorn und oben verlagern. Wie in Abbildung 15.2 gezeigt, kann die Sequenz Ihnen dabei helfen, sich mit Leichtigkeit zum Stand aufzurichten. Besonders Sportler können von einer genauen Analyse des Bewegungsablaufs profitieren.

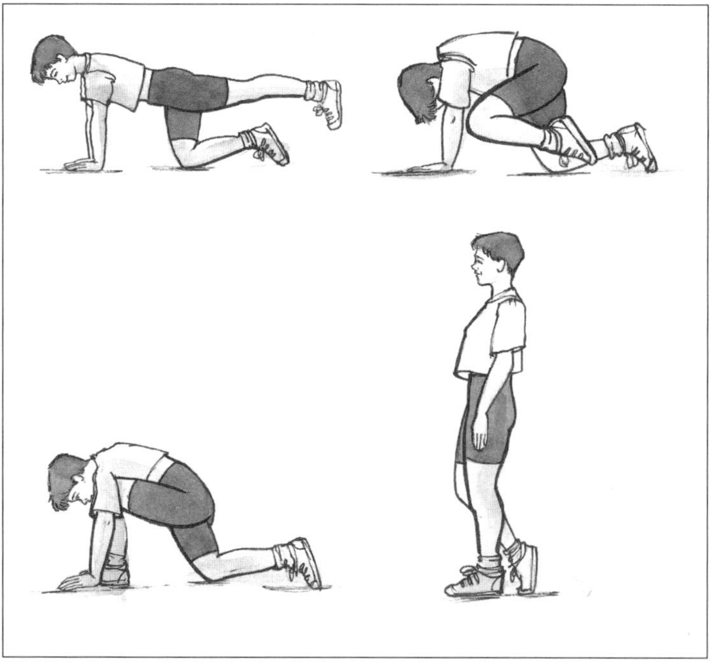

Abbildung 15.2: Vom Vierfüßlerstand zur Fortbewegung in der Aufrichtung

Grundstellung

Beginnen Sie dort, wo Sie bei der letzten Sequenz aufgehört haben, nämlich im Vierfüßlerstand.

Erste Übung

1. **Atmen Sie aus und beim Einatmen beginnen Sie die Bewegung aus der Leistenbeuge. Bringen Sie das linke Knie nach vorn zur Brust, erlauben Sie dabei dem Rücken, sich zu runden, und dem Kopf, nach unten zu gehen, sodass Knie und Nase sich annähern.**
2. **Dann schwingen Sie das linke Bein nach hinten und strecken es aus. Ziehen Sie die Fußspitzen etwas an, sodass die Ferse nach außen und weg vom Körper zeigt.**
3. **Wiederholen Sie diese Schwingbewegung mehrere Male, damit Sie spüren, wie leicht und kräftig zugleich die beteiligten Muskeln sind.**

Denken Sie »Knie nach vorn, Ferse nach hinten«. Winkeln Sie den Fuß an, sodass die Zehen zum Boden zeigen und nicht nach hinten oder außen.

Zweite Übung

1. **Nach einigen Schwingbewegungen auf der linken Seite stellen Sie den linken Fuß nach einem Vorwärtsschwung zwischen den Händen auf dem Boden ab. Die Zehen zeigen nach vorn. Das Becken bewegt sich dabei nach vorn. Vielleicht will die rechte Hand sich vom Boden abheben, doch versuchen Sie, sie unten zu halten.**
2. **Ohne die Gewichtsverlagerung nach vorn zu bremsen, bewegen Sie sich auf dem Fuß nach vorn und oben, lassen beide Hände los und kommen in den Stand. Nutzen Sie den Impuls, um einige Schritte nach vorn zu gehen.**
3. **Wiederholen Sie die Bewegung auf der rechten Seite und machen Sie diese Sequenz noch einige Male, abwechselnd beide Seiten.**

Eine Seite ist vielleicht schwieriger als die andere, weil jeder ein bisschen unsymmetrisch ist.

Was Sie vermeiden sollten:

- ✔ Nacken, Schultern oder Rücken anspannen, sobald Sie die Hände einsetzen, um in den Stand zu kommen
- ✔ Das Bein ruckartig nach vorn bringen (Finden Sie einen angenehmen Rhythmus für den Vorwärtsschwung. Atmen Sie dabei aus.)

- Den Rücken anspannen, wenn der Fuß zwischen den Händen platziert wird (Der Rücken sollte sich etwas runden, wenn der Fuß vorn ist.)
- Das Bein verkrampfen, wenn Sie den Fuß vorn ablegen wollen (Der Fuß sollte sanft an seinen Platz rutschen.)

Teil VI

Wie alles zusammengehört

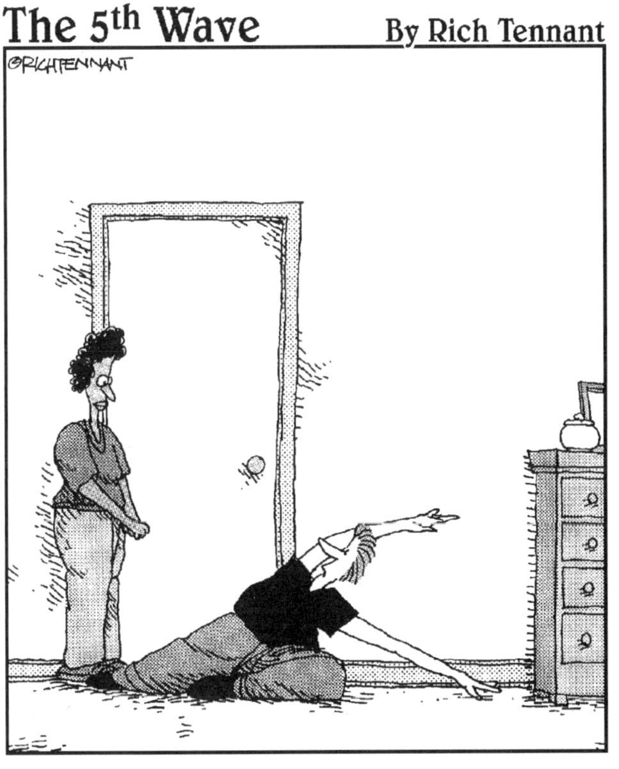

»Diese Haltung ist gut für innere Ruhe, geistige Klarheit und für alles, was hinter den Kühlschrank gerollt ist.«

In diesem Teil ...

In diesem Teil gebe ich Ihnen Hinweise, wie Sie die ganzheitlichen Bewegungs- und Entspannungsmethoden in Ihre sportlichen Aktivitäten, aber auch den ganz normalen Alltag einbauen können. Ich versorge Sie mit Tipps, Beispielen und Vorschlägen für geeignete Tageszeiten, in denen Sie mit kleinen Achtsamkeitsübungen neue Kraft schöpfen können. In Kapitel 17 können Sie lesen, wie die verschiedenen Methoden zueinander passen und auch ergänzend zu traditionellem Training praktiziert werden können.

Jetzt ist es Zeit für kreatives Denken. Lassen Sie Ihrer Fantasie und Experimentierfreude freien Lauf – finden Sie heraus, was Ihnen gut tut! Und dann müssen Sie es nur noch tun ...

Meditative Bewegung für ein entspannte Leben

16

In diesem Kapitel

- Jeden Tag Achtsamkeit für Körper und Geist erleben
- Gesund leben
- Zeit für einen Augenblick der Entspannung

Als Erstes will ich klar sagen: Ich verkünde hier keine Religion, Sie brauchen sich keiner zurückgezogenen Gemeinschaft anschließen, um meditative Bewegung und Entspannung zu erfahren. Doch es kann natürlich sein, dass Sie von dem, was Sie erleben, so fasziniert sind, dass Sie tatsächlich eine Zeit lang in einem Ashram leben oder sich anderswohin zurückziehen wollen, um Ihre Übungspraxis zu vertiefen. Solche Erlebnisse können zu echter Erleuchtung führen, allerdings sagt niemand, dass Sie so weit gehen müssen. Sie können weiterhin tun, was Sie tun, und dort leben, wo Sie leben, und trotzdem ein ganzheitlich inspiriertes Leben führen.

Was ich meine: Konzentrieren Sie sich vielmehr darauf, *wie* Sie tun, was Sie tun, und *wie* Sie Ihren Alltag leben. Vielleicht werden Sie dadurch Ihr Leben besser gestalten können und zu einem glücklicheren Menschen werden, zu jemandem, der gelassener und weniger sorgenvoll ist. Und nicht zuletzt zu jemandem, der sich in seinem Körper wohlfühlt.

Beherzigen Sie die folgenden Ratschläge, wird es Ihnen vielleicht leichter fallen, die guten Vorsätze wirklich in die Tat umzusetzen.

Jeder Tag bietet unzählige Möglichkeiten

Vielleicht verbringen Sie mehrmals die Woche eine halbe oder eine ganze Stunde mit traditionellem Fitnesstraining oder anderem Sport. Entscheiden Sie sich für eine meditative Bewegungsform, wird diese jedoch zu einem Teil Ihres Lebens werden, ob Sie nun ausgiebig üben oder nicht. Oder anders formuliert: Sie sollte zu einem Teil Ihres Lebens werden, wenn Sie den größten Nutzen daraus ziehen wollen. Noch einmal: Das heißt nicht, dass Sie ab sofort nur noch auf Sojasprossen herumkauen dürfen und im Lotussitz auf dem Bürostuhl sitzen. Meditative Bewegung bedeutet, mehr Achtsamkeit in sein Leben zu bringen und auf die Dinge ein wenig anders zu reagieren.

Bei Sonnenaufgang

Einen Sonnenaufgang zu beobachten hat etwas Magisches – die Farben, die Erhabenheit, die Kraft und Ehrfurcht –, wenn die sanften Orange- und Rottöne alles in ein warmes Licht tauchen und die noch schlafenden Menschen zum Wachwerden auffordern. Ein Sonnenaufgang strahlt selbst in der Stadt eine Stille aus – einen Moment der Ruhe vor einem bald hektisch werdenden Tag.

Auch wenn Sie nicht gerade ein Frühaufsteher sind und nur unfreiwillig und schlecht gelaunt morgens früh aus dem Bett kommen – versuchen Sie es. Es ist etwas ganz anderes, wenn man sich *entscheidet*, zu Sonnenaufgang aufzustehen. (Allerdings sollten Sie für ausreichend Nachtschlaf sorgen.)

Gehen Sie auf den Balkon oder auf die Terrasse oder in einen stillen Raum nahe ans Fenster. Dorthin, wo Sie den Sonnenaufgang sehen können. Schauen Sie, wenn es geht, wirklich nach Osten. Auch wenn Sie für ein volles Programm keine Zeit haben, sind fünf Minuten für ein kurzes, meditatives Innehalten immer drin. Spüren Sie die Stille. Diese wenigen Minuten gehören ganz Ihnen, bevor die Wecker klingeln, die Kinder durch den Flur rennen, Ihr Mitbewohner an die Badezimmertür klopft oder Ihr Partner den Tagesablauf besprechen möchte.

Wenn Sie bereits Frühaufsteher sind, sollten Sie sich die Zeit nehmen, genau zu betrachten, was Sie sehen. Tanken Sie Kraft für den Tag und machen Sie vielleicht zehn Minuten Yoga.

Manchmal ist es hilfreich, seine Gedanken und Ideen aufzuschreiben, um seine Planung besser zu organisieren und auch einzuhalten. Wie lauten Ihre Antworten auf die folgenden Fragen?

- ✔ Wo kann ich hingehen, um den Sonnenaufgang zu sehen?
- ✔ Wie viel Zeit habe ich dort?
- ✔ Welche Übungen kann ich machen?
- ✔ Wie oft in der Woche habe ich Zeit dafür?
- ✔ An welchen Tagen?

Am späten Vormittag

Meistens nimmt der Tag am Vormittag so richtig Fahrt auf. Sie müssen sich noch schnell auf das Arbeitsessen am Mittag vorbereiten, hetzen von einem Schulprojekt nach Hause oder müssen in eine Vorlesung. Diese Tageszeit ist also zumeist schlecht geeignet für meditative Übungen. Doch gerade die Aktivitäten des Vormittags können noch mehr Grund dafür sein, sich ein paar Minuten auf sich selbst zu besinnen (mehr dazu weiter hinten in diesem Kapitel im Abschnitt »Meine meditative Minute«).

Irgendwo findet man immer ein ruhige Ecke, eine abgelegene Bank, ein leeres Büro, eine wenig frequentierte Ecke in einem Gebäude oder sogar ein leeres Treppenhaus. Anstatt sich eine Tasse Kaffee zu holen, können Sie eine Gehmeditation oder einige Qigong-Bewegungen machen, um wieder Energie für das Meeting oder den Rest des anstrengenden Vormittags zu bekommen.

Fragen Sie sich selbst:

- ✔ Wann kann ich morgens eine Pause machen?
- ✔ Wie lang kann die Pause sein?
- ✔ Wo finde ich einen ruhigen Raum?
- ✔ Welche Entspannungsmethode passt am besten zu den Örtlichkeiten und zu der Zeit, die ich erübrigen kann?

Um die Mittagszeit

Manchmal wenn der Mittag kommt, wird's erst so richtig ungemütlich: Sie holen sich schnell etwas zu essen, vertilgen das Brötchen schon im Gehen oder gleich am Schreibtisch. Machen Sie langsam! Suchen Sie Entspannung abseits der täglichen Routine. Auch eine kurze, aber dafür echte Pause kann Sie wieder fit machen. Vielleicht können Sie mittags einen Entspannungskurs besuchen oder nach einem Video trainieren (je nachdem, wo Sie sind).

Um dies zu verwirklichen, brauchen Sie etwas Planung. Das heißt, Sie müssen herumtelefonieren, um ein Studio in der Nähe Ihres Arbeitsplatzes zu finden, oder sich ein geeignetes Video für Ihr Übungsprogramm zu Hause suchen.

Planen Sie anhand folgender Fragen:

- ✔ Wie viel Zeit habe ich mittags?
- ✔ Welche Bewegungsmethode passt in die Mittagszeit?
- ✔ Möchte ich allein üben oder in einem Kurs?
- ✔ Gibt es ein Studio oder eine Volkshochschule in der Nähe?

Am frühen Nachmittag

Die meisten Menschen fallen in das berüchtigte Nachmittagsloch. Forscher haben herausgefunden, dass der Körper sieben, acht Stunden nach dem Aufstehen langsamer wird. Bei den meisten ist das also zwischen 13 und 16 Uhr der Fall – genau dann, wenn man sich nach einem Espresso sehnt, um wieder wach zu werden. Stopp! Vergessen Sie den Espresso, machen Sie lieber fünf bis zehn Minuten meditative Bewegungen. Diese Tageszeit ist auch ideal für einen kurzen, schnellen Spaziergang, doch dieser sollte dazu dienen, den Kopf wieder frei zu bekommen – nicht zum Grübeln. Vielleicht tun Ihnen auch fünf Minuten Stehmeditation gut. Oder einige Yoga-Stellungen im Stehen.

Auch wenn Sie nicht vom Schreibtisch wegkommen, können Sie sich sicherlich ein paar Minuten zurücklehnen und bewusst auf einen tiefen, langen Atem konzentrieren. Sie können auch den Weg zur Toilette oder in die Kantine heimlich für eine Gehmeditation nutzen.

Überlegen Sie folgende Punkte, um für sich einen guten Plan zu machen:

- ✔ Wann habe ich normalerweise mein Tagestief?
- ✔ Wie hole ich mich normalerweise da wieder raus?
- ✔ Welche Bewegungen könnte ich stattdessen ausprobieren?

Bei Sonnenuntergang oder am frühen Abend

Ah, das ist auch eine schöne und friedliche Zeit im Tagesverlauf, besonders am Frühlingsende, im Sommer und im Frühherbst, wenn die Tage noch lang sind. (Im tiefsten Winter geht die Sonne schon am Nachmittag so früh unter, dass man es praktisch kaum genießen kann.)

Im Gegensatz zum Sonnenaufgang, wenn man sich für den Tag aktiviert, ist der Sonnenuntergang eher dazu da, seinen Frieden mit dem vergehenden Tag zu machen und langsam einen Gang zurückzuschalten. Der frühe Abend bietet also eine hervorragende Gelegenheit, sich nach der Arbeit oder vor dem Abendessen eine halbe Stunde für seine Entspannungsübungen Zeit zu nehmen. Wenn Sie Familie haben, bitten Sie sie, schon einmal eine Kleinigkeit zu essen, weil das gemeinsame Abendessen um eine halbe Stunde verschoben wird. Wenn Sie selbst zu der Zeit hungrig sind, sollten Sie eine Stunde vor dem Üben etwas Obst oder einen Müsliriegel essen, sonst hören Sie während der Meditation Ihren Magen knurren – und das lenkt einen ganz schön ab!

Wie bei der Mittagszeit sollten Sie sich auch für den frühen Abend eine Art Plan zurechtlegen, sei es, dass Sie sich zu einem Kurs oder in einem Studio anmelden oder ein Video oder eine DVD mit Übungsanleitungen kaufen.

Was Sie außerdem berücksichtigen sollten:

- ✔ Wie viel Zeit kann ich mir nehmen?
- ✔ Welche Methoden sind für den frühen Abend geeignet?
- ✔ Möchte ich allein üben oder gemeinsam mit anderen?
- ✔ Wo in meiner Nähe ist ein geeignetes Trainingsstudio?
- ✔ Welche Art von Snack sollte ich für mich (oder meine Familie) griffbereit haben?

Vor dem Schlafengehen

Vielleicht ist die Zeit vor dem Schlafengehen die erste Zeit, zu der Sie wirklich in Ruhe etwas für sich tun können. Dann ist das eben so. Vermeiden Sie das, was den meisten passiert: sich den ganzen Tag über so sehr hetzen, bis plötzlich schon wieder Schlafenszeit ist, halbtot ins Bett fallen und am nächsten Tag wieder ins Hamsterrad steigen.

Sie werden merken, dass Sie besser (und friedlicher) schlafen werden, wenn Sie im Verlauf des Tages etwas Zeit hatten, einige meditative Bewegungsübungen zu machen. Wenn Ihnen das tagsüber nicht gelungen ist, sollten Sie vor dem Zubettgehen noch mindestens zehn Minuten erübrigen. Allerdings sollten Sie darauf achten, keine energetisierenden Übungen mehr zu praktizieren, die Sie wieder wach machen.

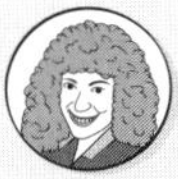

Wenn Yoga zur Lebenseinstellung wird

Wenn man sich für eine der Methoden in diesem Buch entscheidet, mag das Hauptziel wahrscheinlich nicht darin bestehen, seine ganze Lebensweise zu verändern – doch manchmal geschieht das einfach. Richard Miller, Ph. D. und Mitbegründer des Internationalen Verbandes der Yoga-Therapeuten, besuchte seinen ersten Yoga-Kurs 1970, nachdem er nach San Francisco umgezogen war. Er wollte dort vor allem Leute kennenlernen, auch wenn die Yoga-Lehre ihn bereits faszinierte. Auf alle Fälle war es zunächst nur ein Kurs.

»Im Laufe der nächsten Jahre veränderte sich mein Leben ganz allmählich, aber ziemlich grundlegend. Ich hörte mit dem Rauchen auf, trank weniger Alkohol und aß weniger rotes Fleisch. Ich wurde beweglicher, sowohl körperlich als auch geistig. Alte innere wie äußere Konflikte und Ängste lösten sich auf, ich kam mit mir ins Reine und konnte den Herausforderungen, die das tägliche Leben mir stellte, friedlicher begegnen. Ich begann, täglich zu meditieren und die spirituelle Dimension des Lebens zu erkunden«, erinnert sich Miller, der nach dreißig Jahren Yoga-Praxis nun als Experte und Meister auf dem Gebiet der Yoga-Therapie und der Atemtechniken anerkannt ist.

»Ich entwickelte mich von einem Teilnehmer an Yoga-Kursen«, so Miller, der auch klinischer Psychologe ist, »allmählich zu einem Menschen, der Yoga lebt. Yoga ist integraler Bestandteil meines Lebens geworden.«

Was Sie außerdem bedenken sollten:

- ✔ Wie viel Zeit habe ich vorm Schlafengehen für meine Übungen?
- ✔ Welche Übungen kann ich am besten vorm Einschlafen machen?
- ✔ Wo ist der beste Platz, um zu üben?

Im nächsten Abschnitt finden Sie einige Tipps, wie und wo Sie sich einen geschützten Platz zum meditativen Üben schaffen können. In Kapitel 17 mache ich Ihnen Vorschläge für individuelle Kombinationen von Übungen und Bewegungen aus verschiedenen Traditionen. Also denken Sie schon einmal darüber nach, wann Sie üben wollen und welche Methoden sich dafür am besten eignen!

Ein Platz für sich allein

Damit Sie gern üben, ist es wichtig, einen Raum oder Platz zu finden, an dem Sie sich wohl und geschützt fühlen. Erst dann können Sie sich auf die meditativen Bewegungen einlassen und Entspannung erleben.

- ✔ **Schaffen Sie sich einen Raum, in dem Sie sich konzentrieren können.** Sich auf seinen Körper zu konzentrieren ist schon schwierig genug. Deshalb sollten Sie nicht auch noch auf einen überfüllten Schreibtisch, das herumliegende Kinderspielzeug oder Berge dreckiger Wäsche schauen müssen. Staubmäuse in der Ecke sind auch nicht gerade konzentrationsfördernd!
- ✔ **Statten Sie den Raum so aus, dass Sie wenig abgelenkt werden.** Paravents oder andere Raumteiler (die selbst durchaus schön sein können) sollen Ihnen dabei helfen, alles Störende aus dem Blickfeld zu verbannen. Unordnung und Chaos müssen draußen bleiben. Auch mit Lampen oder Kerzen können Sie eine gute Atmosphäre schaffen. Kerzenlicht kann Ihnen zugleich als Anker bei der Meditation oder Entspannung dienen. Mit Kissen können Sie es sich bei manchen Stellungen etwas bequemer machen. Eine Übungsmatte kann ebenfalls bereitliegen. Ein beruhigendes Bild oder Foto an der Wand ermöglicht Ihnen vielleicht die schöne Vorstellung, tatsächlich an einem ganz anderen erholsamen Ort zu sein.
- ✔ **Reservieren Sie den Platz ganz für sich.** Auch wenn Sie den Platz oder Raum immer wieder frei räumen müssen, können Sie ihn in Gedanken für sich reservieren. Ihre Utensilien (Matte, Kerze, Kissen etc.) bewahren Sie dann in einer Schublade, einem Schrank oder unter dem Bett auf. Und wenn der Moment gekommen ist, sich ganz um sich selbst zu kümmern, holen Sie die Sachen hervor.

Entspannung ist möglich – rund um die Uhr

Zu Anfang des Kapitels habe ich es bereits gesagt: Mit den hier vorgestellten Methoden sind Sie nicht »fertig«, sobald Sie die Matte wieder zusammengerollt und weggestellt haben, sondern sie werden Sie durch den Alltag begleiten. Dieser Abschnitt soll Sie etwas inspirieren, wie Sie die gelernten Lektionen in Ihr Leben tragen können. Wahrscheinlich werden Sie selbst noch weitere individuelle Möglichkeiten für sich entdecken.

Auf den Atem konzentrieren

Achten Sie immer wieder bewusst auf Ihren Atem – in jeder Situation. Trainieren Sie Ihr Atembewusstsein. Sie werden überrascht sein, wie oft Sie sich selbst dabei erwischen, den Atemfluss zu unterbrechen und den Atem anzuhalten. Besonders wenn Ihnen ein Termin im Nacken sitzt und Sie am Computer sitzen, um ein Projekt fertig zu machen!

In einem Gespräch, einer Diskussion oder auch bei einem Streit können Sie einmal versuchen, einen Moment ruhig zu atmen, bevor Sie antworten. Allein dadurch kann sich der Puls etwas beruhigen und der Blutdruck wieder sinken.

Nach innen schauen

Denken Sie einmal darüber nach, warum Sie in bestimmten Situationen immer wieder gleich reagieren. Wie sieht Ihr Reaktionsmuster genau aus? Hat es etwas mit Ihnen selbst zu tun oder mit Ihrer eigenen Frustration, die Sie auf andere abladen? Spüren Sie Ihren Gefühlen nach, was empfinden Sie gerade? Solche kleinen meditativen Augenblicke des Innewerdens sollten Sie immer wieder in Ihren Tag »einstreuen«.

Die Welt um sich herum beobachten

Beobachten Sie sich und die anderen im täglichen Miteinander. Doch vergessen Sie dabei nicht, dass es nicht um Wertung und auch nicht um Selbstverurteilung geht. Überlegungen wie »Was habe ich jetzt schon wieder Dummes gesagt« oder »Was hatte die denn für komische Schuhe an« sind damit also nicht gemeint! Es geht vielmehr um eine genaue Wahrnehmung der Dinge um Sie herum und um die Frage, wie diese Dinge auf Sie wirken. Die Reaktion oder Wirkung stellen Sie einfach fest – ohne Wertung. Wenn Sie Yoga, Tai Chi oder eine der anderen Bewegungsmethoden praktizieren, werden Sie nach einiger Zeit ruhiger und friedlicher werden.

Heilende Energie aussenden

Nicht lachen! Ich meine das ernst. Nutzen Sie die erwachten geistigen Kräfte, die aus Ihrer Übungspraxis erwachsen, dazu, andere Menschen mit positiver Energie zu versorgen. Das kann der verärgerte Kollege sein, die unfreundliche Kassiererin oder der sture Typ am Flughafenschalter, der Theater macht, nur weil Sie einen anderen Sitzplatz wollen. Stellen Sie sich vor, die positive Energie hüllt die andere Person ein – damit kann deren Tag (und auch Ihrer) nur besser werden.

Freundlich sein

Okay, freundlich sein ist einfach, sollte man annehmen, oder? Doch wie oft sind Sie selbst schnippisch oder meckern über jemanden, der wirklich nichts für Ihre schlechte Laune kann? Womit hat er oder sie diese Behandlung verdient? Wahrscheinlich mit nichts. Also atmen Sie tief durch, zentrieren Sie sich – und seien Sie freundlich!

Sich Pausen gönnen (5, 10 oder 20 Minuten ...)

Sie haben keine Zeit für Pausen, glauben Sie? Diese Ausrede funktioniert nicht. Jeder – wirklich jeder – kann wenigstens fünf Minuten am Tag für sich selbst finden. Schreiben Sie einmal detailliert auf, was Sie den ganzen Tag machen, um herauszufinden, wo Sie die angeblich nicht vorhandenen Minuten einschieben können. (Mehr Vorschläge zur eigenen Zeitplanung finden Sie in Kapitel 2.) Sie können sich geplante Auszeiten in den Kalender eintragen oder zur Erinnerung die Alarmfunktion an der Uhr einstellen. Dann vergessen Sie nicht, dass Sie sich etwas Gutes tun wollen!

Mindestens fünf Minuten täglich – machen Sie das zur Ihrem Motto.

Sich bewusst dehnen, eine kurze Gleichgewichtsübung machen, den Körper wieder präzise ausrichten oder eine Stehmeditation – dafür haben Sie im Laufe eines Tages immer wieder eine Minute Zeit. Praktisch sind auch Wartezeiten. Wie wär's damit, die Wirbelsäule bewusst aufzurichten, während Sie an der Zapfsäule darauf warten, dass der Tank Ihres Autos sich füllt? Merken Sie, wie leicht es ist, solche schwebenden Augenblicke zwischen zwei Aktivitäten zu finden und sie sinnvoll für sich zu nutzen?

Musik hören

Welche Musik Sie hören, hängt selbstverständlich von Ihrem persönlichen Geschmack ab. Manche Musik wirkt auf die einen beruhigend, während andere sich dabei aufregen. Doch den meisten Menschen hilft eine beruhigende, meditative Musik dabei, tiefer und gleichmäßiger zu atmen und die Gedanken zu zentrieren. Sie können sich CDs mit Naturtönen wie Vogelgezwitscher und Blätterrauschen besorgen oder auch typische Meditationsaufnahmen mit Flöten und anderen sanften Klängen. Vielleicht mögen Sie lieber Gesang, allerdings empfinden viele die Liedtexte bei der Entspannung eher als Ablenkung. Eine weiche und samtige Musik hilft normalerweise, um in die richtige meditative Stimmung zu kommen.

Seine Umgebung gestalten

Mit »Umgebung« meine ich nicht nur den Raum, in dem Sie tatsächlich üben, sondern alles, was Sie tagtäglich umgibt. Machen Sie es sich schön. Machen Sie Ihren Arbeitsplatz, das Schlafzimmer und das Badezimmer mit Blumen, Pflanzen und Kerzen behaglich. Stellen Sie im Wohnzimmer eine Aromalampe auf. Zünden Sie abends eine Kerze an und beobachten Sie, wie das Licht an der Wand tanzt. Ihre Umgebung wirkt auf Sie zurück, nicht nur während Sie üben, sondern den ganzen Tag. Arrangieren Sie alles so, dass es Ihnen dabei gut geht.

Seiner Intuition vertrauen

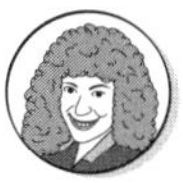

»Vertrauen« war das erste Wort, das ich bei einem Kurs zum Thema Intuition gelernt habe. Wir schrieben das Wort in Großbuchstaben auf ein Blatt Papier, malten die Buchstaben farbig aus und verzierten das Blatt nach eigenem Geschmack. Damit wir uns stets daran erinnern, auf unser Bauchgefühl zu hören, haben wir das Blatt an einer gut sichtbaren Stelle aufgehängt. Ich habe mein »Vertrauen« an einen Aktenschrank geklebt, an dem ich mehrmals täglich vorbeikomme.

Vier Jahre hatte ich das Blatt dort in meinem Büro hängen, gemalt mit leuchtenden Buntstiften. Vertrauen. Jedes Mal, wenn ich es ansah, erinnerte mich das Wort daran, in mich zu gehen, zu lauschen und zu glauben.

Auf seinen Körper achten

In diesem Buch wird viel über Ihr Bewusstsein und die Wechselwirkung von Körper und Geist gesprochen, und darüber, wie Sie die Bewegungen so ausführen, dass Sie den Bedürfnissen des Körpers entsprechen. Doch womit nähren Sie Ihren Körper? Oder wie sitzen Sie eigentlich da? Wie stehen Sie? Bekommen Sie genügend Ruhepausen?

Dieser Abschnitt gibt Ihnen einen kurzen Einblick, wie Sie noch auf andere Weise auf den eigenen Körper achten können. Denn wenn Sie auf Ihren Körper aufpassen, wird er auch auf Sie aufpassen!

Gut und gesund essen

Ich werde Ihnen nicht sagen, dass Sie nur noch vegetarisch essen dürfen, alle verarbeiteten Lebensmittel ablehnen und nur biologisch angebautes Gemüse kaufen sollen. Alkoholische Getränke will ich Ihnen auch nicht verbieten. Es gibt viele Berater, die Ihnen genau das vorschreiben wollen. Ich nicht. Ob Sie Ihren Lebensstil vollständig ändern, ist Ihre Entscheidung. Vielleicht führt Sie Ihr Weg von selbst dahin, dass Sie Ihre Erfahrungen mit den hier vorgestellten Bewegungsformen vertiefen wollen. Das Bedürfnis nach einer gesunden Ernährung ergibt sich dann vielleicht wie von selbst, weil Sie sich damit besser fühlen und tiefere Konzentration erfahren können. Das bedeutet weniger Fett, mehr Ballaststoffe, Protein in Maßen, Kohlenhydrate aus Vollkorn sowie viel Obst und Gemüse.

Studien zeigen, dass die meisten Menschen eigentlich wissen, was sie essen *sollten*, die Ratschläge aber nicht befolgen. Sich an die Ernährungsempfehlungen zu halten braucht manchmal einen starken Willen. Vielleicht hilft es, wenn Sie einen Vorrat an gesunden Snacks in der Aktentasche, der Schreibtischschublade oder auch im Auto deponieren. Dann sind Sie bei Heißhunger weniger versucht, schnell mal beim Fast-Food-Restaurant haltzumachen oder sich an der Tankstelle leere Kalorien zum Knabbern zu holen. Hilfreich ist es auch, viel Wasser zu trinken. Haben Sie immer eine Wasserflasche in Reichweite.

Mein Vater witzelte immer, dass er sehr gern mit meinem Auto fährt, denn das sei ja eine richtige Snackbar! Da hatte er wohl recht. Denn ich hasse es, wenn der Magen knurrt und Kopfschmerzen sich einstellen, aber ich weiß, dass kein Laden mit guten Lebensmitteln mehr offen hat. Aus Erfahrung weiß ich, dass Junkfood mich eigentlich nicht zufrieden macht, deshalb habe ich immer gesunde Knabbereien im Auto.

Das ist keine Aufforderung, seine Essensgewohnheiten von heute auf morgen umzustellen. Ich möchte Ihnen nur einen Anstoß geben, sich zweimal zu überlegen, was Sie in Ihren Einkaufswagen legen oder im Restaurant bestellen.

Ausreichend schlafen

Okay, bitte mal die Hand heben! Wer von Ihnen bekommt in der Regel ausreichend Schlaf? Na, das dachte ich mir! Nur der einzelne Mann da hinten, die große Mehrheit hier im Saal fühlt sich oft müde und erschöpft und bräuchte mehr Schlaf! Schlafstudien zeigen, dass die meisten von uns ziemlich schlafbedürftig sind.

Zwei Dinge, an die Sie denken sollten, wenn Sie oft übermüdet sind:

- ✔ **Während tiefer Entspannungsphasen werden Sie sofort einschlafen.** Das kann ganz schön peinlich werden, wenn Sie einen Kurs besuchen und vielleicht schnarchen! Außerdem werden Sie, wenn Sie immer einschlafen, nicht erfahren können, wie erholsam eine Meditation ist.
- ✔ **Sie werden kaum die Zeit und die Energie für Sport oder für Entspannungstechniken (oder beides) aufbringen.** Ihre Erschöpfung bewirkt, dass Sie sich abends nur noch wie ein Sack Kartoffeln auf das Sofa fallen lassen können.

Wahrscheinlich wissen Sie ganz genau, wie viel Schlaf Sie brauchen, um sich gut zu fühlen. Versuchen Sie, sich den nötigen Schlaf jede Nacht zu holen, damit Sie am Tag fit und leistungsfähig sind, das Wachsein genießen können und genügend Kraft für körperliche Bewegung bleibt.

Aufrecht stehen

Sobald Sie in voller Größe aufrecht stehen, ob nun in der Meditation oder beim Schlangestehen am Bankschalter, werden Sie sich selbstbewusster fühlen und die Energiebahnen in Ihrem Körper zum freien Fluss anregen (mehr zu den Energiebahnen oder Meridianen in Kapitel 3 und den Tai-Chi- und Qigong-Kapiteln 8 und 9). Ihre Mutter wird daran zwar nicht gedacht haben, als sie Sie ermahnte, sich gerade zu halten, doch recht hatte sie trotzdem.

Aufrecht zu stehen ist nicht mit einer militärischen Haltung zu verwechseln. Sie brauchen keinen Stock zu verschlucken, sondern nur die Wirbelsäule und das Becken sanft und entspannt aufzurichten. Das Brustbein ist leicht erhoben, die Schultern sind unten und hinten, ohne zu verkrampfen. Der Kiefer ist locker (der Zahnarzt wird es Ihnen danken) und der Kopf ruht frei auf den Halswirbeln.

Ein aufrechter Stand schafft klare Gedanken, bessere Konzentration und macht die Meditation wirkungsvoller.

Balance von Arbeit und Leben

In unserer verrückten Gesellschaft scheint es manchmal so, als würde das ungesunde Leben belohnt. Wer nur noch arbeitet und darüber Familie, Freude und Freiheit vergisst, erfährt mehr Anerkennung als andere. Sagen Sie dazu Nein. Mit Versagen hat das nichts zu tun, sondern damit, dass Sie wissen, wann es genug ist. Gehen Sie heim und nehmen Sie sich einen Tag frei. Arbeit ist kein Ersatz für das, was Leben noch sein kann. Finden Sie Freiräume. Arbeit ist nur ein Teil des Lebens. Die Balance zwischen Arbeit und dem übrigen Leben hält den Menschen gesund.

Meine meditative Minute

Haben Sie eine Minute Zeit? Machen Sie sich auf zu einem kurzen geistigen Abenteuer. Halten Sie es schlicht und einfach. Sie können Ihr Abenteuer beispielsweise für Folgendes nutzen:

- ✔ Erkunden, was ganz von selbst in Ihnen hochsteigt
- ✔ Ein Gefühl kennenlernen, von dem Sie nicht dachten, dass es so stark ist
- ✔ Sich wieder mit Energie (Chi) aufladen
- ✔ Meditieren, um den Kopf frei zu bekommen
- ✔ Wieder ruhig werden

Es gibt viele Wege zum eigenen Schicksal, das ist das Schöne daran. Der Weg, den Sie wählen, ist der beste, vor allem, weil Sie ihn jederzeit ändern können.

Die folgenden Schritte zeigen Ihnen eine Möglichkeit, sich auf eine kurze meditative Minute einzulassen.

1. **Sitzen Sie bequem auf einem festen Stuhl mit gerader Rückenlehne. Sie sitzen aufrecht, die Wirbelsäule ist gerade und nicht überdehnt. Die Fußsohlen sind flach auf dem Boden.**
2. **Legen Sie die Hände auf die Knie, die Handflächen zeigen entweder nach oben, wenn Sie Energie aufnehmen wollen, oder nach unten, wenn Sie eher ruhiger werden und sich erden möchten.**

Wenn Sie nicht allein, sondern vielleicht im Büro sind und nicht auffallen möchten, können Sie die Arme einfach entspannt auf den Schenkeln liegen lassen.

3. **Schließen Sie die Augen, wenn es für Sie angenehm ist. Wollen Sie die Augen lieber offen halten, richten Sie den Blick nach innen, ohne wahrzunehmen, was um Sie herum vorgeht.**
4. **Atmen Sie ein und atmen Sie aus, tief und vollständig, finden Sie Ihren eigenen Atemrhythmus.**
5. **Fühlen Sie die Wärme oder Energie, die von den Fußsohlen aufsteigt. Folgen Sie der Energie, wie sie über die Beine und Wirbelsäule bis zum Herzen hochsteigt und dort zirkuliert.**
6. **Schicken Sie die zirkulierende Energie hoch zu Ihrem Kopf und an der Vorderseite des Körpers wieder nach unten. Lassen Sie die Energie bis zu den Händen fließen, bevor sie wieder zum Rumpf zurückkehrt.**
7. **Sie können noch mehr Energie über die Füße vom Boden aufnehmen und durch Ihren Körper schicken, mehrere Male, wenn Sie wollen.**
8. **Zum Abschluss würdigen Sie die Anwesenheit von Energie und Ruhe, atmen Sie ein und wieder aus. Kommen Sie dann in die Gegenwart zurück.**

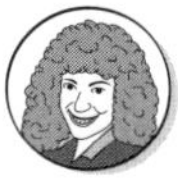

Das ist Thereses meditative Minute! Ich mache sie oft vor dem Sport oder vor einem beruflichen Meeting, oder auch wenn ich etwas müde bin.

Das persönliche Entspannungsprogramm zusammenstellen

17

In diesem Kapitel

- Die Intensität der verschiedenen Bewegungsmethoden messen
- Traditionelles Training um meditative Elemente ergänzen
- Verschiedene ganzheitliche Methoden kombinieren

Die Auswahl an Methoden und Übungen ist groß, und das ist gut so. Darin unterscheiden sich die ganzheitlichen Bewegungskonzepte nicht vom traditionellen Fitnesstraining. Die verschiedenen Methoden, die ich in diesem Buch vorstelle, passen auch sehr gut zusammen. Sie können sich für Yoga als Ihren Übungsweg entscheiden, aber die Aufwärmübungen aus dem Qigong übernehmen oder die kleinen meditativen Momente des Tages mit Feldenkrais-Bewegungen erleben oder ... sich auch ein ganz anderes Programm zusammenstellen, abhängig von Ihrer jeweiligen Stimmung und körperlichen Verfassung. Genauso gut können Sie, wenn Sie ein traditionelles Training bevorzugen, einzelne Elemente der ganzheitlichen Methoden in Ihren Trainingsablauf einfließen lassen.

Sie brauchen also nur zu wissen, welche Übungen und Methoden wohin passen – und los geht's. Die Schönheit der hier vorgestellten Bewegungen liegt auch darin, dass Sie sie zumeist mühelos in der Intensität variieren können. Sie entscheiden selbst, ob Sie eine Übung sanft oder fordernd gestalten:

- ✔ Schneller oder langsam
- ✔ Mit stark gebeugten Knien (mehr Muskeleinsatz) oder fast gestreckten Knien (weniger Muskeleinsatz)
- ✔ Raumgreifende oder kleinere, eher statische Bewegungen
- ✔ Viele Wiederholungen mit wenig Pausen dazwischen (für den Körper anstrengender) oder weniger Wiederholungen mit langen Pausen (für den Geist erholsamer)

Die Entscheidung liegt wie immer bei Ihnen.

Die unterschiedliche Intensität der Bewegungen

Als Erstes müssen Sie wissen, welche Methoden ein intensives Üben erfordern und daher eher für Fortgeschrittene und körperlich fitte Menschen geeignet sind, und welche Methode man als Einsteiger oder vor allem Entspannung suchender Mensch wählen sollte.

Ich nehme die Einstufung anhand von zwei Kategorien vor:

- ✔ **MET:** Das Metabolische Äquivalent (MET) beschreibt den Stoffwechselumsatz eines Menschen bei verschiedenen Aktivitäten im Verhältnis zu seinem Körpergewicht. Bezugsgröße dabei ist der Ruheumsatz. 1 MET entspricht in etwa dem Ruheumsatz, das heißt dem normalen Kalorienverbrauch, wenn man einfach sitzt oder liegt und äußerlich nichts tut. Eine moderate körperliche Aktivität hat laut Sportmedizinern etwa einen Energieumsatz von 4 bis 7 MET.
- ✔ **Subjektiver Kraftaufwand:** Der individuell erforderliche Kraftaufwand für eine Bewegung lässt sich auf einer Skala von 0 bis 10 einordnen. Eine Leistung von 0 entspricht dabei 1 MET, eine Leistung von 4 bis 6 wird als moderate Aktivität eingestuft. Die Einschätzung des Kraftaufwands ist eine subjektive Messgröße; es geht darum, wie Sie sich fühlen und nicht wie ein Sportphysiologe sagt, dass Sie sich fühlen sollen.

Das folgende Klassifikationssystem zur Einstufung der Intensität der hier besprochenen Methoden ist bislang nicht streng wissenschaftlich belegt, hat daher eine gewisse Vorläufigkeit. Zur ersten Orientierung kann es Ihnen aber sicherlich dienen. Ich lehne mich dabei an die Arbeit von Ralph La Forge von der Duke University an.

Einstieg: Stufe 1

Beim Einstiegsniveau geht der Puls nicht oder kaum schneller. Das Herz-Kreislauf-System und die Ausdauer werden dabei nicht trainiert. Viele ganzheitliche Bewegungsformen können Sie auf diesem Level ohne jede körperliche Anstrengung üben. Dazu gehören die Alexander-Technik und die Feldenkrais-Methode insgesamt. Im Hatha Yoga sind nur einige Haltungen so sanft und rein meditativ, dass sich der Puls gar nicht erhöht. Bei den chinesischen Kampfkünsten Tai Chi Chuan und Qigong können Sie die Intensität variieren, sodass Sie fast oder gar keine Anstrengung spüren.

Das Einstiegsniveau 1 lässt sich folgendermaßen beschreiben:

- ✔ **MET:** Weniger als 4, das entspricht etwa einem gemütlichen Spaziergang in der Stadt an den Schaufenstern entlang.
- ✔ **Subjektiver Kraftaufwand:** Weniger als 4 auf der Skala von 0 bis 10. Die Bewegung sollte sich ganz leicht und schwerelos anfühlen.

Und was ist mit der Herzfrequenz?

Wenn Sie Sport machen, haben Sie wahrscheinlich auch schon Ihren Puls gemessen. Vielleicht wundern Sie sich, dass ich darüber so wenig spreche. Weil es bei meditativen Bewegungen um Achtsamkeit und Konzentration geht und der Übende den Kraftaufwand für die Bewegungen genau spürt, ist die Messung des Pulses weniger aussagekräftig als eben die Wahrnehmung des eigenen Körpers. Oder auch weniger notwendig.

Sie können manche meditative Bewegungen allerdings auch wie einen Ausdauersport betreiben, wo die Pulsmessung durchaus sinnvoll sein kann. Allerdings ist dann eine Pulsmessuhr zu empfehlen, sonst müssen Sie mit den Fingern am Handgelenk den Puls fühlen. Das unterbricht den Fluss der Bewegungen, oder? Vielleicht empfiehlt Ihnen auch der Arzt, den Puls zu kontrollieren.

Welche Herzfrequenz ist also richtig für Sie? Die einfachste, wenn auch grobe Berechnungsformel lautet: Nehmen Sie Ihr Alter und ziehen Sie die Zahl von 226 (bei Frauen) beziehungsweise 220 (bei Männern) ab. Das Ergebnis ist die maximale Herzfrequenz. Nun multiplizieren Sie diese Zahl mit der gewünschten Trainingsintensität in Prozent (siehe nächsten Absatz) und dann haben Sie die beim Training zu erzielende Herzfrequenz.

Bei einem Training auf niedrigster Intensitätsstufe sollte der Puls nur 55 bis 60 Prozent der maximalen Herzfrequenz betragen. Bei moderatem Training steigt der Puls auf 60 bis 75 Prozent der maximalen Herzfrequenz, abhängig von Ihrer Fitness. Alles darüber ist intensives Ausdauertraining, was bei meditativen Bewegungen ohnehin nicht empfohlen wird. Für Körper und Geist sind Bewegungsprogramme mit einem Puls von 55 bis 70 Prozent der maximalen Herzfrequenz am zuträglichsten.

Ein Beispiel: Eine 40-jährige Frau hat eine maximale Herzfrequenz von 186. Sie möchte ein moderates Training mit etwa 70 Prozent. 186 mal 70 Prozent macht 130. Ihr optimaler Puls für ein moderates Training liegt also bei etwa 130.

Die Ungenauigkeit der Pulsmessung liegt bei etwa 10 bis 15 Schlägen zu viel oder zu wenig. Deshalb sollten Sie einen Wert wählen, der auch Ihrer individuell gefühlten Leistung entspricht. Das kann generell sehr hilfreich sein und entspricht im Ansatz auch eher den meisten ganzheitlichen Bewegungskonzepten. Wenn Sie sich für das Thema weiter interessieren, können Sie auf meiner (englischsprachigen) Internetseite `www.totalfitnessnetwork.com` Ihren optimalen Trainingspuls ausrechnen lassen und weitere Informationen dazu lesen.

Die Latte höher legen: Stufe 2

Zu dieser Leistungsstufe gehören mäßig anstrengende Aktivitäten. Wenn Sie bereits einen traditionellen Ausdauersport ausüben, wird dies wahrscheinlich Ihr vertrautes Trainingsniveau sein. Vielleicht wollen Sie deshalb auch bei meditativen Bewegungen auf diesem

Niveau üben. Dann ist Tai Chi Chuan für Sie geeignet oder auch die bewegungsintensiveren Übungen im Qigong. Ihr Kreislauf wird auch bei fitnessorientierten, kraftvollen Yoga-Stilen (Power Yoga) etwas in Schwung kommen. Manche Übungen im Pilates und im klassischen Hatha Yoga werden den Puls ebenfalls erhöhen.

Wenn Sie sich auf diesem Ausdauerlevel wohlfühlen, können Sie auch traditionelles Fitnesstraining mit meditativen Elementen kombinieren, sodass Ihr Puls immer auf mittlerem Niveau bleibt.

Die Intensität von Stufe 2 erreicht folgende Messwerte:

- ✔ **MET:** Von 4 bis 7, die Anstrengung ist ungefähr so, als wenn Sie (auf ebener Strecke) zügig gehen, um noch rechtzeitig zu einer Verabredung zu kommen. Mittleres Niveau.
- ✔ **Subjektiver Kraftaufwand:** Etwa 4 bis 6 auf der Skala von 0 bis 10. Sie fühlen sich, als ob Sie etwa die Hälfte Ihrer Kraft geben. Also etwa in der moderaten Mitte zwischen sehr leicht und sehr, sehr schwierig.

Das Herz schlägt schneller: Stufe 3

Diese Stufe ist für Aktivitäten von mittlerer bis starker Intensität reserviert. Zur Stufe 2 ergeben sich allerdings einige Überschneidungen, weil der Übergang zwischen beiden Leistungsniveaus fließend ist und davon abhängt, ob Sie eine Bewegung schneller ausführen und weniger Ruhepausen einlegen. Wer seinem Körper weniger Pausen zum Nachspüren und Ausruhen gönnt, ist schnell auf Stufe 3.

Von den hier vorgestellten Bewegungskonzepten erreicht vor allem Tai Chi Chuan bei den meisten Bewegungen die Stufe 3. Bei Yoga und Pilates sind nur manche Bewegungen so intensiv.

Die Intensität von Stufe 3 erreicht folgende Messwerte:

- ✔ **MET:** Mehr als 7, entspricht etwa einer Bergwanderung. Trainiert die Ausdauer und strengt das Herz-Kreislauf-System sehr an.
- ✔ **Subjektiver Kraftaufwand:** Mehr als 6 auf der Skala von 0 bis 10. Sollte sich schwierig, aber noch erträglich anfühlen. Wenn Sie es auf die Spitze treiben wollten, könnten Sie noch einen Gang zulegen.

Was die Intensitätsgrade für das Training bedeuten

Was fangen Sie nun mit den Informationen über die verschiedenen Intensitätsgrade der einzelnen Methoden an? Die Umsetzung ist eigentlich ganz einfach, ich liefere Ihnen einen Überblick, welche Art von Übungen sich für die einzelnen Phasen Ihres täglichen Programms eignen.

Die Einstufung dient dazu, dass Sie auf achtsame Weise üben können, und zu nichts anderem. Sie brauchen nicht zu denken, dass Sie Stufe 1, 2 und 3 jeweils kombinieren oder sich steigern müssen. Es ist wunderbar, nur Bewegungen auf Stufe 1 zu praktizieren, genauso wie eine Kombination verschiedener Intensitätsgrade. Die Stufen dienen nur zu Ihrer Orientierung.

- ✔ **Stufe 1:** Geeignet zum Aufwärmen sowie zum Abkühlen und Entspannen am Ende einer Übungsreihe. Wenn es Ihnen vor allem um die Verfeinerung der Körperwahrnehmung geht oder Sie sich von einer Verletzung oder einem Herzinfarkt erholen, sollten Sie Ihre ganze Übungsreihe nur auf Stufe 1 machen. Auch als älterer Mensch ist es sinnvoll, mit langsamen Bewegungen zu beginnen. Wessen Hauptziel meditative Entspannung ist, wird auf diesem Niveau am erfolgreichsten sein.
- ✔ **Stufe 2:** Geeignet für den Übergang zwischen den Aufwärmübungen und kraftvolleren Übungen (wenn Sie solche machen wollen). Auch wenn Sie ein insgesamt moderates Programm durchführen wollen und insgesamt gesund und durchschnittlich trainiert sind, liegen Sie mit Stufe 2 genau richtig.
- ✔ **Stufe 3:** Geeignet für die Hauptphase des Trainings nach gründlichem Aufwärmen oder für ausgesprochen geübte und sportliche Menschen. Vergessen Sie nicht, ausdauer- und kraftintensive Bewegungen immer durch sanfte Übungen vorzubereiten.

Wenn Sie Verletzungen oder sonstige körperliche Einschränkungen haben, sollten Sie vor jeder sportlichen Aktivität zunächst mit dem Arzt sprechen.

In diesem Buch habe ich aus Platzgründen ohnehin nur Bewegungen mit geringer oder mittlerer Intensität beschreiben können. Um das ganze Spektrum der einzelnen Methoden kennenzulernen, sollten Sie sich weiter informieren, sei es durch spezielle Bücher oder in einem Kurs in Ihrer Nähe. Die beschriebenen Übungen können Sie, wenn Sie mehr Intensität wünschen, schneller oder mit weniger Pausen durchführen oder öfter wiederholen. Vertrauen Sie Ihrem gesunden Menschenverstand. Sie werden selbst spüren, in welcher Weise Sie Ihr Programm individuell anpassen können.

Traditionelles Training mit meditativen Elementen

Manche Puristen werden wahrscheinlich die Nase rümpfen, wenn ich vorschlage, normales Fitnesstraining mit meditativen Bewegungen und Entspannungstechniken zu bereichern, um dadurch mehr Achtsamkeit zu erfahren. Doch das ist eine legitime Möglichkeit, sich in den Bewegungskonzepten, die ich hier vorstelle, erstmalig zu versuchen. Sie bleiben bei Ihrem vertrauten Training und fühlen gleichzeitig das Fließen der Energie oder erleben wertvolle, kontemplative Momente. Jeder muss für sich selbst entdecken, welche Kombination von Übungen und Methoden für ihn richtig ist. Wie wäre es zum Beispiel mit folgenden Vorschlägen? Klingt das nicht vielversprechend?

- Leichtes Jogging oder Walking mit besonderer Konzentration auf die Muskelbewegungen und die eigene Atmung
- Training auf dem Fahrrad-Ergometer oder Hometrainer mit besonderer Konzentration auf die runde Kurbelbewegung der Füße
- Meditations- oder Zentrierungsübungen zu Beginn und/oder am Ende einer Fitnesseinheit

Probieren Sie die Vorschläge doch einfach mal aus. Dann werden Sie schnell feststellen, ob das etwas für Sie ist.

Training mit Achtsamkeit

Wer hat nicht schon einmal davon gehört, dass manche Langstreckenläufer die letzten Kilometer wie in Trance laufen und sich nicht einmal mehr daran erinnern, wie sie ins Ziel gekommen sind. Haben Sie das selbst schon einmal erlebt?

Studien zeigen indes, dass Körper und Geist am meisten profitieren, wenn das Training nicht zu kraftvoll und intensiv ist, sondern eher von niedriger bis mittlerer Intensität. Das entspannte Hochgefühl bei einem schnellen Berglauf oder Marathon ist wahrscheinlich eher das Resultat der Endorphine und anderer neuroaktiver Substanzen als das Ergebnis meditativer Achtsamkeit.

Neuroaktive Substanzen oder Neurotransmitter sind natürlich vorkommende, chemische Stoffe im Gehirn (Adrenalin und Endorphine gehören zu den bekannten), die für veränderte Gehirnfunktionen, Wahrnehmung und Verhalten verantwortlich sind, indem sie als Botenstoffe zwischen den Hirnzellen fungieren.

Wenn Sie sich nicht allzu sehr verausgaben und an die Grenze Ihrer Kräfte gehen, werden Sie in der Lage sein, normales Fitnesstraining meditativ zu erleben und am Ende ein Gefühl der Ruhe und des Friedens haben.

Um selbst zu sehen, was ich meine, versuchen Sie bitte einmal folgende Kombination: Machen Sie Ihr normales Training, sei es nun Laufen (auch auf dem Laufband), Gehen, Wandern oder Fahrradfahren. Ihre geschätzte Leistung soll dabei unter 6 liegen (auf der Skala zwischen 0 und 10), das heißt, dass Sie nur moderat trainieren. Anstatt sich durch Musikhören mit Ohrstöpsel oder durch Fernsehen (wenn Sie im Studio sind) abzulenken, sollten Sie die Aufmerksamkeit auf Ihren Körper richten. Spüren Sie, wie Sie tief und gleichmäßig atmen, konzentrieren Sie sich darauf, wie die Muskeln arbeiten. Wie bei der Meditation wird es am Anfang schwierig sein, die Gedanken nicht ständig abschweifen zu lassen. Versuchen Sie, den Geist ganz leer werden zu lassen. Wenn Ihnen ein Gedanke in den Sinn kommt, nehmen Sie ihn an und lassen ihn wieder vorbeiziehen. Bleiben Sie dran, am Anfang fünf Minuten, dann zehn, dann vielleicht sogar zwanzig. Schauen Sie, ob Ihnen dies dabei hilft, ruhiger, ausgeglichener, konzentrierter und entspannter zu werden.

Diese Art der Meditation eignet sich nur, wenn Sie an einem sicheren Ort (zum Beispiel im Studio oder zu Hause) trainieren. Ich möchte nicht, dass Sie auf unwegsamem Gelände vom Fahrrad stürzen, während Sie meditieren!

Anfang und Ende mal anders

Dieser Vorschlag ist eher traditionell ... na ja, nicht ganz. Es gibt immer mehr Fitnesstrainer, die die Trainingsstunde mit einfachen Yoga-Übungen oder Tai-Chi-Bewegungen einleiten, damit die Kursteilnehmer erst einmal innerlich ankommen. Meditative Elemente zu Beginn einer Aerobic-Stunde beispielsweise dienen dazu, sich auf das vertraute Training einzustellen und in Vorfreude zu kommen.

Versuchen Sie einmal Folgendes: Machen Sie zuerst fünf bis zehn Minuten Yoga oder Qigong-Walking oder auch einige Tai-Chi-Figuren auf beiden Seiten, bevor Sie zum Step-Aerobic-Kurs fahren oder auch von zu Hause aus Ihre gewohnte Joggingrunde starten. Wenn Sie wieder zu Hause sind, machen Sie dieselben Bewegungen vom Anfang noch einmal. Sie können sich auch in die sogenannte Totenstellung aus dem Yoga legen (siehe Kapitel 6) oder eine Umkehrhaltung mit an der Wand hochgelegten Beinen machen. Beide Haltungen führen zu tiefer Entspannung.

Eine Auswahl meditativer Übungen

Jetzt geht der Spaß los. Hier erhalten Sie fünf meditative Bewegungskombinationen für ein ganzheitliches Kurzprogramm zum selbstständigen Üben – einige sind von Experten extra für Sie zusammengestellt worden! Wenn Sie diese ausprobiert und gesehen haben, wie endlos die Möglichkeiten sind, werden Sie sich problemlos selbst verschiedene Übungsreihen für Ihren Zweck ausdenken können.

Die genauen Bewegungsanleitungen kann ich in diesem Abschnitt nicht wiederholen. Bitte schlagen Sie im Inhalts- oder Stichwortverzeichnis nach, um die Anleitungen zu den einzelnen Bewegungen zu finden. In manchen Fällen erhalten Sie allerdings Tipps für geeignete Übergänge oder für die Intensität des Übens.

Kombi 1 – Rundgang durch verschiedene Methoden

Dieser Rundgang durch verschiedene ganzheitliche Methoden ist für die Tage, an denen Sie sich mindestens eine halbe Stunde Zeit nehmen wollen, am liebsten alles machen würden und sich nicht entscheiden können. Praktizieren Sie nach den obligatorischen Aufwärmübungen die Bewegungsreihe in einem fließenden Zusammenhang. Wiederholen Sie dabei jede einzelne Übung so oft, wie Sie wollen, bevor Sie zur nächsten übergehen. Anschließend sollten Sie genügend Zeit für den Abschluss der Übungseinheit einplanen.

Vorbereitende Bewegungen

1. **Stehen und sich bewusst werden (Feldenkrais).**
2. **Das Tor öffnen (Tai Chi Chuan). Bis zu vier Mal wiederholen oder öfter, wenn Sie wollen.**

Übungsreihe

1. **Den Vogel am Schwanz fassen (Tai Chi Chuan). Einmal auf jeder Seite, mit einem zentrierenden Schritt zum Seitenwechsel.**
2. **Heldenhaltung (Yoga). Auf beiden Seiten üben, dazwischen in die Berghaltung gehen.**
3. **Qigong-Walking (Qigong). Machen Sie die Gehmeditation nicht nur vorwärts, sondern auch rückwärts. Auch Seitwärtsgehen nach links und nach rechts können Sie achtsam üben.**
4. **Dreieckshaltung (Yoga). Mindestens ein Mal auf jeder Seite.**
5. **Liegestütz (Pilates).**

Abschluss

1. **Die Hundert (Pilates). Für die Bauchmuskeln.**
2. **Totenstellung (Yoga). Für die Schlussentspannung.**

Kombi 2 – Tai Chi und Yoga

Sie können die Kombination auch Yo-Chi oder Tai-Ga nennen! Beide Methoden passen auf natürliche Weise in vielerlei Hinsicht gut zusammen. Zum Beispiel:

- ✔ Fangen Sie mit dem sanften Tai Chi an, machen Sie einige Yoga-Stellungen und schließen Sie wieder mit Tai Chi ab.
- ✔ Fangen Sie mit Yoga-Stellungen im Stehen zum Aufwärmen an, fordern Sie sich dann mit kraftvollen geübten Tai-Chi-Bewegungen und schließen Sie mit einer entspannenden Yoga-Meditation ab.
- ✔ Fangen Sie mit einer der beiden Methoden sanft an, wechseln Sie jeweils nach fünf Minuten und machen Sie zum Schluss langsame Übungen.

David Dorian Ross, der Tai Chi unterrichtet (und mich auch beim Tai-Chi-Kapitel beraten hat), aber auch seit vielen Jahren Yoga praktiziert, hat diese kleine Bewegungsreihe für Sie zum Ausprobieren zusammengestellt. Machen Sie die Bewegungen jeweils auf beiden Seiten, auch gern öfter als ein Mal. Diese Sequenz ist natürlich nur eine aus einer Vielzahl von Möglichkeiten.

Bei dieser Kombination sind auf vielerlei Weise Ihre Balance und Standfestigkeit gefragt.

1. **Das Tor öffnen (Tai Chi). Stellen Sie sich zunächst ruhig hin, um sich aufzurichten und den Atem zu spüren. Dann fangen Sie an.**
2. **Die Laute spielen (Tai Chi). Halten Sie die Position einen Moment, um Ihr Gleichgewicht zu prüfen. Das Atmen nicht vergessen! Machen Sie die Bewegung mehrere Male, zuerst ganz sanft, damit Sie langsam warm werden.**
3. **Fersenstoß (Tai Chi). Versuchen Sie, Ihren Körper korrekt auszurichten und bei jeder Wiederholung das Bein etwas höher zu bekommen.**
4. **Dreieckshaltung (Yoga). Für Dehnung, Kräftigung und Balance.**
5. **Baumhaltung (Yoga): Bleiben Sie standfest wie ein Baum und atmen Sie.**
6. **Heldenhaltung (Yoga). Eine kraftvolle Stellung, auch für die Balance.**
7. **Berghaltung (Yoga). Zur Zentrierung. Nehmen Sie diese Haltung ein, um nach den Übungen wieder ruhig zu werden und den Atem fließen zu lassen.**

Sie können die Schritte 2 bis 6 auch mehrmals hintereinander als fließende Übungsreihe praktizieren. Schließen Sie dann mit der Berghaltung (Schritt 7) ab.

Kombi 3 – Yoga zum Wachwerden und Aufwärmen

Jenni Fox und Paul Gould, beide Yoga-Lehrer in Kalifornien, bieten Ihnen diese Reihe von verschiedenen Yoga-Stellungen an, mit denen Sie sich aufwärmen können. Beachten Sie die verschiedenen Hinweise zur Dauer der einzelnen Stellungen.

Sie können die Reihe im Ganzen praktizieren oder auch nur die Teile 6, 8 und 9 morgens zum Wachwerden oder abends zum Regenerieren.

1. **Berghaltung mit Tönen (Yoga). Atmen Sie zur Vorbereitung ein und mit dem Ausatmen sprechen Sie ein langes «Aah», um Spannungen im Hals und Gesicht zu lösen.**
2. **Zentrierendes Atmen in der Berghaltung (Yoga). Führen Sie die Hände in der Namaste-Haltung zusammen. Beobachten Sie eine Minute lang den Atem.**
3. **Berghaltung (Yoga). Üben Sie mit über den Kopf erhobenen Armen – eine Minute lang.**
4. **Baum (Yoga). Für das Gleichgewicht – 30 Sekunden lang auf jeder Seite.**

5. **Heldenhaltung (Yoga). Zur Kräftigung und zum Warmwerden – eine Minute lang auf jeder Seite.**
6. **Hund mit dem Gesicht nach unten (Yoga). Zum Stressabbau und Warmwerden – 30 Sekunden lang.**
7. **Vorbeuge über beide Beine (Yoga). Zur Dehnung und zum Warmwerden – eine Minute lang.**

   Die folgenden beiden Punkte sind der Abschluss, falls Sie diese Reihe geschlossen praktizieren wollen. Wenn Sie noch andere Bewegungen zusätzlich einschieben wollen, sollten Sie die Punkte 8 und 9 für den Schluss reservieren.

8. **Einfache Umkehrhaltung (Yoga). Im Yoga gibt es viele Umkehrhaltungen, die den ganzen Körper verjüngen. Eine einfache Stellung besteht darin, vor einer Wand auf dem Rücken zu liegen (das Gesäß ist nahe an der Wand) und die Beine ausgestreckt nach oben zu lagern – bis zu fünf Minuten lang, am Ende einer Sitzung.**

   Bei allen Umkehrhaltungen sollten Sie zuerst mit Ihrem Arzt abklären, ob dies für Sie erlaubt ist.

9. **Totenstellung (Yoga). Zur Entspannung für Körper und Geist – fünf bis zehn Minuten lang, als entspannender Abschluss.**

Kombi 4 – Klassiker für die Achtsamkeit

Werfen Sie doch mal einen Blick in Teil V mit den modernen Klassikern. Die folgende Kombination hilft Ihnen bei der Entwicklung eines sensiblen Körperbewusstseins. Sie können die Reihe als solche üben oder als Einstiegsübungen für ein anderes Bewegungsprogramm einsetzen.

1. **Aufstehen I (Alexander)**
2. **Aufstehen II (Alexander)**
3. **Stehen und sich bewusst werden (Feldenkrais)**
4. **Sitzen, Drehen und Schauen (Feldenkrais)**
5. **Vorbereitende Übung für den Übergang vom Vierfüßlerstand zum Stehen (Laban)**
6. **Vom Vierfüßlerstand zur Fortbewegung in der Aufrichtung (Laban)**

Kombi 5 – Pilates und Qigong

Qigong und Pilates scheinen auf den ersten Blick nicht so recht zusammenzupassen. Während Qigong als jahrhundertealte Lehre von der Harmonie und Energie der Bewegungen sehr sanfte, fließende Bewegungen hat, ist Pilates mit der Betonung der kräftigen Körpermitte stärker auf Kontrolle und korrektes Üben konzentriert. Doch Sie können beides zusammen zu Ihrem Vorteil kombinieren.

Anfang und Ende dieser Übungseinheit bilden zwei oder drei Qigong-Bewegungen, sodass Sie den Energiefluss spüren. Dazwischen machen Sie einige Pilates-Übungen.

1. **Stehen wie ein Baum (Qigong)**
2. **Ganzkörperatmung (Qigong)**
3. **Qigong-Walking (Qigong)**
4. **Pilates-Käfer, mit mehr Übung: Rollen wie ein Ball (Pilates)**
5. **Die Hundert, eventuell beginnend mit vorbereitender Bauchübung (Pilates)**
6. **Rückendehnung (Pilates)**
7. **Die Säge (Pilates)**
8. **Brustschwimmen (Pilates)**
9. **Rudern (Qigong)**
10. **Stehen wie ein Baum (Qigong)**

Wollen Sie noch mehr? Dann fügen Sie einfach noch mehr Pilates-Übungen ein oder machen Sie nach dem Qigong zum Einstieg noch etwas Tai Chi!

Ihrer Fantasie sind keine Grenzen gesetzt!

Gestalten Sie Ihr eigenes Programm

Es gibt wirklich keine besonderen Regeln für die Zusammenstellung einer ganz individuellen Übungsreihe. Sie sollten lediglich darauf achten, dass Sie einen möglichst fließenden Übergang zwischen Bewegungen im Stehen und auf dem Boden oder umgekehrt gestalten und nicht vor und zurück springen. Intensiv kräftigende und sanfte, meditative Übungen sollten auch nicht sprunghaft abgewechselt werden. Gestalten Sie Ihr ganz eigenes kreatives Programm für Ihre individuellen Wünsche und Bedürfnisse. Sie können die meditativen Bewegungen auch jederzeit in ein traditionelles Fitnesstraining einfließen lassen. Ihr Trainingsprogramm kann zum Beispiel verschiedene Intensitätsstufen haben, sodass sich ein bestimmter Kurvenverlauf ergibt. Können Sie sich den Verlauf Ihres Trainings visuell vorstellen? Ich hoffe, die folgende Liste hilft Ihnen bei der Veranschaulichung:

- ✔ Eine gerade Linie: Ein konstanter Intensitätsgrad.
- ✔ Eine steil ansteigende und dann abfallende Kurve: Sanfter Beginn, Steigerung der Intensität, dann wieder leichtes Üben.
- ✔ Ein sanfter Hügel: Leichter Start, sanfte Steigerung, danach wieder leichteres Üben.

- Eine sanfte Hügelkette: Wellenartiges sanftes Üben mit geringen Intensitätsunterschieden.
- Eine steile Bergspitze: Nach einem leichten Start gleich eine sehr intensive Aktivität üben, dann sofort wieder sanftes Üben.
- Eine Reihe hoher Berge: Sehr intensives Üben, zwischendrin den Puls immer wieder sinken lassen (eine Art Intervalltraining, wie es Leistungssportler machen). Zum Beispiel können Sie schwierige Ausdauerübungen machen und zwischendurch immer eine Gehmeditation machen.

Probieren Sie ganz nach Lust und Laune einen Methodenmix aus, der zu Ihnen passt!

Teil VII

Der Top-Ten-Teil

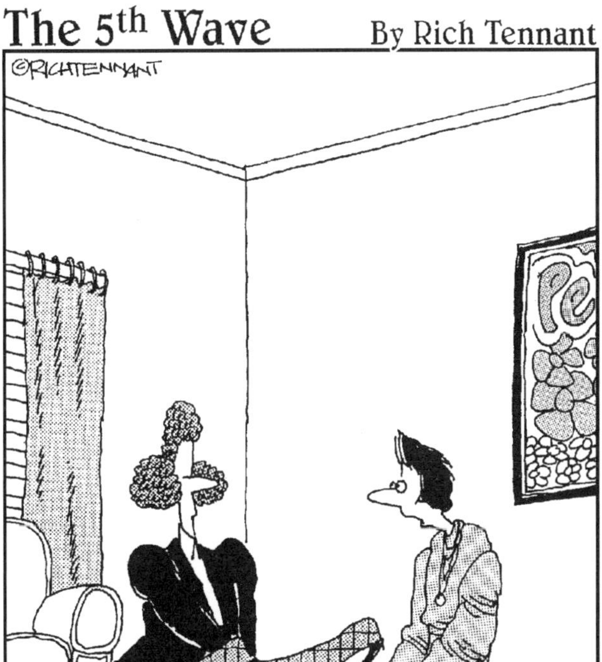

»Ihre Haltung ist schon sehr gut. Jetzt entspannen Sie, konzentrieren Sie sich und lassen langsam das Handy los.«

In diesem Teil …

Sie mögen schnelle Hinweise, schnelle Lektüre, schnelle Checklisten und eine schnelle Möglichkeit, alles abzukürzen? Passt das zu mir? Was bringt mir das? In diesem Teil finden Sie eine Menge Listen der wichtigsten Dinge, die Sie im Zusammenhang mit meditativer Entspannung wissen sollten. Zugegeben, die Dinge, die *meiner* Erfahrung nach am wichtigsten sind. Sie werden immer auch andere Menschen mit anderen Ansichten finden. Trotzdem können Sie einen Blick darauf werfen und mit den Listen vielleicht Ihre eigenen Gedanken besser sortieren und klarer sehen, was Sie tun wollen – entweder bevor Sie das Buch als Ganzes lesen, währenddessen oder danach.

Doch zunächst atmen Sie erst einmal gaaanz tief ein und spüren Sie, wie die meditative Entspannung sich in Ihnen ausbreitet.

Zehn Gründe für ganzheitliches Training

18

In diesem Kapitel

- Geschmeidig bewegen
- Den Fluss der Bewegung spüren
- Es leichtnehmen
- Sich Ziele setzen
- Inneren Frieden finden
- Die Atmung verbessern
- Ins Innere schauen
- Kraft, Ausdauer und Beweglichkeit trainieren

Vielleicht sind Sie noch nicht ganz überzeugt von diesem ganzheitlich-meditativen Zeug für Körper und Geist, entweder weil Sie als Endorphin-Junkie ohnehin jedes Wochenende aus Spaß einen Halbmarathon laufen und sich nicht vorstellen können, wie sanfte Bewegungen funktionieren, oder, gerade andersherum, weil Sie bislang zu wenig Sport machen und sich nicht vorstellen können, dass sanfte Bewegung ausreicht und den richtigen Ausgleich bringt.

Falls Sie bereits viel Sport treiben, könnte es sein, dass Ihr Training vielleicht etwas einseitig ist. Eine weniger ehrgeizige Bewegungsform könnte Ihnen dabei helfen, neue Erfahrungen mit sich zu machen. Mir ist es jedenfalls so gegangen, und ich arbeite immer wieder daran, beim Training die richtige Balance zwischen High-Power und innerer Ruhe zu finden. Ich muss immer wieder gegen das »Schneller, Höher, Weiter« in meinem Kopf ankämpfen. Also hören Sie auf mich, ich weiß, wie Sie sich fühlen. Und ja, ich habe in mir etwas entdeckt, das sich nicht nur gut anfühlt, sondern mir auch dabei hilft, die intensiven Sportarten besser zu machen. Ganzheitliches Training und Sport können wirklich Tango miteinander tanzen! Denken Sie auch daran: Es geht nicht um reglose Meditation, Bewegung ist ein wesentlicher Bestandteil!

Vielleicht sind Sie ja auch etwas zurückhaltend, weil Sie fürchten, dass Training gleichbedeutend mit Schmerz ist. Was das betrifft, so ist es lange her, dass der Muskelkater nach dem Training obligatorisch war. Ich erinnere mich noch an einen dreistündigen Aerobic-Kurs, bei dem das Ziel des Trainers darin bestand, uns am Ende alle aus dem Raum humpeln zu sehen! Doch das ist Schnee von gestern. Training braucht nicht wehzutun, bevor es gut tut! Entscheiden Sie sich für eine der hier vorgestellten ganzheitlichen Bewegungsmethoden. Ohne Schmerzen, dafür mit viel Gewinn für Körper, Geist und Seele. (In Kapitel 19 finden Sie mehr über den physischen und medizinischen Nutzen, wenn Sie noch mehr Überzeugungsarbeit brauchen.)

Die in diesem Kapitel aufgeführten zehn Gründe sind weniger akademisch, sondern eher mentaler Art. Sie sprechen mehr Ihr Bauchgefühl und die rechte Gehirnhälfte an, zählen deshalb jedoch nicht weniger als medizinische Argumente. Die letzten drei Gründe sprechen die körperliche Gesundheit allgemein an, die in unserem ganzheitlichen Zusammenhang einen etwas weicheren Klang annimmt als nach der traditionellen Interpretation. So, nun schauen Sie sich aber einmal die besten Argumente für ein ganzheitliches Training an:

Weichere Bewegungen kennenlernen

Weich? Wie geht das? Lassen Sie mich erklären: Bei ganzheitlichem Training springen und stampfen Sie nicht, Sie werfen sich nicht an eine Wand, kämpfen nicht gegen imaginäre Gegner und tragen auch keine schwere Ausrüstung. Sie bewegen sich einfach. Sie bewegen sich meist barfüßig, manchmal zu sanfter Musik und in behaglich beleuchteten Räumen. Am Ende einer Stunde beißen Sie nicht die Zähne zusammen, sondern Sie lächeln.

Runde und fließende Bewegungen ausprobieren

Etwas Weiches ist auch fließend – beides gehört irgendwie zusammen. Doch vielleicht stimmt der Zusammenhang nicht immer. Jazzdance beispielsweise fließt, doch ist er weich? Nein. Nicht, wenn Sie an die schräge Musik und die Sprünge denken. Eine *fließende* Bewegung hat keine Ecken und Kanten, sondern alles ist rund. Es gibt keine Stoppschilder, nur Vorfahrtszeichen. Es gibt weder heiß noch kalt, nur angenehm warm. Eine Bewegung geht in die andere über, sodass sie sich wie Tanz anfühlt. Auch wenn Sie gar nicht tanzen, können Sie sich wie ein Tänzer fühlen – ein schönes Gefühl.

Sich ohne Anspruch auf Perfektion entspannen dürfen

Die meisten ganzheitlichen Bewegungsmethoden sind eher wohlwollend – im Vergleich zu der strengen Bewegungskunst des Balletts beispielsweise, bei dem jede einzelne Zehe ihre genaue Position hat. Die Übungen im Pilates oder manche Yoga-Stile sind allerdings ziemlich strukturiert und zeigen nur wenig Nachsicht mit den Übenden. Doch alle hier vorgestellten Methoden ermuntern Sie, sich selbst anzunehmen und auf den eigenen Körper zu hören. Sie sollen nur so intensiv üben, wie es sich für Sie je nach Tagesform gut anfühlt. Sind Sie nicht so beweglich? Dehnen Sie das Bein einfach nicht so weit. Sie brauchen die Frau neben sich im Kurs oder den Trainer auf der DVD nicht nachzuahmen. Tun Sie einfach, was für Sie am besten ist – das ist herrlich.

Die eigenen Grenzen selbst wahrnehmen, ohne dass ein Trainer einen anbrüllt

Haben Sie schon einmal von Fitnessstudios gehört, die einen knallharten Drill wie in einem Ausbildungslager anbieten? »Militär-Fitness« nennt sich dieser Trend. Das Training ist besonders hart, der Trainer brüllt Sie ständig an, dass Sie ein Weichling seien, egal was Sie tun. Da kann ich nur zusammenzucken. Warum sollte ich wollen, dass mich jemand anschreit?

Wenn Sie auf dem Weg des Yoga, Tai Chi, Qigong, Feldenkrais oder einer anderen meditativen Bewegungsform sind, wird Sie niemand als Weichei oder Feigling beschimpfen, nur weil Sie nicht hart genug trainieren und entsprechend leiden.

Inneren Frieden und Ruhe genießen

Wenn Sie ein Yoga-Stunde beendet oder im Park Tai Chi praktiziert haben, werden Sie sich nicht überdreht fühlen, sondern in sich ruhen und zufrieden sein. Gleichzeitig fühlen Sie sich voller Energie und sind bereit, alles, was nun auf der Tagesordnung steht, anzupacken. Sie werden sich nicht zerschlagen und ausgelaugt fühlen, wie einem das manchmal nach einem normalen Training passiert, auch nicht besonders müde oder schlafbedürftig. Nach dem Üben werden Sie eine Befreiung spüren, wie wenn sich nach turmhohen Wellen plötzlich ein tiefes, unendliches Blau in Ihrer Seele ausbreitet (so wie auf Fotos von den griechischen Inseln). Das klingt nach großer Gelassenheit? Genau.

Besser atmen

Einfach atmen. Nicht mehr und nicht weniger. So einfach wie es klingt, so schwierig kann es manchmal sein, wenn man bedenkt, wie viele unwillkürlich den Atem anhalten, vor allem in Augenblicken der Anspannung und der Angst. Wer nicht atmet, zieht sein Inneres zusammen. Deshalb legen alle ganzheitlichen Bewegungskonzepte besonderes Augenmerk auf eine gleichmäßige und tiefe Atmung. Manche spirituellen Meditationspraktiken, die ich hier nicht genauer erläutern kann, konzentrieren sich ausschließlich auf den Atem. Durch gezielte Atemtechniken kann die Seele gereinigt und quälende Sorgen können weggewischt werden.

Achtsamkeit erleben

Bei achtsamen Bewegungen geht es nicht nur darum, was mit Ihren Muskeln, Gelenken und Knochen passiert – obwohl rein physiologisch tatsächlich eine Menge passieren kann, wenn Sie sich wie vorgesehen bewegen. Es geht eigentlich darum, was in Ihrem Inneren passiert, während Muskeln, Gelenke und Knochen in Bewegung sind. Richten Sie Ihre Aufmerksamkeit nach innen und die Wirkung wird außen als Bewegung sichtbar werden.

Ohne Hanteln kräftiger werden

Kein Grund, Gewichte zu stemmen oder mit Hanteln eine vorgegebene Anzahl von Kraftübungen zu machen. Mit ganzheitlichem Training straffen und kräftigen Sie die Beine und den Rumpf, schulen gleichzeitig Ihren Gleichgewichtssinn – und dies mehr, als Sie sich vorstellen können. Sie brauchen dafür nur die richtige Auswahl von Bewegungen zu treffen.

Ganzheitliches Training ist nichts für Schlaffis! Ich habe schon Machos mit gestählten Muskeln gesehen, die vor Wut fast in Tränen ausgebrochen sind, weil sie an Yoga-Stellungen gescheitert sind, die die Muskeln eines jeden zum Zittern bringen können.

Ohne Schmerzen beweglicher werden

Beim ganzheitlichen Training kommt es darauf an, eine Bewegung nur so lange zu machen, wie sie sich gut anfühlt und keine Schmerzen bereitet. Viele versuchen allerdings, angespannte und verkürzte Muskeln über die jeweilige Grenze hinaus zu dehnen. Unser ganzes Leben lang hat man uns eingetrichtert, uns zu dehnen, zumeist ohne genauer zu erklären wie, warum und vor allem wie stark! Deshalb dehnen wir uns, was das Zeug hält, frustriert über unsere mangelnde Beweglichkeit, um im Wettbewerb mit uns selbst einem bestimmten Ideal zu entsprechen. Mir ist das ebenso gegangen, ich habe meine Kiefer zusammengepresst und mich angeknurrt: »Mach weiter!« Das haben Sie bei den meditativen Bewegungen nicht nötig. Beweglicher werden Sie trotzdem.

Ohne hohen Puls mehr Ausdauer entwickeln

Sie können Herz und Lunge dabei helfen, belastungsfähiger und gesünder zu werden – ein wenig hängt dies allerdings davon ab, welche Übungen Sie machen und wie Sie sie machen. Auf alle Fälle sollte Ihnen nichts wehtun. Keine knirschenden Kniegelenke, keine Rückenbeschwerden, gezerrten Oberschenkel oder was sonst an körperlichen Schäden durch falschen sportlichen Ehrgeiz öfters zu vermelden ist. Und das schöne Plus dabei: Wer fit ist, verbrennt mehr Kalorien, weil straffe Muskeln mehr Energie verbrauchen.

Zehn gesundheitliche Argumente für meditative Bewegung

19

In diesem Kapitel

- Stress abbauen und den Blutdruck senken
- Gleichgewicht und Haltung verbessern
- Muskeln (einschließlich Herz) und Skelettsystem stärken
- Schmerzen im unteren Rücken lindern
- Beweglicher werden

Einige sehr traditionell orientierte Mediziner und Sportwissenschaftler wollen einem vielleicht noch erklären, dass der gesundheitliche Nutzen der ganzheitlichen Methoden für Körper und Geist nicht messbar sei und »nur« im Kopf stattfinde. In der Tat gibt es noch wenig akademische Studien zu dem Thema, doch das ist in Ordnung. Sie selbst wissen am besten, was Sie fühlen, und das zählt mehr.

In diesem Kapitel finden Sie die zehn wichtigsten gesundheitlichen Argumente für ein ausgewogenes Workout mit meditativer Bewegung und Entspannung, soweit dies wissenschaftlich bewiesen oder durch Erfahrung belegt ist. Ihr Körper wird es Ihnen danken! (Wie Sie insgesamt profitieren, können Sie in Kapitel 18 lesen.)

Stress und Ängste abbauen

Das ist wahrscheinlich der Hauptnutzen von Yoga, Tai Chi und anderen Bewegungslehren. Bereits nach einer Stunde kann man spüren, wie der Stress einem Gefühl der Entspannung weicht. Nach mehreren Wochen, Monaten oder gar Jahren regelmäßigen Trainings wird Ihr Stress – oder sollte ich sagen, Ihre Reaktion auf stressbelastete Situationen – wahrscheinlich erheblich geringer sein.

Besseres Gleichgewicht

Auf zwei Füßen zu stehen, oder auch auf einem, ist keine angeborene Fähigkeit. Kinder müssen es erst lernen und leider werden im Alter viele Menschen etwas unsicher auf den Beinen und brechen sich womöglich das Becken oder den Oberschenkel. Haben Sie schon einmal bemerkt, dass manche ältere Menschen einen schlurfenden Gang haben? Sie haben ihr Gleichgewichtsgefühl verloren und fühlen sich bereits unsicher, wenn sie beim bloßen Gehen einen Fuß heben sollen. Selbstverständlich gibt es auch sportliche Herausforderungen, bei denen ein besonders stabiles Gleichgewicht nötig ist, zum Beispiel beim Bergwandern auf steinigen Pfaden oder selbst beim Jogging (dort »balancieren« Sie bei jedem Schritt auf einem Fuß). Besonders Tai Chi ist bekannt dafür, wie sehr es das Gleichgewicht schult.

Haltung verbessern

Wenn ein verbessertes Gleichgewicht Ihnen als Argument nicht genügt, so vielleicht ein gute und aufrechte Haltung. Vergessen Sie den Witwenbuckel, der Sie zu einem in sich zusammengesackten, alten Menschen macht, auch wenn Sie vielleicht noch jung sind. Mit einem ganzheitlichen Training bleibt Ihre Wirbelsäule kräftig und elastisch. Die Aufrichtung des Körpers zu seiner ganzen Größe ist ein wichtiges Thema bei den hier vorgestellten Bewegungsmethoden.

Kräftige, straffe Bauchmuskeln

Es gibt viele Fitnessprogramme, bei denen den Bauchmuskeln keine besondere Aufmerksamkeit zukommt. Bei den meisten ganzheitlichen Methoden ist dies anders. Die Kräftigung der Bauchmuskulatur ist dort die Voraussetzung für eine korrekte und funktionale Bewegung des gesamten Körpers. Die Pilates-Methode beispielsweise legt besonderen Wert auf die Stärkung der Körpermitte, des sogenannten Körperkerns *(Core)*. Ausführlicheres dazu in Kapitel 3.

Schmerzen im unteren Rücken lindern

Acht von zehn Menschen haben irgendwann Rückenschmerzen, die meisten im Lendenwirbelbereich. Dieses Argument zählt also besonders! Lernen Sie, durch sanfte und bewusste Bewegungen die Bauchmuskeln richtig einzusetzen, das Becken aufzurichten und die Rükkenmuskulatur entlang der Wirbelsäule gezielt zu kräftigen und beweglicher zu machen. Dann werden Ihre Kreuzschmerzen höchstwahrscheinlich bald besser werden.

Beweglichere Muskeln entwickeln

Beim üblichen Ausdauertraining werden bestimmte Muskeln stark belastet und angespannt, unter anderem durch die wiederholte Ausführung bestimmter Bewegungen. Sie trainieren dieselben Muskeln immer auf dieselbe Weise. Haben Sie sich zum Beispiel schon einmal die Oberschenkel eines Step-Trainers angeschaut? Viele haben übermäßig entwickelte Oberschenkel und verkürzte Hüftbeuger, woraus wiederum bei unausgewogenem Training durch die vielen Auf-und-ab-Bewegungen ein leichtes Hohlkreuz und verkürzte Rückenstreckermuskeln resultieren. Selbstverständlich hat nicht jeder bei Step-Aerobic das Problem, doch das Risiko ist vorhanden. Ganzheitliche Bewegungsmethoden haben jedoch die Beweglichkeit des gesamten Körpers im Blick. Das wird zwar nicht so weit gehen, dass Sie sich wie manche Zirkusartisten in alle Richtungen verbiegen können, doch ein gesundes Maß an Beweglichkeit, das Ihr Wohlbefinden steigert und präventiv gegen Unfälle und Verletzungen wirkt, werden Sie durch regelmäßiges Üben erreichen können. Außerdem sind die Übungsreihen weniger repetitiv, abwechslungsreich und ausgewogener als manch traditionelles Fitnesstraining.

Mehr Kraft

Sie werden vielleicht nicht in der Lage sein, 150-Kilo-Gewichte zu stemmen, doch Sie werden bei regelmäßigem Üben Ihren Muskeltonus vom Kopf bis zu den Füßen wahrnehmen und die Kräftigung Ihrer Muskulatur spüren können. Vor allem bei den körperorientierten Methoden wie Hatha Yoga und Pilates ist dies der Fall.

Das Skelettsystem stärken

Knochen, Muskeln und Gelenke gehören zusammen und jede Belastungsaktivität trainiert auch die Knochen. Sanfte Bewegungen, bei denen die einzelnen Knochen jeweils nur leicht belastet werden, tun dies genauso, als wenn Sie Ihrem Körper durch harte Bewegungen geradezu einhämmern, dass die spröden Knochen stärker werden sollen.

Herz und Lunge kräftigen

Beim ganzheitlichen Training wird je nach Intensität der Puls meistens höher gehen. Dieses leichte Ausdauertraining wird sich positiv auf das Herzinfarktrisiko auswirken, so wie das auch für normales Lauftraining oder eher hektisches Step-Aerobic gilt. Auch wenn Sie die Bewegungen ganz sanft ausführen, können Sie bereits Ihre Blutdruckwerte verbessern, indem die Cholesterinwerte positiv beeinflusst werden. Das heißt, das »gute« Cholesterin (HDL) nimmt zu und das »schlechte« Cholesterin (LDL) sinkt. Sich eine kurze Auszeit zu nehmen und zu entspannen, hat direkt körperlich messbare Wirkungen. Wenn sich Ihre Ausdauer verbessert und der Kreislauf stabiler wird, werden Sie vielleicht Spaß daran entwickeln, schnell zum Bus zu rennen oder die Treppen leichtfüßig nach oben zu gehen. Vielleicht werden Sie sogar entdecken, dass Ihr ganzheitliches Training sehr nützlich ist für Ihren nächsten Marathonlauf! (Marathon?)

Blutdruck senken

Jedes regelmäßige und stetige Ausdauertraining hilft, den Blutdruck zu senken – das gilt auch für die meisten ganzheitlichen Bewegungsmethoden. Allerdings sollten Sie vorher mit Ihrem Arzt sprechen, um die für Sie geeignete Methode auszuwählen. Sie sollten auch nicht ohne Absprache Medikamente absetzen. Die Kombination aus medikamentöser Therapie mit meditativer Bewegung und Entspannung als Begleittherapie wird eventuell die beste Methode zur Bekämpfung des Bluthochdrucks sein.

20

Zehn Ideen für einen meditativen Moment

In diesem Kapitel

- Beim Aufwachen und beim Zubettgehen
- Beim Shopping und beim Schlangestehen
- Unter der Dusche
- Am Anfang und am Ende eines Trainings
- Bei Stress und bevor Sie einen Streit anfangen

Im Verlauf eines Tages gibt es viele Gelegenheiten, einen Moment Zeit für meditative Entspannung zu finden, nicht nur an dem festen Kurstermin, den Sie in den Kalender gekritzelt haben.

Die Bewegungsübungen fühlen sich gut an und helfen Ihnen dabei, ein wenig gesünder zu werden. Außerdem können Sie die Vorteile mehrere Male am Tag ein paar Minuten lang genießen. Klar, einen geformten Bizeps werden Sie damit nicht bekommen und zum Schlankwerden sind diese kleinen Fitnessleckerbissen auch nicht geeignet. Doch Sie können etwas gelassener werden, Stress loswerden oder sich einfach besser auf ein intensiveres Workout vorbereiten, das Sie dann richtig ins Schwitzen bringt. Das sind doch richtig gute Gründe, oder?

Zuerst sollte ich jedoch klären: Was in aller Welt ist denn ein meditativer Moment? Für mich sind das die kleinen Gelegenheiten bei den zig Malen am Tag, wenn Sie spüren, wie das Blut in Ihnen hochsteigt (so wie die Quecksilbersäule des Thermometers an einem heißen Tag). Beispielsweise wenn Ihr Chef Sie ruft, Sie bereits zwei Gesprächspartner in der Leitung haben und eigentlich seit fünf Minuten den Bericht fertig haben sollten. Oder wenn Sie bei einer Verabredung schon spät dran sind und dann in einen Stau hineinfahren. Oder wenn Ihr Partner Sport schauen will, obwohl Sie sich mit ihm unterhalten wollen. Oder wenn … Ich muss gar keine weiteren Beispiele suchen, oder?

Mit anderen Worten: Die Zeit für einen meditativen Moment ist gekommen, wenn Sie eine persönliche Auszeit brauchen. Wenn Sie das, was sich Ihnen entgegenstellt, auf gelassenere Weise annehmen und sich auf Ihre innere Stärke konzentrieren wollen.

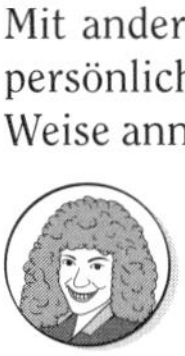

Das erinnert mich daran, als ich zu einem Vortrag an die Golfküste von Texas fliegen wollte. Ich landete am frühen Nachmittag in Dallas, mein Anschlussflug sollte eine Stunde später gehen. Da wusste ich noch nicht, dass der Himmel andere Pläne hatte. Mein Flugzeug war das letzte, das in Dallas landete, bevor die Gewitterstürme losbrachen. Der Flughafen wurde komplett geschlossen. Nachdem ich etwa fünf Stunden gewartet hatte, wurde bekannt gegeben, dass kein

Flug mehr – ja, kein einziger – vor dem nächsten Tag in Richtung Küste gehen würde. Ich hätte ausrasten und wie eine Verrückte durch das Flughafengebäude stürmen können, um die Angestellten dazu zu bringen, doch etwas zu unternehmen (was sie nicht konnten). Doch was hätte das gebracht, außer dass mein Blutdruck gestiegen wäre? Stattdessen stand ich in der Schlange (die erste von vielen an diesem Abend!) und praktizierte Qigong, machte die volle Yogi-Atmung und richtete meinen Körper auf Pilates-Art auf. Ich schaukelte auf meinen Füßen leicht vor und zurück, um mein Körpergewicht zu spüren. Ich hob einen Fuß, um mein Gleichgewicht zu prüfen. Vor allem atmete ich bewusst. Ganz tief. (Ach ja, und ich ergriff jede Gelegenheit, schnell zwischen den Gates hin und her zu laufen, sodass ich auch ein bisschen Ausdauertraining hatte.)

Schauen Sie sich die folgenden Vorschläge für Ihre eigenen meditativen Momente an. Sie können jede der in diesem Buch vorgestellten Techniken anwenden, bei der es darum geht, sich zu zentrieren, bewusst aufzurichten, den eigenen Atem zu spüren, das Gleichgewicht zu halten oder wie im Tai Chi leicht die Knie zu beugen. Wie es Ihnen gefällt.

Vorm Schlafengehen

Was wäre ein besserer Zeitpunkt, bewusst zu atmen und sich zu zentrieren, als vor dem Schlafengehen, wenn Sie nach einem langen Tag langsam ruhiger werden wollen? Wenn Sie Familie haben und kaum einmal fünf Minuten ungestört sein können, können Sie sich ins Badezimmer zurückziehen, die Tür abschließen und sagen: »Ich komme gleich wieder!« Dann machen Sie eine der energetischen Bewegungen aus dem Qigong (siehe dazu Kapitel 9).

Beim Schlangestehen

Lange Wartezeiten, ob beim Einkaufen oder im Stau auf der Straße, scheinen eine unvermeidbare Begleiterscheinung des modernen Alltagslebens zu sein. Sie haben mehrere Möglichkeiten: Sie nutzen die Zeiten, wenn Sie voraussichtlich nicht warten müssen – das ist natürlich die beste Wahl, doch nicht immer machbar. Sie stehen zunehmend missmutig in der Schlange und regen sich über die mangelnde Intelligenz von irgendjemandem auf (»Welcher Blödmann ist dafür verantwortlich?«) – das ist nicht wirklich produktiv. Oder (jetzt kommt's) Sie erleben einen meditativen Moment. Wartezeiten sind die perfekte Gelegenheit für eine Feldenkrais-Übung zum Körperbewusstsein (siehe Kapitel 13) oder für die Baumhaltung aus dem Yoga in modifizierter Form (siehe Kapitel 6).

Unter der Dusche

Das klingt vielleicht seltsam, aber manchmal sind die wenigen Minuten unter der Dusche die einzigen am Tag, an denen man etwas Ruhe und Frieden erlebt. Was gäbe es also Schlaueres, als die Berghaltung aus dem Yoga (siehe Kapitel 6) oder den Bogenschritt aus dem Tai Chi (siehe Kapitel 8) zu üben, während das Wasser an Ihnen herunterläuft und Sie hinter dem Duschvorhang mit sich allein sind?

Nach einem Streit

Geben Sie es zu, manchmal haben Sie Auseinandersetzungen mit Ihrem Partner, Mitbewohner, Kollegen, Lehrer oder Ihren Eltern oder Geschwistern, die Sie am Ende wütend und hilflos zurücklassen. Genau dann wird es Ihnen guttun, tief zu atmen und wieder zu sich zu kommen, beispielsweise mit einer Stehmeditation aus dem Qigong (siehe Kapitel 9). Wollen wir wetten, dass der Anlass für den Streit gleich viel weniger wichtig erscheint, als Sie noch vor einigen Minuten dachten?

Nach dem Aufstehen

Der Morgen ist vielleicht nicht gerade Ihre bevorzugte Übungszeit. Doch bedenken Sie: Ein meditativer Moment kann Ihnen helfen, kurz zu sich zu kommen, bevor der Tag mit seinen Anforderungen so richtig auf Touren kommt. Geeignete meditative Bewegungen für den Morgen könnten sein: Drehbewegungen aus dem Yoga (siehe Kapitel 6), Bauchübungen nach Pilates (siehe Kapitel 12) oder die bewusste Aufrichtung des Beckens (siehe Kapitel 3), wenn Sie noch im Bett liegen. Beim Zähneputzen können Sie Standhaltungen üben. Während Sie in der Küche darauf warten, dass das Wasser kocht, bietet sich ebenfalls eine Gelegenheit für einen Moment bewusster Gegenwart.

Beim Aufwärmen vor dem Training

Ich verwende das Wort »Aufwärmen« hier nicht im strengen Sinne, denn seinen Geist aufzuwärmen bedeutet ja nicht, tatsächlich ins Schwitzen zu kommen. Dennoch ist es notwendig, den Geist auf die Aktivität einzustimmen und zur Konzentration zu befähigen, auch wenn Sie intensives Aerobic oder einen Waldlauf machen wollen. Ich nehme mir immer zuerst einige Minuten Zeit, wenn ich ein intensives Training machen und zum Beispiel im Stadion meine Runden laufen will. Ich versuche, mich zu zentrieren und zu fühlen, wie ich fest auf der Erde stehe und von dort Energie bekomme. Dafür schließe ich einfach meine Augen und verwende meine Füße (und die Akupunkturpunkte dort), um mich mit positiver Energie durchströmen zu lassen (mehr dazu in Kapitel 9 über Qigong).

Beim Abkühlen nach dem Training

Nun, warum nicht? Was für das Aufwärmen gut ist, wird auch für das Abkühlen gut sein! Lassen Sie das Training langsam ausklingen und setzen Sie die Muskeln auf andere Weise ein. Sie werden insgesamt mehr vom Training haben. Qigong-Walking (siehe Kapitel 9) oder eine langsame Tai-Chi-Bewegung (siehe Kapitel 8) ist ein perfekter Abschluss.

Bevor Sie einen Streit anfangen

Sie sind stocksauer und wollen das nicht länger mitmachen. Sie würden am liebsten in das Büro/Zimmer/Haus (Liste beliebig erweiterbar) Ihres Chefs/Lebenspartners/Kindes (Liste beliebig erweiterbar) stürzen und ihm oder ihr die Meinung sagen. Ein kurzer Augenblick der Besinnung kann alles vielleicht in ein anderes Licht rücken, die eigene Perspektive etwas relativieren und den Stil der Auseinandersetzung positiv beeinflussen. Stehen Sie in voller Größe und aufrecht, atmen Sie ein paar Mal tief und ganz bewusst durch. (Ausführliche Informationen zu den Grundsätzen meditativer Entspannung finden Sie in Kapitel 3.)

Bei Terminstress

Genau dann, wenn Sie eigentlich glauben, keine Zeit zu haben – weder zum Essen noch zum Schlafen noch zum Sport –, dann sollten Sie innehalten. Nehmen Sie sich ein paar Minuten für sich. Bereits nach zwei bis fünf Minuten werden Sie sich besser fühlen, geistig und körperlich erfrischt sein und es kaum erwarten können weiterzumachen. Wahrscheinlich werden Sie auch produktiver sein. Sind Sie im Büro, könnte das einfach bedeuten, Ihren Stuhl etwas zurückzuschieben, die Hände gefaltet auf den Oberschenkeln abzulegen und ein paar Bewusstseinsübungen nach der Feldenkrais-Methode oder der Alexander-Technik (siehe Kapitel 13 und 14) zu machen. Sind Sie zu Hause, können Sie sich einfach flach auf den Boden legen und einige Atemübungen aus dem Yoga machen (siehe Kapitel 5 und 6).

Während des Einkaufens

Wer sagt, dass das Bummeln in der Stadt oder der Einkauf im Supermarkt keine achtsame Angelegenheit sein darf? Wenn Sie das nächste Mal auf die Bananen in der Obstabteilung zusteuern, tun Sie das voller Konzentration auf Ihren eigenen Körper. Halten Sie nicht den Atem an, wenn Sie jemand mit dem Einkaufswagen überholen, und hören Sie auf, nervös mit den Zehen zu wippen, wenn jemand den Aufzug im Kaufhaus blockiert. Sie können im Aufzug sogar kleine Tai-Chi-Bewegungen ausprobieren (siehe Kapitel 8) oder beim Entlangschlendern an den Regalen eine kleine Gehmeditation machen.

Nutzen Sie die vielen Augenblicke, die der Tag bietet, für kleine Inseln der Achtsamkeit. Ihr geistig-seelisches und Ihr körperliches Wohlbefinden werden davon vielleicht sogar noch mehr profitieren als von Ihrem ganzen Übungsprogramm.

Zehn Tipps für die Suche nach dem besten Lehrer, dem besten Kurs, der besten DVD

21

In diesem Kapitel

- Das richtige Studio oder den richtigen Lehrer finden
- Methode und Trainingsstil wählen
- Die Seriosität des Studios und die Lehrer prüfen
- Die Kosten beurteilen
- Übungs-DVDs anschauen
- Dem Bauchgefühl vertrauen

In diesem Kapitel möchte ich Ihnen einige Hinweise geben, welche verschiedenen Typen von Training es gibt. Doch über Geschmack lässt sich bekanntlich nicht streiten. Was der einen Person gefällt, ist für die andere vielleicht ein Albtraum.

Es kann sein, dass es Ihnen bei einem Lehrer einfach nicht gefällt, ganz unabhängig davon, wie gut er ist – und wenn das so ist, ist die Sache gelaufen. Wenn Sie sich in einem Studio aus welchen Gründen auch immer nicht wohlfühlen (obwohl es eigentlich beliebt ist), werden Sie sicherlich nicht regelmäßig hingehen. Und wenn die DVD für das Üben zu Hause unklare Anleitungen liefert, wird sie schließlich im Regal verstauben. Bleiben Sie also dran und suchen Sie etwas, womit Sie sich wohlfühlen und was wirklich zu Ihnen passt. Ansonsten werden Sie keinen Erfolg spüren und alles bald wieder aufgeben.

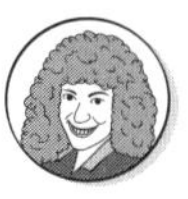

Ich spreche hier zwar von qualifizierten Studios, Zertifikaten und dem ganzen Blabla, doch zuallererst kommt es darauf an, ob Sie sich in einer bestimmten Umgebung und bei einer bestimmten Person gut aufgehoben fühlen. Körper, Geist und Seele haben das gleiche Mitspracherecht bei der Entscheidung, wo und wie und mit wem Sie üben wollen!

Studio, Volkshochschule oder Privatstunden?

In der folgenden Liste finden Sie die verschiedenen Alternativen mit ihren jeweiligen Vorteilen aufgeführt. Auf dieser Basis können Sie besser entscheiden, wo Sie Unterricht nehmen wollen.

- **Fitnessstudio:** Ein Fitnessstudio ist eine gute Wahl, wenn Sie nicht allein Yoga, Tai Chi oder eine der anderen Methoden lernen, sondern auch zu weiteren sportlichen Aktivitäten motiviert werden wollen – und wenn Ihnen die vielen trainierenden Leute an den Geräten und Gewichtsmaschinen nichts ausmachen. Viele Studios bieten heute auch Entspannungskurse an.
- **Spezialisiertes Studio:** Vielleicht wollen Sie etwas mehr Ruhe und wünschen eine entspannte Atmosphäre in einem Studio, das den Schwerpunkt auf die von Ihnen gewählte Methode legt? Es gibt zum Beispiel Pilates-Studios oder Yoga-Schulen, in denen Sie sich ganz auf die jeweilige Methode konzentrieren können. Manche bieten auch Feldenkrais- oder Alexander-Kurse an. Fragen Sie einfach nach.
- **Volkshochschule oder Verein:** In fast jeder Stadt bieten die Volkshochschulen ein breites Spektrum an Bewegungs- und Entspannungskursen an. Dort können Sie meist zwischen mehreren Kursstufen und Lehrern wählen und auch einfach mal eine Methode ein halbes Jahr lang ausprobieren. Auch Sportvereine haben mittlerweile oft entsprechende Kurse für ihre Mitglieder.
- **Personal Training:** Einzelunterricht oder Kleingruppenunterricht bei einem Personal Trainer ist eine feine Sache, auch wenn Sie natürlich mehr zahlen müssen. Dafür haben Sie die ungestörte Aufmerksamkeit des Trainers – das kann eventuell bedeuten, dass Sie schneller intensive Erfahrungen machen und eine innere Entwicklung erfahren.
- **Private Einzelstunden:** Feldenkrais-, Alexander- und Laban-Lehrer bieten qualifizierten Einzelunterricht an. Die Ausbildung für den Unterricht in diesen Techniken ist entsprechend fundiert und dauert viele Hundert Stunden. Deshalb arbeiten viele in privaten Praxen, so wie dies auch Physiotherapeuten tun. Manche geben auch spezielle Workshops in Fitnessstudios.

Ist der Unterrichtsort gut erreichbar?

Es ist wie bei allen Dingen, die man unternimmt, um eine persönliche Veränderung herbeizuführen: Das Durchhaltevermögen ist gering, wenn das Studio, das man sich ausgesucht hat, zu weit entfernt ist. Jede Ausrede ist willkommen, um doch nicht hinzugehen. Seien Sie also realistisch genug, wenn es um die Selbsteinschätzung geht. Findet der Kurs zu einem Zeitpunkt statt, an dem Sie garantiert im Stau stehen? Müssen Sie einen Umweg fahren? Entscheidungskriterien könnten sein:

- der Unterrichtsort liegt auf dem Weg zur Arbeit
- der Unterrichtsort liegt in der Nähe der Schule der Kinder, wo Sie ohnehin täglich hinfahren
- der Unterrichtsort liegt in der Nähe des Arbeitsplatzes, sodass Sie in der Mittagspause trainieren können

✔ der Unterrichtsort liegt in der Nähe Ihres Zuhauses, sodass Sie am Wochenende leicht dorthin kommen

Es nützt Ihnen nichts, wenn der beste Trainer der Welt in einem Studio unterrichtet, für das Sie mehr als eine halbe Stunde Autofahrt auf sich nehmen müssen. Wenn Sie zu selten dort sind, findet der beste Unterricht meist ohne Sie statt.

Welche Methode und Philosophie interessiert Sie?

Wenn Sie dieses Buch später zum Üben benutzen, probieren Sie einfach manches aus und besorgen sich vielleicht noch zusätzliche Informationen. Dann haben Sie wahrscheinlich bald eine Vorstellung davon, welche Methode Sie vertiefen wollen. Suchen Sie sich einen Kurs oder ein entsprechendes Studio. Oft werden auch Schnupperstunden zum Kennenlernen angeboten.

Die Unterschiede liegen im Detail: Wollen Sie das originale Pilates machen, werden Sie in einem Fitnessstudio, das die klassischen Übungen mit modernen Formen mischt, vielleicht nicht glücklich. Und wollen Sie sich hauptsächlich entspannen, würde ein Studio, bei dem ständig Musik läuft, Sie wahrscheinlich verrückt machen. Chinesische Kampfkünste gibt es viele. Wenn Sie also die meditativen Kampfkünste Tai Chi und Qigong interessant finden, passen Sie auf, dass Sie nicht aus Versehen in einem Kung-Fu-Studio landen!

Passen die Trainingszeiten?

Die Trainingszeiten und Kurstermine müssen auch zu Ihrer Tages- und Wochenplanung passen. Vielleicht wollen Sie zwei-, dreimal pro Woche ein Bewegungsprogramm absolvieren. Achten Sie darauf, dass die Lehrer, die Ihren Erwartungen entsprechen, auch zu den Zeiten unterrichten, zu denen Sie dort sind.

Wie zuverlässig ist das Studio?

Fitnessstudios sprießen wie Pilze aus dem Boden – jede Woche macht irgendwo ein neues Studio auf, vielleicht auch in Ihrer Nähe, was auf den ersten Blick verlockend und bequem erscheint. Doch wie sicher können Sie sich sein, dass das Studio auch noch nächsten Monat oder nächstes Jahr existiert? Vielleicht geht es gut, wenn die Bedürfnisse einer ausgesuchten Kundschaft bedient werden, doch genauso gut kann es sein, dass Sie sich bald wieder etwas Neues suchen müssen. Sie sollten neue Studios nicht von vornherein meiden, doch Sie sollten aufpassen, bevor Sie einen Jahresvertrag unterschreiben.

Vermeiden Sie es, mehr als einen Monatsbeitrag auf einmal zu bezahlen. Wenn die Türen zum Studio dann plötzlich verschlossen sind, haben Sie nicht allzu viel verloren.

Haben Sie mit dem Trainer über seine Qualifikation gesprochen?

Das ist eine schwierige Sache. Wenn Sie zu einem Arzt gehen, wissen Sie in der Regel, dass er in seinem Fach qualifiziert ist. Für manche Bewegungsformen gibt es jedoch keine standardisierte Ausbildung.

Was sagen die Zertifikate wirklich aus?

Zuerst einmal: Für die meisten Methoden, besonders die sehr alten fernöstlichen Lehren, gibt es im Grunde keine Zertifikate. Manche Lehrer nennen Namen wie »nach der Lehre von Meister ABC oder Swami XYZ«, was selbstverständlich ein Volltreffer sein kann, wenn der Name Ihnen etwas sagt! Früher blieben viele Schüler Jahre oder gar Jahrzehnte bei einem Guru und waren dann erfahren genug, um selbst Schüler zu unterrichten.

In der Regel haben jedoch die nationalen Berufsverbände der verschiedenen Lehren ein Qualifizierungsprogramm, sodass nur als Mitglied aufgenommen wird, wer gewisse Ausbildungsstandards vorweisen kann. Das gilt für alle hier vorgestellten Bewegungsmethoden: Yoga, Tai Chi, Qigong, Pilates, Feldenkrais, Alexander und Laban.

Der Begriff »Yoga-Lehrer« allein ist keine geschützte Berufsbezeichnung, so kann sich jeder nennen, der vielleicht mal einen Wochenendkurs belegt hat. Deshalb sollten Sie auf die Zertifizierung durch einen der Berufsverbände achten. Für Yoga ist dies zum Beispiel der Berufsverband der Yogalehrenden in Deutschland e.V. (BDY). Auch die Feldenkrais-Methode wird von zertifizierten Lehrern unterrichtet, die im Feldenkrais-Verband e.V. nach internationalen Standards in langjährigem Unterricht ausgebildet werden. Im Internet finden Sie Informationen zu allen Verbänden.

Über die zertifizierte Ausbildung hinaus kann es für Sie aber auch wichtig sein, wie viele Jahre der Lehrer bereits unterrichtet oder welchen weiteren beruflichen Hintergrund er hat.

Die Mitgliedschaft in einem der Berufsverbände ist sicherlich ein hilfreiches Kriterium zur Einschätzung der Qualifikation. Jedoch heißt das nicht automatisch, dass ein Lehrer, der nicht gelistet ist, nicht sehr gut sein kann.

Ist der Lehrer in einem Gesundheitsberuf tätig?

Vielleicht finden Sie ja einen Lehrer, der medizinisch-therapeutisch erfahren ist und als Chiropraktiker, Physiotherapeut, Krankenschwester oder als Arzt arbeitet und die Kurse zusätzlich anbietet. Das bedeutet, dass die Person über die Bewegungen und Reaktionen des Körpers in der Regel sehr gut Bescheid weiß, zumindest rein physiologisch. Wenn Sie spezielle Bedürfnisse haben, vielleicht aufgrund einer Verletzung, chronischen Krankheit oder Behinderung, könnte dies ein Plus bedeuten.

Hält der Lehrer gewisse Standards ein?

Die Kompetenz eines Lehrers äußert sich in bestimmten Eigenschaften und in einer gewissen Art und Weise des Umgangs mit seinen Schülern. Darauf sollten Sie achten:

- ✔ Nimmt eine Einschätzung der Fähigkeiten der Schüler vor, bevor diese zu einem Kurs zugelassen werden oder in neuen Bewegungen unterrichtet werden.
- ✔ Vermeidet Bewegungen, die für das Muskel- und Skelettsystem schädlich sein oder den Herzkreislauf überlasten könnten, und berücksichtigt die Bedürfnisse seiner Schüler.
- ✔ Empfiehlt zu den Bewegungen individuelle Varianten, sodass die Schüler entsprechend ihren Fähigkeiten wählen können.
- ✔ Zeigt Achtung vor den individuellen Bedürfnissen, Fähigkeiten und dem Hintergrund der Einzelnen.
- ✔ Erhält seine berufliche Kompetenz durch Weiterbildung.

Sind die Kosten angemessen?

Kennen Sie das Sprichwort: »Man bekommt nur, was man bezahlt hat«? Diese Wahrheit gilt auch für Fitnesskurse oder den Unterricht bei einem qualifizierten Lehrer. Sie werden sich wahrscheinlich nicht zu einem Kurs anmelden, nur weil er der günstigste ist. Damit will ich nicht sagen, dass ein preisgünstiges Angebot zwangsläufig ungeeignet sein muss. Sie sollten aber alle Optionen abwägen und auch bereit sein, ein Studio oder einen Unterricht zu wählen, der vielleicht etwas mehr kostet, aber auch die entsprechenden Referenzen hat und Ihnen eine längerfristige Perspektive bietet.

Können Sie einfach mal zuschauen?

Zum Einstieg kann es hilfreich sein, als Zuschauer bei einem Kurs teilzunehmen. Wenn ein Studio Ihnen diese Möglichkeit nicht bietet – bei vielen können Sie sogar einige Stunden gratis mitmachen –, sollten Sie skeptisch werden. Was haben sie zu verbergen?

Wenn man nur mit Mitgliedskarte üben kann, sollten Sie eine Art Gastausweis für ein, zwei Übungsstunden bekommen. Fragen Sie auch andere Teilnehmer nach ihren Erfahrungen.

Seien Sie respektvoll, wenn Sie bei einer Stunde zuschauen. Für die übenden Teilnehmer ist ein Gefühl der Sicherheit wichtig. Ein Zuschauer erzeugt vielleicht Unbehagen. Vielleicht werden Sie eher dazu aufgefordert mitzumachen.

Haben Sie mal eine Übungs-DVD angeschaut?

Für- DVDs oder CDs gilt dasselbe wie für herkömmlichen Unterricht. Die Erfahrung und Ausbildung der Autoren ist das A und O. Wählen Sie nur Material von guten Verlagen, die Autoren mit entsprechendem Hintergrund auswählen. Es gibt außer Videos auch viele gute Bücher mit beigefügter Audio-CD.

Fühlen Sie sich rundum wohl?

Wie der Anfang, so das Ende. Ich habe dieses Kapitel damit begonnen, dass Sie auf Ihr Gefühl hören sollen, und ich will damit schließen, Sie aufzufordern, immer wieder nach Ihrem eigenen Gefühl zu fragen. Jetzt haben Sie eine Menge über Zertifikate, Trainingszeiten und Kosten gelesen, was mit dem eigentlichen Gegenstand nichts zu tun hat. Wenden Sie sich für Ihre letztendliche Entscheidung wieder nach innen. Nehmen Sie die Atmosphäre wahr. Hören Sie, was die Anbieter zwischen den Zeilen sagen. Wenn das Bauchgefühl Nein sagt, suchen Sie weiter. Sie werden etwas finden, bei dem Sie sich rundum wohlfühlen.

Das Beste ist das, was sich für Sie richtig anfühlt.

Stichwortverzeichnis

Q

R

S

T

U

V

W

Y

Z

Die innere Ruhe finden – entspannter und bewusster leben

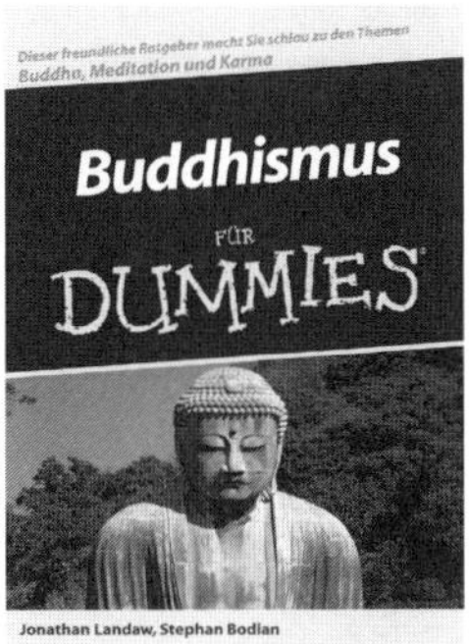

ISBN 978-3-527-70217-6

Ausgeglichen und voll innerer Ruhe würden alle gern leben. Macht dieser Wunsch den Buddhismus für viele so attraktiv? Leicht verständlich erläutern die Autoren die Grundlagen der fernöstlichen Lehre und beschreiben, wie man Buddhas Pfad in unserer hektischen Zeit folgen kann.

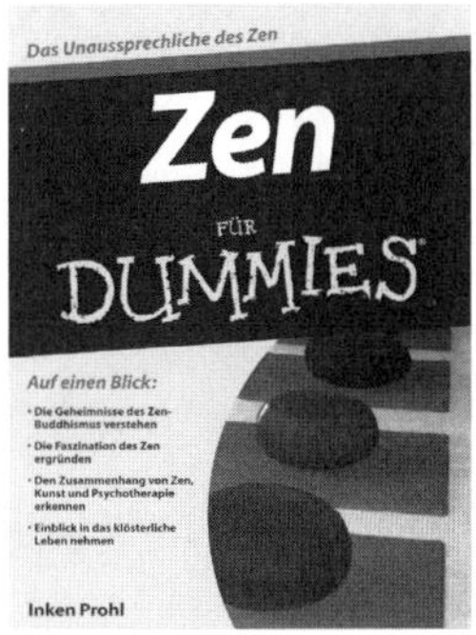

ISBN 978-3-527-70501-6

Was bringt Menschen dazu, stundenlang regungslos auf einem Kissen zu sitzen? Inken Prohl zeigt, warum das »Nichts« des Zen – keine Lehre und keine Antworten – gerade für westliche Sinnsuchende so attraktiv ist und wie die vollkommene innere Befreiung erreicht werden kann.

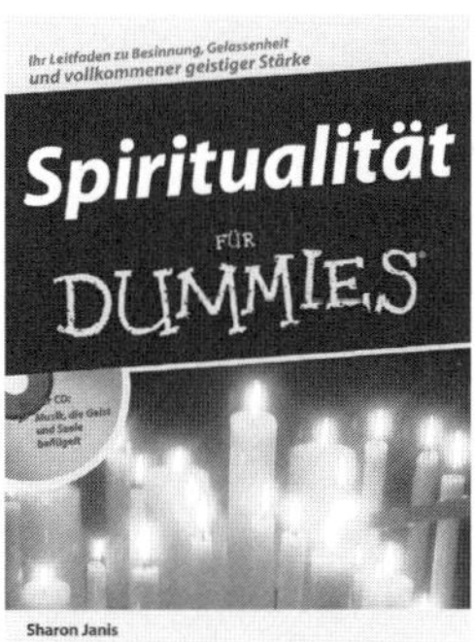

ISBN 978-3-527-70489-7

Dieses Buch ist ein Begleiter auf der Suche nach spirituellem Bewusstsein, Glück und innerem Gleichgewicht. Sharon Janis zeigt, wie Spiritualität das Leben bereichern kann und stellt spirituelle Praktiken wie Yoga, Meditation und Gebet vor, die dem Körper Energie verschaffen und den Geist fördern und erweitern. Inklusive CD mit spiritueller Musik.

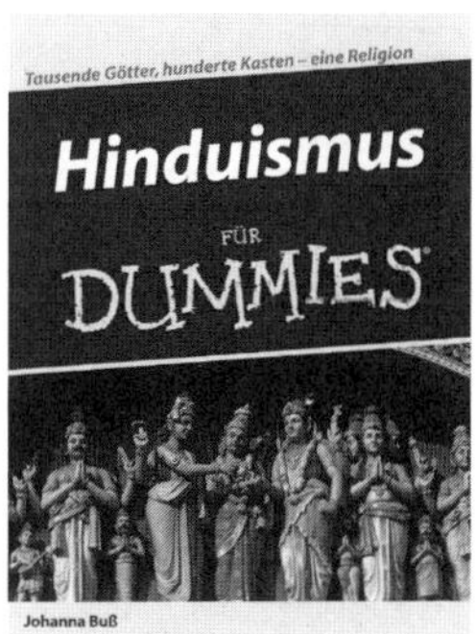

ISBN 978-3-527-70350-0

Heilige Kühe, tausende Götter, weise Männer und der Glaube an das Rad der ewigen Wiederkehr: Johanna Buß führt die Leser in eine der ältesten Weltreligionen ein und erklärt, wie der Hinduismus alle Aspekte des indischen Alltags bestimmt.

Mit Stift und Pinsel in der Hand …

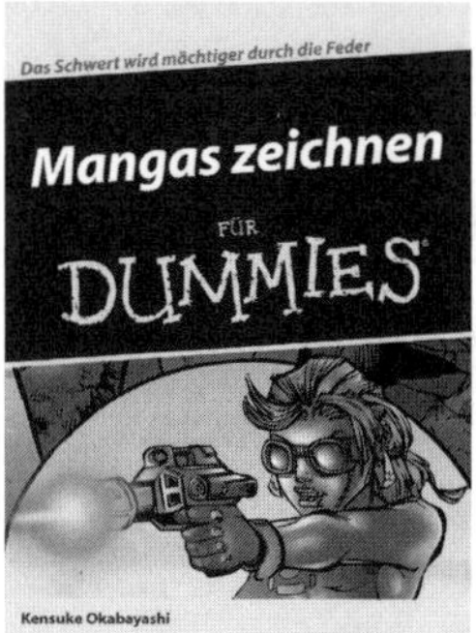

ISBN 978-3-527-70379-1

In der großen Manga-Fangemeinde wird es immer beliebter, Comics nicht nur zu lesen, sondern sie auch selbst zu zeichnen. »Mangas zeichnen für Dummies« zeigt detailliert, wie man die verschiedenen Prototypen zeichnet und eine Geschichte richtig aufbaut.

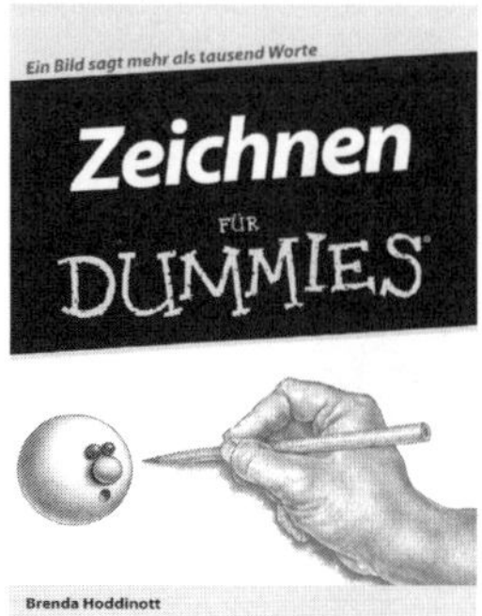

ISBN 978-3-527-70294-7

Wer glaubt, nicht das nötige Talent zu haben, um schön zeichnen zu können, liegt weit daneben. Mit der richtigen Technik ist das alles kein Problem. Brenda Hoddinott zeigt den Lesern, wie sie das auf Papier bringen, was sie vor ihrem inneren Auge schon gesehen haben.

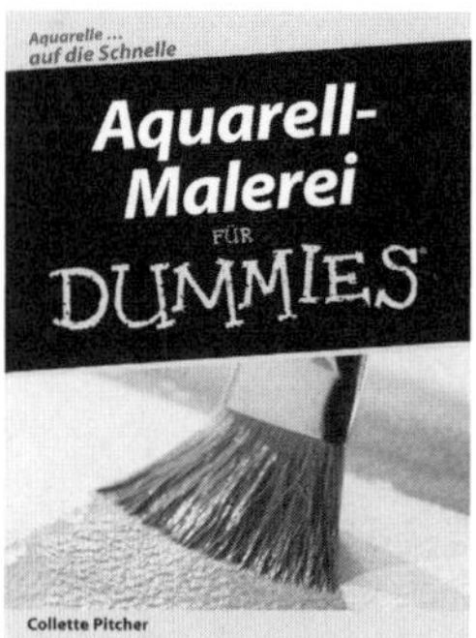

ISBN 978-3-527-70487-3

Was mit Pelikan-Malkasten und verkleckst en Bildern begonnen hat, kann immer noch ein gutes Ende nehmen. Colette Pitcher zeigt den Lesern in diesem komplett farbigen Buch, wie sie Stillleben, Landschaften, Tiere und vieles mehr auf Papier bannen. Der erste Schritt zur Meisterschaft.

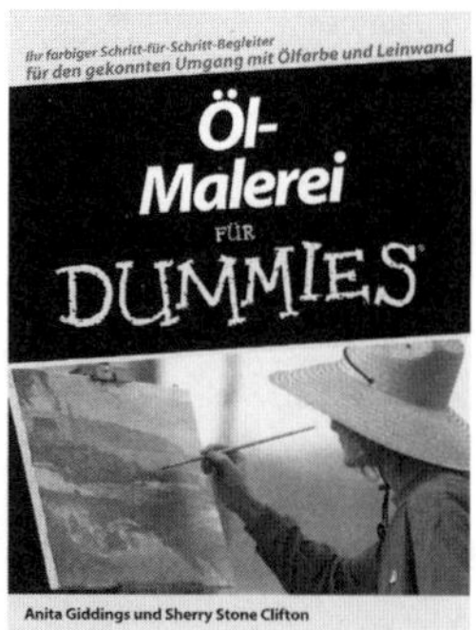

ISBN 978-3-527-70486-6

Für alle, die gern malen und die der Umgang mit Pinsel, Farbpalette, Leinwand und Ölfarben reizt, ist dieses Buch genau das Richtige. »Ölmalerei für Dummies« macht die Leser mit allen Werkzeugen, Materialien und Maltechniken vertraut und begleitet sie Schritt für Schritt auf dem Weg zum echten Künstler.